将中国医改进行到底

魏子柠　主编

 中国协和医科大学出版社

图书在版编目（CIP）数据

将中国医改进行到底／魏子柠主编 . —北京：中国协和医科大学出版社，2019.9

ISBN 978 – 7 – 5679 – 1354 – 7

I. ①将… Ⅱ. ①魏… Ⅲ. ①医疗保健制度 – 体制改革 – 研究 – 中国 Ⅳ. ①R199.2

中国版本图书馆 CIP 数据核字（2019）第 189733 号

将中国医改进行到底

主　　编：魏子柠
责任编辑：戴小欢

出版发行：中国协和医科大学出版社
（北京东单三条九号　邮编 100730　电话 65260431）
网　　址：www.pumcp.com
经　　销：新华书店总店北京发行所
印　　刷：北京玺诚印务有限公司

开　　本：710×1000　　1/16
印　　张：31
字　　数：370 千字
版　　次：2019 年 9 月第 1 版
印　　次：2019 年 9 月第 1 次印刷
定　　价：85.00 元

ISBN 978 – 7 – 5679 – 1354 – 7

编委会

SUMMARY 内容简介

2019 年，是新一轮医药卫生体制改革 10 周年和中华人民共和国成立 70 周年。为纪念这个意义重大的年份，为新医改增添正能量，充分展示我国新医改取得的巨大成就，为新医改下一步工作提出建设性的意见建议，特别编写了《将中国医改进行到底》一书。

经过认真筹划并与有关专家学者充分沟通后，邀请了多位医改领域的知名专家及基层一线工作者作为编者，为本书撰写文章，共计 24 篇。文章分别从不同侧面和不同角度总结回顾了新医改 10 年来所走过的历程、取得的成效，对新医改的美好前景进行了展望，也对下一步具体工作提出了许多建设性的意见和建议。希望通过新医改的不断发展，进一步建立分级诊疗制度、现代医院管理制度、医疗保障制度、药品供应制度、综合监管制度，为人民群众提供全生命周期医疗卫生服务，争取早日实现"健康中国"战略目标，为把我国建设成为社会主义现代化强国提供坚实的健康根基。

　　在中华人民共和国 70 华诞、新一轮医药卫生体制改革 10 周年之际，由魏子柠同志策划主编，詹积富、刘维忠、龚云、高解春、郭清、傅鸿鹏、陶红兵、褚福灵等 20 多位专家、学者共同参与，从医改工作的不同角度总结回顾了新医改 10 年来所走过的历程、所做的工作、所取得的成就，共同编著了《将中国医改进行到底》一书。此书既是我国十年新医改的一个"缩影"，也是中华人民共和国成立 70 年来卫生健康事业发展的一个"见证"；既是对我国十年新医改的一个回顾、总结和展望，也是我国卫生事业发展路上前行的一个"地标性建筑"；既是我国医改界的一件盛事、大事，也是我国卫生健康事业发展史上的一件好事、喜事！

　　众所周知，医改因其复杂程度之高、牵涉利益方之多、改革工作难度之大，在很多国家都是一道难解之题和未解之题，有"世界性难题"之称，而对于一个发展中的人口大国，面临的困难就更大。面对这项社会领域重大改革，中国共产党人为了近 14 亿人的健康，有一种"明知山有虎、偏向虎山行"的决心、勇气和气魄，敢啃硬骨头、敢于涉险滩，全国上下共同努力，目前初步建立起了具有中国特色的基本医疗卫生制度。新医改以来，特别是党的"十八大"以来，以习近平总书记为核心的党中央，为破解这道"世界性难题"，直面百姓"看病难、看病贵"和健康问题，把人民放在心中最高位置，把保障人民健康作为全面建成小康社会、实现"两个一百年"奋斗目标基础性工程来抓。始终坚持"保基本、强基层、建机制"的基本原则，始终坚持统筹协调、突出重点、循序渐进的基本路径，始终坚持把基本医疗卫生制度作为公共产品向全民提供的基本理念，始终坚持医改公益性的基本方向，始终坚持实现人人享有基本医疗卫生服务的改革目标，逐步探索出了一条符合中国国情、具有中国特色的中国医改道路，基本建立了具有中国特色的基本医疗卫生制度，得到了社会各界的肯定和积极评价，得到了国际组织的高度赞许！世界卫生组织、世界银行、美国摩根银行等国际组织机构都给予了高度评价！

我国新一轮医药卫生体制改革取得了突出成就。第一，具有中国特色的基本医疗卫生制度基本确立。10 年来，我国医改在基本理念、基本原则、基本路径、基本理念、基本方向、基本目标等方面取得重大突破，具有中国特色的基本医疗卫生制度框架基本确立。先后出台了《"健康中国 2030"规划纲要》《"十三五"深化医药卫生体制改革规划》《"十三五"卫生与健康规划》等重大政策，制定医改重大政策文件 60 多个，医改政策体系不断完善，深化医改立柱架梁的工作基本完成。为世界各国解决"世界性难题"贡献了"中国智慧"，提供了"中国方案"。第二，"五项制度"建设稳步推进。一是分级诊疗制度基本形成。95% 以上地级城市开展分级诊疗试点，各地医联体建设快速推进，着力推进网格化布局医联体建设，促进优质医疗资源下沉，"基层首诊、双向转诊、急慢分治、上下联动"的分级诊疗模式正在形成。二是现代医院管理制度建设稳步推进。全国多数省份已启动现代医院管理制度试点，各地积极探索管理体制机制、医疗服务价格、医保支付方式、人事薪酬制度、药品供应保障、党的建设等方面的改革，截至2018年底试点医院超过2800多家。三是全民医疗保障制度成就突出。2010年以来，全国参保（合）率一直稳定在95%以上，基本建立起了覆盖全民的医保制度，织就了强大的医疗保障网。个人卫生支出比重持续下降，2018年已降至28.7%，充分彰显了"中国速度""中国力度"。四是药品供应保障制度日益完善。药品审评审批制度改革进一步深化，开展仿制药质量和疗效一致性评价，推行公立医院药品采购"两票制"，"4+7"城市集中带量采购稳步推进，加强对高值医用耗材治理和短缺药品供应保障等。基本药物制度持续巩固完善，《国家基本药物目录》（2018年版）品种数增加到685种。小品种药（易短缺药）集中生产基地建设，确保药品供应。药品生产、监管、采购、流通使用、监测全链条管理水平得到提升和规范，初步形成新时期药品供应保障制度框架。五是全行业综合监管制度初步建立。特别是"十三五"以来，深入开展医药领域商业贿赂、虚假广告、耗材等专项治理，严肃查处"手术连环套""高价鞋垫""医疗骗保"等案件。深化医药卫生领域"放、管、服"改革稳步推进，简化审批程序和流程。所有医疗机构、医师、护士实行电子化注册管理。多元化综合监管体系不断完善，全行业综合监管持续强化，医疗卫生行业综合监管机制逐步形成。第三，相关领域改革持续统筹推进。卫生法律法规逐步健全，人才培养机制逐步完善，住院医师规范化培训、全科医生和乡村医生等人才培养和医学教育工作不断推进；社会办医快速发展，多元办医格局加快形成，健康产业加快发展；基本公共卫生服务均等化水平明显提高，服务经费和服务能力不断提升；全民健康信息化加快发展。中医药、健康扶贫、全民健康信息化加快发展。第四，人民健康状况和健康公平性得到持续改善。2009年以来，国家逐年加大公共卫生服务经费，2019年已提高到人均60元，不断增加基本公共卫生和重大公共卫生服务项目和内容，人民群众健康水平不断提高。2018年，我国居民人均预期寿命达77岁，婴儿死亡率下降到6.1‰，孕产妇死亡率下降到18.3/10万，我国居民主要健康指标总体上优于中高收入国家平均水平。

曾几何时，面对这样一项关系国计民生的重大改革，既没有现成的模式可以"拿来"，又没有适合的经验可以"复制"，社会、舆论和世界投来怀疑和期许的目光。再看今朝，我国医改取得世界瞩目的骄人成绩，世界同行投来艳美和赞许的目光，国内百姓和世界多国纷纷点赞。

医改，既是一幅气势恢宏的七彩画卷，也是一段波澜壮阔的精彩历史。在中国共产党领导下，全国一千多万医药卫生工作者，积极参与到医改浪潮中来，勇敢地担负起这付重担。每一位中国医改人都是医改这张时代问卷的"答卷人"，也是这幅历史画卷的描绘者，充分体现着中国医改人的情怀，让我们共同携起手来，为2020年取得全面建成小康社会决定性胜利，为到本世纪中叶实现社会主义现代化强国目标，实现中华民族伟大复兴的中国梦，在以习近平新时代中国特色社会主义思想指引下，与全国人民一道继续进行伟大斗争、建设伟大工程、推进伟大事业、实现伟大梦想，谱写出医改气吞山河的壮丽史诗！

以此为序！

原国家卫生部副部长

殷大奎

2019 年 9 月 1 日

本书主编魏子柠先生希望我为《将中国医改进行到底》一书写上几句话。我对这本由中国协和医科大学出版社出版的医改巨著寄予很大的期望。本书还由知名的詹积富、刘维忠、傅鸿鹏等几位主任担任副主编，以及阵容强大的编委会通力合作共同撰写。各位编委在新医改10年来一直战斗在第一线，他们既是政策的决策者、实践者，又是从事政策研究的资深专家。24篇论文总结了我国医改的指导思想，新医改的历史回顾，"医保、医疗、医药"三医联动的政策，三明、罗湖、安徽、福建、河北等地以城市医联体和县域医共体为代表的综合卫生改革试点经验，公共卫生、社区卫生服务、中医药事业和民营医疗机构的发展现状和展望。本书的内容值得我们广大读者深入学习和领会。

大家都说"医改是全球性的难题"，中国也不例外。为什么难呢？因为医药卫生体系的改革一定要结合本国的实际，没有一个全球可以通用的解决方案。正如世界卫生组织强调的："There is no one size fit all"。尽管国际的经验可以借鉴，但任何国家的卫生改革必须要与本国的政治、经济、社会、技术、法规、环境条件相结合。这就是政策研究的基本PESTEL分析方法。

卫生改革是一个政策的循环过程，呈螺旋式的上升，永无止境。那么什么是"到底"呢？我们说"将中国医改进行到底"是表示中国人民对医疗卫生制度改革的决心，有能力、有信心将中国的医疗卫生事业朝着习近平总书记所指引的方向，"强调把人民健康放在优先发展战略地位，努力做到全方位全周期保障人民健康"。建立基本医疗卫生制度是我国卫生事业发展从理论到实践的重大制度创新。它的核心理念是"把基本医疗卫生制度作为公共产品向全民提供"，作为政府的基本职责，保障公民的健康权利。"均等化"是基本医疗卫生服务的基本属性，确保基本医疗卫生服务产品向公民分配的过程是公平的。中国人民不仅有共同参加建设我国基本医疗卫生制度的义务，而且应该具有共同享受基本医疗卫生服务的权利。《"健康中国2030"规划纲要》的目标就是要使各方面的制度更加成熟、更加定型，为健康领域可持续发展构建强大的保障。

复旦大学公共卫生学院教授

2019 年 9 月 1 日

　　30 多年来，养成了一个定期到新华书店购书的习惯，每次去了都要买几百元的书抱回家。2018 年是我国改革开放 40 周年，因为比较关注改革，去书店的次数自然就多了一点。同时因为长期从事医改工作，对医改方面的书也就格外关注。但遗憾的是，2018 年下半年转了几次北京西单图书大厦，虽然改革方面的书比较多，但没有看到关于医改方面的书。2019 年 2 月，又特意去了一次，以为这次会有些收获，但仍然空手而归，心里有一种莫名的失落。

　　回到家里就想，10 年来新医改取得了那么多的巨大成就，在改革开放 40 周年、新医改 10 周年、中华人民共和国成立 70 周年这样如此重要的一个年份和关键时间节点，怎么就不出版一本医改方面的书呢？作为一个资深医改人，总也想不通，也不能接受这个现实，就产生了一个想法和冲动，必须做点什么。就这样，从 2019 年 2 月就开始筹划，计划在国庆节前出版一本关于医改的书，填补上这个空白，为中华人民共和国 70 华诞和新医改 10 周年献礼。

　　由于时间已经非常紧了，想赶在国庆前出版，仅靠个人的力量是远远不够了，就把这个想法与国家部委的有关领导和专家、学者、基层一线朋友们作了汇报沟通，得到了他们的充分肯定、正确指导和大力支持，都提出了非常宝贵的意见和建议。这些专家、学者不图任何回报，利用业余时间加班加点，不断对文章进行打磨。在大家的共同努力下《将中国医改进行到底》就这样诞生了。其实，当初邀请的专家学者远比书中的要多，因为各种原因他们没有出现在此书中，但对本书都提出了非常宝贵的意见，给予了极大的支持帮助，他们是此书背后的无名英雄。

在此书编写过程中，得到了国家发展改革委、国家财政部、国家卫生健康委、国家医保局有关领导的指导、支持，以及国家智库专家、医药卫生界、医改界同仁的大力支持配合。他们有的对此书提出了很好的想法，有的对稿件提出了宝贵的修改建议，在此一并表示诚挚的谢意！

新医改已经走过整整 10 年，取得了举世瞩目的巨大成就。第一，中国特色的基本医疗卫生制度基本确立。10 年来，我国医改在基本理念、基本原则、基本路径、基本理念、基本方向、基本目标等方面取得重大突破，具有中国特色的基本医疗卫生制度框架基本确立，为世界的医改贡献了"中国智慧"。第二，"五项制度"建设稳步推进。目前，分级诊疗制度基本形成，现代医院管理制度建设稳步推进，全民医疗保障制度覆盖全民，药品供应保障制度日益完善，全行业综合监管制度初步建立，相关领域改革持续统筹协调推进。第三，人民健康状况和健康公平性持续得到改善。2018 年，我国居民人均预期寿命达 77 岁，婴儿死亡率下降到 6.1‰，孕产妇死亡率下降到 18.3/10 万，我国居民主要健康指标总体上优于中高收入国家平均水平。

深化医药卫生体制改革在取得巨大成就的同时，也得到了一些成功的经验与启示。一是深化医改必须始终坚持党对医改工作的正确领导，始终以习近平新时代中国特色社会主义思想为指导，确保人民群众公平享有基本医疗卫生服务。二是深化医改必须始终坚持走有中国特色的医改道路。我国是一个拥有13.9亿人口的大国，要始终坚持公益性的医改方向，绝不能在根本性问题上犯颠覆性错误，最根本的就是坚持中国特色社会主义发展道路，既不走改旗易帜的邪路，也不走封闭僵化的老路。三是深化医改必须始终坚持社会主义集中力量办大事的制度优势。我国仅用十几年时间就建立起了覆盖全民的基本医疗保险制度。四是深化医改必须始终坚持以人民健康为中心的发展思想。党的"十八大"以来，认真践行以人民为中心的发展理念，把人民健康放在优先发展的战略地位，创造性地推动了具有中国特色基本医疗卫生制度的建立和卫生健康制度体系的完善和发展。五是深化医改必须始终坚持新时代卫生与健康工作方针。突出基层这个重点，突出预防为主，推动"以治病为中心"向"以健康为中心"转变；积极推进"三医联动"改革，为群众提供全方位、全周期健康服务。六是深化医改必须始终坚持正确处理政府与市场的关系。正确处理政府与市场、基本与非基本的关系，坚持公立医院主体地位，在基本医疗卫生领域政府要有所作为，在非基本医疗卫生领域市场要有活力。七是深化医改必须始终坚持充分发挥广大医务人员主力军作用。要充分发挥广大医务人员医改主力军作用，要充分调动他们的积极性、主动性、创造性。因为没有医务人员的积极参与，医改是不可能成功的。八是深化医改必须始终坚持医疗卫生国际合作促进建设人类命运共同体。中国在推进医疗卫生改革的同时，积极承担在国际医疗卫生领域中的责任，积极参与"一带一路"建设，充分发挥中国卫生作用，积极参与全球卫生健康治理，为增进全人类健康福祉做出中国贡献。九是深化医改必须始终坚持全面深化改革的世界观和方法论。改革开放必须坚持辩证唯物主义和历史唯物主义世界观和方法论。医改的世界观就是坚持医改的公益性方向，医改的方法论就是坚持整体、系统性、协同性。在改革中，要增强战略思维、辩证思维、创新思维、法治思维、底线思维，坚持问题导向，聚焦我国医改发展中面临的突出矛盾和问题。

主编：魏子柠

2019 年 9 月

CONTENTS 目录

以习近平卫生健康思想为指导全面深化医药卫生体制改革

龚　云

　　党的十八大以来，以习近平同志为核心的党中央高度重视我国医疗卫生事业的健康发展，自觉把人民健康放在国家优先发展的战略地位，把全民健康视为全面小康的科学内涵，着力推进健康公平，有效解决我国医疗卫生领域的突出矛盾。习近平总书记带领全国人民始终坚持运用马克思主义理论指导我国医药卫生改革事业，并在继承党的卫生建设思想的基础上，构建了独具中国特色的医疗卫生制度保障体系。在习近平总书记的带领下，党和政府自觉坚持以人民为中心破解我国医改难题，全面提升医疗卫生服务水平，确保健康公平，切实使医疗改革的成果惠及更多的人民群众。新时代，我国医疗卫生领域中不平衡、不充分的矛盾依然十分突出。自觉坚持以习近平卫生健康思想为指导，全面深化医疗卫生体制改革，是顺应人民群众对健康需求新期盼的自觉选择，也是促进健康公平的必然要求，对推动"健康中国"建设、夯实全面小康健康基础具有重要意义。

一、习近平卫生健康思想的理论精髓

党的十八大以来，习近平总书记要求全党始终坚持以马克思主义指导我国卫生健康事业的发展，自觉践行以人民为中心的发展理念，创造性地推动了我国卫生健康制度体系的完善和发展。习近平总书记带领全党自觉关注健康问题，把健康中国作为国家发展战略，把人民健康作为全面小康的科学内涵，为全民健康提供医疗卫生保障，着力提升人民群众健康水平。而且，我党不仅重视人民身体健康，更加重视经济健康、社会健康、环境健康，构建起了大健康、大卫生格局，为人民群众的健康提供全方位、多层次的保障体系，为人民群众夯实了健康之路。在坚持理论与实践相结合的基础上，逐步形成独具中国特色的医疗卫生服务理论体系，这也构成了习近平新时代中国特色社会主义思想的合理内核。

（一）把全民健康作为全面小康社会前提，夯实民族复兴中国梦的健康基础

健康是人民群众的共同追求，也是促进人自由全面发展的重要保障。健康是社会经济持续稳定发展的基础，也是国家繁荣富强的重要标志。我党具有关注人民群众卫生健康的历史传统，依据时代发展要求和具体国情回应人民群众对健康的期盼，以卫生健康事业的发展来增加人民福祉，以人民健康推动中国经济发展，创造出独具中国特色的卫生健康发展道路。习近平总书记认为，没有全民健康，就没有全面小康。这就要求党和国家要把人民健康作为国家发展大计来抓，有效实现生活环境、生活方式、医疗卫生服务、健康

制度、健康产业等协调发展，为我国人民群众的全面健康提供全方位保障体系，有效推动健康中国建设和发展。而且，习近平总书记要求把健康融入所有政策，构建起共建共享的卫生健康工作体系，有效确保我国人人健康、人人幸福的美好健康蓝图顺利实现，以全民健康助推全面小康，切实为中国梦增添健康动力。

（二）以健康政策为动力，完善国民健康服务体系

习近平总书记认为，根据新时代人民群众对健康的新需求，不断完善国民健康政策，构建全方位全周期的健康服务体系。这就需要在党的领导下加强各部门之间的团结协作，形成促进人民健康的强大合力，共同为人民群众铺设健康之路。在完善城乡医疗保险的基础上，强化覆盖全民的公共医疗卫生服务，不断完善药品供应保障体系，切实为人民群众健康构建起完善的健康服务体系。并且加强对重点人群的健康服务工作，促进健康公平。全面建立中国特色基本医疗卫生制度、医疗保障制度和优质高效的医疗卫生服务体系，以保证我国医疗卫生服务水平得到较大提升。发展健康服务产业，促进医药产业发展，发展健康服务新业态。加强健康人力资源的培养，强化信息科技对健康产业的支撑，完善卫生健康的法律保障制度，为全面健康提供有效支撑和而保障。在党的领导下，加强卫生健康领域的政策支持和制度保障，为国民健康提供全面保障。

（三）构建安全生产保障机制，维护人民群众"舌尖上的安全"

习近平总书记强调，确保食品药品安全是党的责任和使命。全党要坚决守住人民群众"舌尖上的安全"这一底线，把人民群众的身体健康放在各项工作中的重要位置，全面保障人民的健康权益和国家稳定发展的健康基础。大力贯彻食品安全法规，加强食品药品

安全监管，完善食品药品安全体系，事关我国近 14 亿人口的身体健康和生命安全。习近平总书记强调："要严字当头，严谨标准、严格监管、严厉处罚、严肃问责，各级党委和政府要作为一项重大政治任务来抓。"以猛药去疴、刮骨疗毒的决心来完善我国疫苗管理体制，维护人民群众的健康权益。"药片虽小，人命关天。"一方面，要提供廉价、高效、优质、群众需要的药品，确保人民群众能够吃得起药、看得起病。另一方面，要严厉打击假冒伪劣的食品药品，杜绝危害人民群众生命财产安全的公共事件发生，使他们的生命健康权益得到有效保障。而且，农产品安全是食品安全的根本保障，必须重视农产品质量，才能确保人民群众健康问题的源头安全。习近平总书记要求用最严谨的标准、最严格的监管、最严厉的处罚、最严肃的问责，确保广大人民群众"舌尖上的安全"。牢固树立安全生产理念，健全公共安全机制，为人民群众的餐桌安全筑牢防线。因此，必须构建全面的安全生产保障机制，以便从源头治理我国食品药品安全问题。

（四）增强医疗卫生改革动力，全面推进"健康中国"建设

提升医疗卫生服务水平，能够直接推动人民群众的健康发展。党的十八届三中全会对我国医疗卫生改革事业加强了顶层设计和任务部署，进一步落实了我国的医疗卫生政策。"统筹推进医疗保障、医疗服务、公共卫生、药品供应、监管体制综合改革。"正确利用政府和市场在卫生健康事业中的特殊优势，有效确保基本医疗卫生服务和非基本医疗服务全面提升，满足人民群众的个性化、多样化健康需求。大力推进中医药振兴发展，完善中医药事业发展机制和政策，坚持中西医并重和优势互补、协调发展，积极弘扬中医药健康养生文化。"引导医疗卫生工作重心下移、资源下沉，把健康守

门人制度建立起来"，全面满足人民群众看病就医的需求。提升医务人员福利待遇和保障发展空间，为他们营造良好的工作环境，维护他们的社会地位，充分调动工作积极性和主动性，使他们拥有更多的职业幸福感和荣誉感。同时，加强医德医风建设与行业自律，严厉打击医生违法犯罪行为，从而大大增强医疗卫生改革的动力，大大推进健康中国由理论转化为实践，为全国人民提供更加优质的医疗卫生服务水平。

（五）贯彻大卫生、大健康观念，满足人们对美好生活的向往

新时代，我国各项基础建设取得巨大成就，为人民群众身心健康发展奠定重要物质基础。然而，健康的生活方式、生活理念和生活环境，对人民群众追求美好生活至关重要。习近平总书记强调，要倡导健康文明的生活方式，树立大卫生、大健康的观念，把"以治病为中心"转变为"以人民健康"为中心，建立健全健康教育体系，提升全民健康素养，推动全民健身和全民健康深度融合。在大卫生、大健康观念的指导下，要加强生态环境保护制度建设，贯彻落实绿色发展理念，切实做好水、土壤和大气污染的防治工作，有效解决环境领域的突出问题，为人民群众的健康成长和经济持续发展营造良好的生态环境。弘扬爱国卫生运动，优化城乡环境卫生，推进农村厕所革命，积极构建起健康、宜居的美丽家园。"全民健身是全体人民增强体魄、健康生活的基础和保障，是每一个人成长和实现幸福生活的重要基础。"这就要求广泛开展全民健身运动，为全面提高国民的身体素质、促进健康生活提供保障。而且，养老也是大健康领域的重要组成部分。"要完善制度、改进工作，推动养老事业多元化、多样化发展，让所有老年人都能老有所养、老有所依、老有所乐、老有所安。"构建起完善的养老、孝老和敬老的

政策体系，全面推进养老事业的发展。补齐贫困地区的医疗卫生服务短板，也是贯彻大健康观的应有之义。大力推进"健康＋扶贫"，帮助贫困人口战胜病魔、拔掉穷根，有效满足人民群众自由追求美好生活的要求。

（六）参与全球健康治理，推进人类命运共同体

自加入世界卫生组织以来，我国在世界医疗卫生领域勇于承担责任、履行义务，对推进全球健康治理发挥了重要作用。当前，卫生健康问题在国际交往中的作用越来越大。习近平总书记强调，要积极参与健康相关领域国际标准、规范等的研究和谈判，完善我国参与国际重特大突发公共卫生事件应对的紧急援外工作机制，加强同"一带一路"建设沿线国家卫生与健康领域的合作。而且，我国要重视世界卫生组织对我国参与全球健康治理的重要意义。在党的领导下，大力推进中西医结合，促进中医药在推动世界健康方面发挥优势作用，推广中国特色的健康制度和医药卫生规范标准，帮助非洲国家建立起疾病预防与卫生保健体系，努力为全球健康事业发展贡献力量。同时，我国在承担世界卫生健康发展责任与义务的同时，也要在医学科研、医疗服务、医学人才培养等方面加强国际交流，积极引进国际先进的技术理念和服务，共同推进世界卫生健康事业不断进步，为全球健康命运共同体建设贡献智慧和力量。

二、新时代习近平卫生健康思想对全面深化医药卫生体制改革的指导意义

习近平卫生健康思想充分凸显出以习近平同志为核心的党中央

的治国理政的大智慧，为全面推进"健康中国"建设提供重要的方法论指导，走出了一条符合我国国情的、独具特色的卫生健康发展道路。习近平总书记要求全党始终坚持以人民为中心推动医疗卫生事业的发展，关注人民群众健康问题，引领健康生活方式，关注食品药品安全，改革医药卫生事业，保护生态环境，为人民群众的健康发展保驾护航。并且，习近平以人民为中心的卫生健康思想指导着我国医药卫生体制改革，大大提升了我国医疗卫生服务水平，确保药品安全，有效推进了健康中国建设进程，确保了我国健康公平，具有重要的时代价值。

（一）以全民健康促进全面小康，满足人民群众对健康美好生活的要求

健康是人民群众追求美好生活的重要支撑，对人们追求幸福感、获得感的影响越来越强。党的十九大指出，我国进入新时代，社会基本矛盾已经转化为人民日益增长的对美好生活需求与不平衡不充分的发展之间的矛盾。随着人民群众生活水平的提高，健康意识不断增强，对生活质量和健康安全也更加关注。然而，我国人民群众的健康还面临着多重因素、多种疾病的威胁，医疗卫生领域的发展与人民群众对健康需求之间的矛盾也非常突出。如何解决好这一矛盾，事关人民幸福和国家稳定。习近平总书记要求全面提升我国医疗卫生服务水平，为人民群众健康提供保障，并以全民健康促进全面小康，有效满足了新时代人民群众对卫生健康的需求。习近平以"人民为中心"的卫生健康思想追求的是人人健康、人人安康、人人幸福的大健康观，是顺应时代发展要求的引领医疗卫生事业发展的罗盘针。在这一思想的指导下，健康的生活方式也得以广泛推广，全方位全周期的人民健康保障体系得以构建，健康服务得

以优化，健康环境得以保障，健康产业全面发展，有效满足了人民群众多层次、多样化和个性化的健康需求。在此基础上，医疗卫生事业得到较大发展，大大降低了人民群众的健康风险，较好地满足了人民群众的健康需求，为人的全面发展提供了健康保障，为全面建成小康社会、实现中国梦铺设了健康之路。

（二）凸显医疗卫生事业公益属性，促进我国健康公平的发展

促进健康公平是党全心全意为人民服务的必然要求，也是实现社会公平正义的具体体现。在习近平总书记的领导下，全党坚持以人民为中心推动我国医疗卫生事业的全面改革，力求让医改的成果惠及最广大人民群众，以健康公平构筑中国梦的健康基础。习近平总书记强调，无论社会发展到什么程度，我们都要毫不动摇地把"公益性"写在医疗卫生事业的旗帜上，不能走全盘市场化、商业化的路子。政府投入要重点用于基本医疗卫生服务，不断完善制度、扩展服务、提高质量，让广大人民群众享有公平可及、系统连续的预防、治疗、康复、健康促进等健康服务。这明确要求我国医疗卫生事业必须坚持公益性，为实现健康公平提供了重要保障。党的十八大以来，在习近平总书记卫生健康思想的指导下，凸显人民的主体地位，不断从价值理念、顶层设计、制度保障、法律规范、政策支持等层面确保医疗卫生事业的公益属性，全面保障我国人民群众不因年龄、性别、民族、地域的差别而影响到享受基本医疗卫生服务的权利，使他们能够公平的享有医疗保障，真正实现了医疗卫生事业发展为了人民、成果由人民共享。因病致贫、因病返贫是当前全面建成小康社会的短板，也是影响健康公平的"拦路虎"。习近平总书记在"五个一批"精准脱贫工作中，明确指出要把医疗保险和医疗救助作为"社会保障兜底一批"的重要内容。通过推进

健康扶贫工作，有效弥补贫困地区卫生健康服务水平低下的短板，保障贫困地区和贫困人口的健康权利，有效促进健康公平的实现，维护了我国卫生健康领域的底线公平。从而在守住健康底线的基础上，大大促进了我国的健康公平，有效保障了我国人民群众公平享有健康的权利。

（三）明确医疗卫生工作方针，增强推进健康中国的动力

习近平总书记强调，要坚持正确的卫生与健康工作方针，以基层为重点，以改革创新为动力，预防为主，中西医并重，将健康融入所有政策，人民共建共享。这为我国卫生健康事业发展指明了方向，为大力推进健康中国建设增添了动力。习近平总书记卫生健康观的提出，充分表明党和国家勇于推进医改的勇气和魄力，大大推进了我国医疗卫生水平的全面提升。同时，推进了我国医疗、医保、医药的系统改革，构建起了覆盖全民的医疗保障体系，完善了中国特色医疗卫生健康制度，有效解决了医疗卫生事业领域的深层次矛盾。新时代，我国的医疗卫生事业需要不断向基层倾斜，着力解决了基层医疗卫生不平衡、不充分的矛盾问题，确保健康公平的全面推进。这就要求引导医疗卫生领域的资源、技术、人力、资金、政策等向基层倾斜，为推进健康中国建设增添强大动力。同时坚持预防为主、中西医并重的工作方针，加大对公共卫生的投入力度，有效控制了危害我国人民健康的因素，使人民群众的健康水平得到根本性提升。

（四）树立起"大卫生、大健康"理念，提升人民群众维护健康的主动性

习近平总书记的卫生健康思想蕴含着"大卫生、大健康"的科

学理念，是对我国人民群众健康问题的深刻反思，是顺应人民群众对健康期盼的表现，也是我国医疗改革实践的思想结晶。习近平总书记积极提倡健康的生活方式，普及健康生活，建立健全健康教育体系，帮助人民群众逐步树立起了自主自律的健康行为，大大提升了人民群众的健康素养和身体素质。习近平总书记号召全民健身运动，注重引导人民群众提升身体素质，为人民群众实现幸福生活奠定健康基础。而且，习近平总书记高度重视少年儿童、妇幼、老年人的健康管理与医疗服务，要求构建起全周期的生命健康服务体系，有效保障了重点人群的身体健康。深化预防为主的健康理念，增强了人民群众自我保健与预防疾病的能力。关注健康环境、开展爱国卫生运动，使得城乡环境卫生得到较大改善，大气、水、土壤等都得以改善，切实为人民群众营造起健康的生活环境。同时，在党和政府的领导下，有效调动了我国社会各界优势资源参与到我国卫生健康事业中来，有效引导人民群众参与到这项工作中来，实现了人人参与、人人尽力、人人享有，为我国人民健康事业顺利发展形成"大合唱"的良好局面，切实增强了人民群众进行健康管理的自觉性和主动性。在这一思想的指导下，大大推动了我国卫生健康事业的发展，充分彰显出发展为了人民、发展依靠人民、发展成果由人民共享的党的执政理念。

三、习近平卫生健康思想指导下全面推进医药卫生体制改革的实践路径

医药卫生体制改革是增进人民健康福祉的重大民生工程，也是

促进经济健康发展、社会持续进步的重大发展工程。习近平卫生健康思想汇聚了全党的思想结晶，是在马克思主义指导下的我国医疗卫生改革实践经验的理论升华，直接推动了我国构建起立足国情、惠及全民的医药卫生体制。目前，我国的医改已经进入深水区，是"啃骨头"的攻坚期。面对这一挑战，党和国家需要主动适应医改的新形势、新发展、新任务和新要求，自觉坚持以习近平卫生健康思想为全面推进医疗卫生体制改革的行动纲领，以我国医疗卫生领域的问题为导向，探索解决医改难题的中国特色方案。在此基础上，着力解决医改所触及的深层次矛盾，有效破解我国医疗卫生领域的难题，使医药卫生体制的成果惠及更多人民，进一步提升全民健康水平、促进健康公平。

（一）坚持公立医院改革的公益性取向，增强保障全民健康的活力

习近平总书记强调，要坚持基本医疗卫生事业的公益性，不断完善制度、扩展服务、提高质量，让广大人民群众享有公平可及、系统连续的预防、治疗、康复、健康促进等健康服务。公立医院的人事和薪酬制度僵化，严重阻碍了医生多点执业和医院管办分开。这就要求在立足我国基本国情的基础上，加快总结各地试点的经验教训，探索出医师多点执业的实践路径，不断完善管理制度和监管体系以有效确保医疗质量稳步提升，使得人民群众真正得到改革的实惠，也有效保障医师的权益，而且要进一步优化从医环境，完善纠纷调解机制，有效调动他们的工作积极性。同时，加强政策引导，鼓励医生等相关人才向农村、社区、西部地区和偏远地区合理流动，有效缓解这些地方卫生人次缺乏的矛盾。面对以药养医的顽疾，需要进一步加强破除公立医院的逐利机制，着力取消药品提成，完善补偿机制，为人民群众的健康提供全方位的保障。进一步

完善基本药物制度，完善公立医院的药品、耗材等采购机制，深化流通体制改革，健全药品供应保障制度，切实降低医药成本，有效确保人民群众能够看得起病、吃得起药。还要鼓励社会力量参与到健康服务业中来，确保非营利性民营企业能够获得与公立医院的同等待遇，为人民群众提供更多的确保身体健康的选择。从而，为保障全面健康增添活力。

（二）构建"互联网＋医疗健康"平台，让优质医疗卫生资源惠及更多民众

改革开放以后，我国互联网领域取得巨大发展。如何借助互联网技术优势推进医疗健康向基层地区、贫困地区转移，让优质的医疗卫生资源能够最大限度地惠及人民群众，已经成为当前医改工作的重要方面。习近平总书记强调，要坚持以人民为中心，把为人民谋幸福作为检验改革成效的标准，让改革开放成果更好惠及广大人民群众。目前，我国医疗资源的分布极不平衡，东西部之间、城乡之间医疗资源差别显著。根据我国互联网技术优势和人民群众对医疗健康的新需求，大力构建"互联网＋医疗健康"平台，在互联网技术的支持下打破时空限制，优化优势医疗资源的配置，大力推进面向基层、偏远和贫困地区的远程医疗卫生服务体系，有效破解地区间医疗资源短缺问题，全面提高基层医院的医疗水平，让百姓能够在基层医院看好病，也让基层医院留得住患者。在互联网的推动下让医院、医生、患者、企业等在参与中获得实惠，实现多方共赢，有效促进健康公平，使更多的优质医疗卫生资源能够惠及更多的人民群众。根据各地区的情况，鼓励各地区探索一条远程医疗服务体系，利用信息技术进一步推动医疗资源的纵向流动，实现上级医院与基层医院即时互动，切实借助"互联网＋医疗健康"平台优

势作用来实现"互联网＋护理服务""互联网＋远程门诊"等，推动优质医疗卫生资源向基层民众转移、惠及更多民众，加快推进健康中国建设。

（三）推动中医药事业全面振兴，为全民健康做贡献

习近平总书记强调，中医药学是中国古代科学的瑰宝，也是打开中华文明宝库的钥匙。这就要求我们要高度重视中医药的独特优势作用，全面推进中医药的现代化，切实把中医药这一科学瑰宝保护好、传承好，充分发挥中医药在卫生事业中的作用，更好地为人民群众的健康服务。近年来，我国陆续实施了《中医药发展战略规划纲要（2016—2030年）》《"健康中国2030"规划纲要》《中华人民共和国中医药法》《中医药"一带一路"发展规划（2016—2020年)》等，从国家角度不断加强对中医药事业发展的支持力度，对实现中医药事业振兴做出战略部署，直接推动了中医药健康服务能力的全面提升，也促进了中医药卫生体制改革。在未来社会中，要进一步推动中医药事业全面振兴，加强中医药体制改革力度，大力推进人民共享中医药成果。进一步凸显中医药在我国人民健康中的地位，坚持中西医并重、优势互补，充分彰显中医药在全民健康中的优势作用。同时，在政府的指导下，完善中医药的发展政策与保障机制，切实做好中医药的传承和发展工作，促进中医药事业健康持续发展。重视中医药在经济发展中的作用，鼓励社会各界力量参与到中医药事业发展中来，有效激发出中医药的发展潜力，切实发挥中医药在人民健康中的优势作用，为保障全民健康做贡献。

（四）加强推进食品安全战略，筑牢人民群众健康的第一道防线

食品安全问题与人民群众的健康息息相关，能否保障食品安全

也是党的执政能力的具体体现。2017年，国务院颁布《"十三五"国家食品安全规划》，要求坚持最严谨的标准、最严格的监管、最严厉的处罚、最严肃的问责，全面实施食品安全战略。党的十九大报告提出，实施食品安全战略，让人民吃得放心，切实把食品安全工作上升到国家战略来抓。新时代，我国人民群众对健康食品的需求、美好生活的期待也越来越高，对党的执政能力提出更高的要求。这就要求在习近平总书记卫生健康思想的指导下，加强对食品安全战略的落实，积极制定出更高要求的、更严谨的食品标准，发展现代食品科技，提高食品检验的能力。构建针对食品监管的短期专项行动和长期监管体系，实施更严格的监管机制，全面确保食品安全。而且，要加大违法行为的惩罚力度，提高企业的违法成本，使得食品安全违法行为得到最严厉的惩处。同时，实施严格的问责机制，确保基层监管工作的落实，从而依靠政府、社会、行业等形成合力，全面提升食品安全治理能力，共同确保让人民群众能够吃得放心，为人民群众的健康筑牢第一道防线。

（五）提高国际合作层次，推动医药卫生"引进来、走出去"

"他山之石，可以攻玉。"我国在全面提升医疗卫生服务能力的同时，也要注重拓宽与世界各国的合作领域、提升合作层次，科学借助外力作用，进一步满足人民群众对高水平医疗卫生服务的需求。一方面，加强医疗卫生领域的"引进来"工作。根据我国医疗卫生发展状况，进一步加强引进世界著名的医生、医院、诊所等，积极推动我国医疗卫生事业与国际接轨，打造符合国际标准的医疗服务中心，全面提升我国医疗卫生国际化水平。另一方面，推动中医药走向世界。习近平总书记认为，中医药不仅是中国的，也是属于世界的，要积极推动中医药走向世界，向全世界展示中医药的特殊功效。在与世界卫生组织总干事陈冯富珍会谈时，习近平总书记表示愿继续加强双方合作，促进中西医结合及中医药在海外发展，推动更多中国生产的医药产品进入国际市场。当今，中国对亚非拉一些国家的医疗卫生援助已经取得显著成就，并赢得了广泛赞誉。在"一带一路"背景下，我国应该进一步开发医疗合作项目，推动实现医院共建、药品共研、疾病共治、产业共兴、人才共育的系统化合作体系。在深化国际医疗卫生合作的基础上，进一步发挥我国在造福人类健康中的积极作用，为推动世界卫生健康发展贡献自己的力量。

（作者为中国社会科学院信息情报研究院副院长、中国特色社会主义理论体系研究中心副主任）

以习近平卫生健康思想为指导全面深化医药卫生体制改革

我国新一轮医药卫生体制改革回顾与启示

魏子柠

2019 年是新一轮医药卫生体制改革 10 周年，也是中华人民共和国成立 70 周年。在这样一个特殊而又重要的年份，回顾新医改所走过的历程，总结新医改取得的成就，凝练新医改给我们的经验启示，展望新改革未来的美好前景，为新医改的下一步献计献策，无论是对于新医改工作的推进，还是对于人民群众从中受益而言，都有着极为重要的历史意义和现实意义，也是对十年新医改和建国 70 周年最好的纪念和庆祝。

医改有"世界性难题"和社会改革领域的"珠峰"之称。十年来，中国医改人充分汲取我国医改的历史经验和教训，充分借鉴国际上一些国家和地区好的经验做法，从我们国情的实际出发，逐步探索出了一条具有中国特色的医改道路，基本建立了一套具有中国特色的基本医疗卫生制度，创造出了世界医改的"中国速度"，找到了"世界性难题"的"中国答案"，为世界医改贡献了"中国智慧"，得到了世界卫生组织、世界银行集团、美国摩根银行等世界组织机构的肯定和高度评价，社会、舆论和人民群众也给予了肯定和积极评价。为全面建成小康社会和实现"两个一百年"奋斗目标提供了强大的健康支撑，做出了很大的积极贡献。

一、我国新一轮医药卫生体制改革的大背景

我国新一轮医药卫生体制改革始于 2009 年 3 月，当时我国医疗卫生面临的突出问题主要表现在以下几个方面。

（一）医疗卫生资源配置不合理、不平衡

2005 年前后，医疗卫生工作作为全社会普遍关注的一个热点问题，人民群众对医疗卫生服务有许多不满意的地方。当时，各种各样的社会调查显示，人民群众最关注的社会问题就是医疗卫生，是看病难、看病贵，当时各级卫生行政部门压力非常大，也引起了党中央、国务院和各级党委政府的高度关注。其中最突出的一个问题就是我国不同地区之间、城乡之间、不同人群之间享受到的医疗卫生服务的差距在不断扩大。调研论证显示，当时我国 80% 的医疗卫生资源集中在城市，而城市中的医疗卫生资源有 70%~80% 集中在大医院。基层医疗卫生资源的配置明显薄弱，城市与农村之间、东中西部地区之间、不同人群之间的差距仍在不断扩大，医疗与预防、中医与西医、城市大医院与基层小机构之间的资源配置不平衡、发展不充分十分突出。

（二）医药卫生费用上涨过快，人民群众负担过重

从 1980 年至 2005 年，我国 GDP 增长了 29 倍，我国的卫生费用增长了 52 倍，增长速度远超 GDP。同时，城乡居民个人支付的

卫生费用却增长了129倍，不仅远超GDP增长速度，且远超卫生总费用的增长速度。由此带来一系列突出问题：一部分群众因为看病费用过高，医疗费用增长过快而没有能力支付高昂医疗费用，所以感到看病难、看病贵。2005年卫生服务调查显示，接近50%的居民本应该看门诊，结果没有去看；40%左右的居民本应该住院但却没有住院。这说明医疗费用的快速增长在当时已经严重影响到了人民群众享有基本医疗卫生服务的权益。

（三）基本医疗保险制度覆盖率低

2000年，世界卫生组织曾经对全球191个成员国的卫生筹资公平性做过一次评价，当时中国排在第188位，全球倒数第四位。当时我国的社会医疗保险只覆盖了城市职工，城市职工医疗保险的覆盖面也只有1.1亿~1.3亿人。也就是说，当时我国12亿多人口中只有10%左右的人有基本医疗保险，90%的人没有基本医疗保险。

（四）人口老龄化导致医疗与护理负担增加

人口老龄化加速、慢性非传染性疾病快速增加、新发传染病和传统传染性疾病的双重威胁等，对我国医药卫生服务改革发展提出了更高要求，迫切需要建立健全医疗保障体系，医疗卫生服务体系和与之相应的体制机制等。2005年，我国60岁以上老年人有1.44亿，65岁以上老年人占9%，远超65岁以上老年人占比7%即为老龄化社会的标准。而老龄人口的医疗需求和医疗费用增加明显高于人群平均水平，如经济合作与发展组织的一些成员国，其65岁以上人口的医疗卫生支出是65岁以下人口的2.7~4.8倍。

（五）心脑血管病和恶性肿瘤等慢性非传染性疾病患病率不断升高

2008 年，全国慢性病患病率按病例数计算已经占到 20%，患者数量比 2003 年增加了 0.6 亿。我国心脑血管病患者每年死亡 200 多万人，肿瘤患者每年约死亡 140 万人。慢性非传染性疾病已成为城乡居民的主要疾病负担和死亡原因，防治难度大，医药费用不断攀升。

（六）部分传染病发病率仍居高不下

据统计，2008 年我国结核病患者约 450 万人，乙型肝炎病毒携带者约 9300 万人，艾滋病病毒携带者约 65 万人。SARS、禽流感等至少 10 余种新发传染病在我国出现并呈现局部流行，还存在甲型 H_1N_1 流感疫情等其他新发传染病的威胁。此外，还面临职业病、损伤、中毒等事件的持续增加以及公共卫生事件的挑战。

（七）医疗市场化改革进一步加剧了看病难、看病贵

始于 1979 年 4 月的医改，由于坚持医疗改革商品化、市场化方向，各级财政对医疗机构的投入逐年减少，医疗机构出现了严重的逐利化倾向，进一步加剧了群众的看病难、看病贵问题。2000 年前后，我国医疗费用每年以 18% 左右速度增长，卫生总费用几乎 4 ~ 5 年翻一番。有关数据显示，1980 年政府卫生支出占卫生总费用的 36.2%，2001 年下降到 15.9%；而居民个人负担则由 1980 年的 21.2% 增加到了 2001 年的近 60%，有的地方甚至高到 70% 左右。2005 年，国务院发展研究中心的一份报告称："医改基本不成功"。同年哈尔滨"天价医疗费案"进一步佐证了这个结论，类似的情况在当时并非个案。2008 年的第四次国家卫生服务调查显示，城乡居

民两周患病未就诊比例达 37.6%，应住院而未住院比例达 25.1%，其中经济困难原因占 70.3%，二十多年医疗市场化改革的结果，使许多中国人不敢踏进医院大门，医疗市场化改革日渐成为"千夫所指"。此时中国医改重新站到了十字路口，不得不"重新择路"。

面对严峻的看病难、看病贵和逐渐恶化的群众健康状况，党的十六届六中全会和党的十七大明确提出要坚持公共医疗卫生的公益性质，医改重新回到了公益性的正确方向和轨道上来。2006 年后的两年多时间里，党中央、国务院领导作出了一系列重要指示，经过反复研讨，几易其稿，听取各部委、地方政府、各方面专家、基层群众、国内外专业机构等意见，2009 年 3 月，《中共中央国务院关于深化医药卫生体制改革的意见》（中发〔2009〕6 号）（以下简称《意见》）和《医药卫生体制改革近期重点实施方案（2009—2011年)》（以下简称《实施方案》）正式印发。至此，新医改的大幕拉开了。

二、我国新一轮医药卫生体制改革经历的几个阶段

随着新一轮医药卫生体制改革的推进，党中央、国务院根据时间和阶段的不同，对新医改的工作内容进行了调整。这其中，主要经历了三个阶段。

第一个阶段，即 2009—2011 年，以五项重点改革任务为主要内容。《意见》和《实施方案》集中体现了党的十七大精神，始终贯穿公共医疗卫生公益性这条主线。首次提出了把基本医疗卫生制度

作为公共产品向全民提供，实现人人享有基本医疗卫生服务，这是我国医疗卫生事业发展从理念到体制的重大变革，是深入贯彻落实科学发展观，坚持卫生工作方针，强化政府投入，坚持以人为本，解决广大人民群众最关心、最直接、最现实问题的具体实践。

《意见》突出了顶层设计与整体考虑，从基本国情出发，着眼于长远，明确深化医药卫生体制改革的总体方向和基本框架，即"一个目标、四个体系、八项支撑"，也就是人们常说的"四梁八柱"。《意见》提出，深化医药卫生体制改革的近期目标是到2011年明显提高基本医疗卫生服务可及性，有效减轻居民就医费用负担，切实缓解群众看病难、看病贵问题。长远目标是到2020年基本建立覆盖城乡的基本医疗卫生制度。《意见》提出，要完善构成基本医疗卫生服务制度的四大体系建设，即公共卫生服务、医疗服务、医疗保障、药品供应保障体系，明确了主要任务，形成四位一体的基本医疗卫生制度。《意见》还提出要加强和完善管理、运行、投入、价格、监管、科技与人才、信息、法制八个方面，作为保障医药卫生四大体系有效运行的支撑机制，保障卫生体系有效规范运转，明确了主要政策措施。

作为医改工作的抓手，《实施方案》是2009—2011年贯彻落实《意见》的具体安排，为增强改革的可操作性，提出了五项重点改革任务，即"四项基本和一项试点"，这就是把加快推进基本医疗保障制度建设、初步建立国家基本药物制度、健全基层医疗卫生服务体系、促进基本公共卫生服务逐步均等化和推进公立医院改革试点作为深化医药卫生体制改革的重点，力争近期取得明显成效。《实施方案》提出了2009—2011年五项改革的目标、任务和措施。为易于群众理解，便于地方操作，确定了23项量化指标，明确了20个时间节点。

第二个阶段，即 2012—2015 年，以三项重点改革任务为主要内容。2012 年 3 月，国务院正式出台《"十二五"期间深化医药卫生体制改革规划暨实施方案》（国发〔2012〕11 号）。该规划明确了"十二五"期间，要以建设符合国情的基本医疗卫生制度为核心，在加快健全全民医保体系、巩固完善基本药物制度和基层医疗卫生机构运行新机制、深化公立医院改革等三个方面进行重点突破，标志着 2009—2011 年的"五项重点"改革任务转变为"十二五"期间的"三项重点"改革任务，改革的难点和重点进一步聚集。

这三个方面的重点任务，既是对"五项重点"改革的继承和发展，也是根据新形势、新要求进行的拓展和深化，体现了"十二五"期间的承前启后、攻坚克难的阶段性特征，体现了建新机制、完善制度的核心任务。推进"三项重点"改革的核心是要实现"三个转变"，即从打好基础向提升质量转变，从形成框架向制度建设转变，从试点探索向全面推进转变。"十二五"期间要在总结探索基础上全面推进。

同时，围绕 8 个关键问题攻坚克难，统筹推进相关领域配套改革。一是全面取消以药补医、理顺补偿机制；二是全面推进支付制度改革；三是强化新农合的风险保护机制，合理设置管理体制；四是巩固完善基层医疗卫生机构运行新机制；五是全面建立信息公开制度，促进医疗机构良性竞争；六是创新工作方式，全面落实基本公共卫生服务均等化；七是全面推进药品集中采购，八是创新人才培养和分配激励机制。

第三个阶段，即 2016 年至今，以建设"五项制度"为主要内容。"十三五"期间，按照习近平总书记在全国卫生与健康大会上的讲话精神和"十三五"医改规划，重点抓好"五项制度"建设，即建立科学合理的分级诊疗制度、科学有效的现代医院管理制度、

我国新一轮医药卫生体制改革回顾与启示

高效运行的全民医疗保障制度、规范有序的药品供应保障制度和严格规范的综合监管制度，争取取得新突破。同时，统筹推进相关领域改革，主要任务是健全完善人才培养使用和激励评价机制、加快形成多元办医格局、推进公共卫生服务体系建设、加快"互联网＋医疗健康"等医疗卫生信息化建设要求。

"十三五"期间，深化医改将坚持以人民健康为中心，坚持保基本、强基层、建机制，坚持政府主导与发挥市场机制作用相结合，坚持推进供给侧结构性改革，坚持医药、医保、医疗联动改革，坚持突出重点、试点示范、循序推进。到 2020 年，基本建立覆盖城乡居民的基本医疗卫生制度，实现人人享有基本医疗卫生服务。

三、我国新一轮医药卫生体制改革取得的巨大成就

2009 年以来，特别是党的十八大以来，以习近平新时代中国特色社会主义思想为指引，在党中央、国务院正确领导下，我国新一轮医药卫生体制改革取得了巨大成就。

（一）中国特色的基本医疗卫生制度基本确立

十年来，我国新一轮医药卫生体制改革无论是在基本理念、基本原则、基本路径方面，还是在基本方向、基本目标、基本道路方面，都取得了重大突破，具有中国特色的基本医疗卫生制度的框架得到基本确立。十年来先后制定印发医改重大政策文件 60 多个，特

别是 2016 年以来，我国出台了《"健康中国 2030"规划纲要》《"十三五"期间深化医药卫生体制改革规划》《"十三五"期间卫生与健康规划》等重大政策文件，相继完成了关于加强分级诊疗、现代医院管理、全民医保、药品供应保障、综合监管五项制度建设的政策文件，医改政策体系不断完善，深化医改"立柱架梁"的工作基本完成，具有中国特色的基本医疗卫生制度体系基本形成。

（二）分级诊疗制度稳步推进正在形成

截至 2018 年底，我国 95% 以上地级城市开展了分级诊疗试点，各地医联体、医共体建设快速推进，着力推进网格化布局医联体、医共体建设，促进优质医疗资源下沉。2019 年 5 月，国家卫生健康委又出台了关于加强县域紧密型医共体建设的政策。2018 年 9 月，国家卫生健康委在山西省运城市召开了县域综合改革现场会，明确保障和引导机制，完善基层医疗卫生机构绩效工资政策，推动县乡、乡村医疗卫生机构一体化改革，做到县级强、乡级活、村级稳、上下联、信息通。2019 年 4 月 12 日，国家卫生健康委在浙江省湖州市召开了浙江省全面推进县域医共体建设、构建整合型医疗卫生服务体系新闻发布会，推广浙江经验做法。基层医疗卫生服务体系建设不断加强，家庭医生签约服务不断完善，以此为抓手促进优质医疗资源下沉、共享，提升基层医疗服务能力，"基层首诊、双向转诊、急慢分治、上下联动"的分级诊疗模式正在形成。

（三）现代医院管理制度建设稳步推进

国务院办公厅《关于建立现代医院管理制度的指导意见》（国办发〔2017〕67 号）得到较好贯彻落实。全国各省份启动了现代医院管理制度试点，绝大多数省份印发按病种收费、医疗服务价格改革文件。公立医院薪酬制度改革试点扩面提速，截至 2018 年底，全国试点医院超过 2800 家，上海、重庆等地的探索和做法具有一定借鉴意义和推广价值。所有公立医院全面推开综合改革，全部取消药品加成（不含中药饮片）。中共中央办公厅《关于加强公立医院党的建设工作的意见》和中组部等 5 部委印发的《公立医院领导人员管理暂行办法》在全国公立医院和民营医院得到落实。落实政府办医责任，赋予公立医院经营管理自主权，建立以公益性为导向的考核评价机制。深化医疗服务价格改革，医院收入结构得到优化，推动建立符合行业特点的编制人事和薪酬制度，人员支出占业务支出的比重从 2015 年的 33.2% 提高至 2017 年的 34.6%。其中，2019 年河北省扩大现代医院管理试点，在巩固完善 33 家试点的基础上，将试点范围扩大到 50%，约 200 家公立医院，将现代医院管理制度重点任务纳入考核指标体系。

（四）全民医疗保障制度逐步健全

2018 年 5 月，国家成立医疗保障局，基本医疗保险制度得到进一步优化整合，全民医保体系不断完善。2010 年以来，基本医保参保（合）率始终稳定在 95% 以上，2018 年达到 96.2%。大病保险制度实现全面覆盖，重特大疾病医疗救助、疾病应急救助制度全面建立，商业健康保险不断发展，打击套取和诈骗医保基金行为的监管力度不断加大。医保支付方式改革不断深化，保障力度逐年提高，2019 年大病保险政策范围内报销比例由 50% 提高到 60%。2019 年新增 30 元财政补助，其中一半用于高血压、糖尿病等慢性病报销。全国 31 个省（区、市）和新疆生产建设兵团均接入全国异地就医费用直接结算系统。医保体系保障能力持续增强，为实现"病有所医"提供了制度保障。医药费用过快增长的势头得到初步遏制，个人卫生支出比重持续下降，截止2018年末，个人卫生支出比重降至28.7%。深入实施健康扶贫工程，贫困人口医疗保障水平不断提高，因病致贫、返贫问题逐步缓解。

（五）药品供应保障制度日益完善

药品审评审批制度改革、公立医院药品采购"两票制"、药品和高值医用耗材阳光采购、短缺药品供应保障、仿制药质量和疗效一致性评价等改革举措有序推进，12部门加快落实仿制药供应保障及使用政策。基本药物制度得到持续巩固完善，2018年3月21日，国务院办公厅印发《关于改革完善仿制药供应保障及使用政策的意见》，鼓励使用通过一致性评价的仿制药。按照"优质优惠、公平可及"的思路，2018年9月30日，国家卫生健康委、中医药局发布《国家基本药物目录》（2018年版），品种数量从2012年版的520种增加到685种。按照国务院要求，落实进口抗癌药物实施"零关税"配套工作议案，让政策福利更多惠及患者。建立健全了易短缺药品监测预警和清单管理制度，分类精准施策，保障用药稳定供应。进一步改革完善了儿童用药供应保障体制机制，研究制定了第三批鼓励研发儿童用药清单，确保儿童用药安全。2018年，国家医保局谈判成功的17种国家医保谈判抗癌药物落地实施，"4+7"试点城市集中带量采购稳步推进，2019年4月起在11个城市全面执行，仅4月上旬就完成计划采购的27%以上，效果明显。药品生产、流通、使用全链条得到提升和规范，初步形成了新时期药品供应保障制度框架。

（六）全行业综合监管制度初步建立

2018年7月，国务院办公厅印发《关于改革完善医疗卫生行业综合监管制度的指导意见》（国办发〔2018〕63号），国家发展改革委等28个部门《关于加强对外经济合作领域信用体系建设的指导意见》，严肃查处和联合惩戒涉医违法犯罪，积极推进卫生健康领域社会信用建设，医疗卫生行业综合监管机制逐步形成，国家层面的综合监管协调和督察机制基本建立。加强全过程监管，加大"双随机""一公开"国家监督抽查力度。深入开展医药领域商业贿赂、虚假广告、医用耗材等专项治理，严肃查处各类相关案件。2018年，国家卫生健康委完成了750余所大型医院巡查，大力营造风清气正的行业氛围。深化医药卫生领域"放、管、服"改革稳步推进，制定多个激发医疗领域投资活力的文件，整合简化不同部门社会办医审批流程，简化医养结合审批程序。所有医疗机构、医师、护士实行电子化注册管理，多元化综合监管体系不断完善，全行业综合监管持续强化。

（七）相关领域改革持续统筹推进

公共卫生服务方面，人均基本公共卫生服务经费补助标准提高至55元。启动重大疾病防控专项行动，印发《全国健康城市评价标准体系（2018版)》，在38个城市开展预评价。中医药服务方面，2018年简化了确有专长人员资格考核、中医诊所备案、古代经典名方、院内制剂等注册审批手续，实施中药标准化项目，启动了重大疑难疾病中西医临床协作试点，加强少数民族医药工作，加快横琴粤港澳合作中医药科技产业园建设，公布了72家国家中医药健康旅游示范基地，"一带一路"效果显现。"放、管、服"方面，制定多个激发医疗领域投资活力的文件，推出10项配套举措，整合不同部门社会办医审批流程，简化医养结合审批程序。所有医疗机构、医师、护士实行电子化注册管理。医疗纠纷治理方面，《医疗纠纷预防和处理条例》正式施行，医疗纠纷化解机制更加多元，建立严重危害正常医疗秩序的失信行为责任人联合惩戒机制。在信息化建设方面，国家制定了《互联网诊疗管理办法（试行）》《互联网医院管理办法（试行）》《远程医疗服务管理规范（试行）》，将2018年4月国务院办公厅《关于促进"互联网+医疗健康"发展的意见》落地。

同时，人才培养机制逐步完善，住院医师规范化培训、全科医生和乡村医生等人才培养和医学教育工作不断推进；全链条创新研发技术体系不断完善；多元办医格局加快形成，2018年民营医院增加到2.1万家；健康产业加快发展，制定安宁疗护标准规范，在90个城市开展医养结合试点，设立医养结合机构近4000家。

（八）人民健康状况和健康公平性持续改善

2009年以来，国家逐年加大公共卫生服务经费，不断增加基本公共卫生和重大公共卫生服务项目和内容，2019年增加到了人均60元、14类43项，健康公平性进一步得到改善，对基层和中西部地区的卫生投入力度不断加大，城乡居民健康待遇和健康水平的差距进一步缩小，健康水平持续提升，人均期望寿命逐年提高，孕产妇死亡率不断下降。2017年，我国婴儿死亡率和5岁以下儿童死亡率分别为6.8‰和9.1‰，已提前降至目标值（分别为7.5‰和9.5‰）以内。截至2018年末，我国居民人均预期寿命达77岁，婴儿死亡率和5岁以下儿童死亡率分别下降至6.1‰和8.4‰，孕产妇死亡率下降到18.3/10万，我国居民主要健康指标总体上优于中高收入国家平均水平。

四、我国新一轮医药卫生体制改革的经验与启示

我国在深化医药卫生体制改革取得巨大成就的同时，也从中得到了一些成功的经验与启示，主要体现在以下几个方面。

（一）始终坚持党对医改工作的正确领导

中国共产党自成立之日起，就始终把人民群众的健康问题同人民解放、国家独立的事业密切联系起来。新医改以来，特别是党的十八大以来，以习近平总书记为核心的党中央，在以习近平新时代中国特色社会主义思想指导下，继承和弘扬了中国共产党关于卫生与健康思想的核心内容，党中央、国务院领导指挥了这场社会领域的重大深刻变革。各级党委政府始终把这项重大民心工程摆到重要日程上来抓，许多地方省委书记、省长担任医改领导小组组长，强化责任担当，狠抓推动落实，建立健全党委统一领导、党政齐抓共管、责任部门分工负责、社会积极参与的医改工作大格局。各地把医改纳入全面深化改革中，与其他工作同部署、同要求、同考核、同奖惩，确保我国人民群众公平享有基本的医疗卫生服务，这也正是党为人民服务宗旨的具体体现。

（二）始终坚持走有中国特色的医改道路

我国是一个拥有 13 亿人口的大国，决不能在根本性问题上出现颠覆性错误，最根本的就是坚持中国特色社会主义发展道路，既不

走改旗易帜的邪路，也不走封闭僵化的老路。在改革的实践中需要依据科学的方法论，寻找正确的改革道路。十年来，始终坚持公益性的基本方向，始终坚持"保基本、强基层、建机制"的基本原则，始终坚持统筹协调、突出重点、循序渐进的基本路径，始终坚持把基本医疗卫生制度作为公共产品向全民提供的基本理念，始终坚持实现人人享有基本医疗卫生服务的改革目标，逐步探索走出了一条具有中国特色的医改道路。

（三）始终坚持社会主义集中力量办大事的制度优势

为解决群众看病难、看病贵问题，1994 年，我国开始在"两江"试点城镇职工医保制度。2003 年，我国试点新型农村合作医疗制度。2009 年，我国开始建立城镇居民医保制度。到 2010 年，仅仅用了 17 个年头，我国就基本建立起了覆盖全民的基本医疗保险制度。而在财政投入方面，仅基本公共卫生服务经费一项，财政人均补助标准就从 2009 年的 15 元提高到了 2019 年的 60 元。仅 2009—2011 年，全国财政医疗卫生新增投入达 12409 亿元，比既定的 8500 亿元多出 3909 亿元，实现了政府卫生投入增长幅度高于经常性财政支出增长幅度，政府卫生投入占经常性财政支出的比重逐步提高的要求。2016 年，全国财政医疗卫生支出 13200 亿元，比 2015 年增长 10%，是 2008 年医改启动前的 4.1 倍；中央财政转移支付资金达到 2618 亿元（不含基本建设），同比增幅为 12.3%，为深化医改提供了良好的财力保障。政府医疗卫生支出占财政支出的比重提高到 7%，以投入换机制取得积极成效。卫生总费用构成中，2018 年个人自付比例降低到 28.7%，医改给人民群众带来更多实惠，充分体现出了社会制度的优越性。

（四）始终坚持以人民健康为中心的发展思想

健康是人民幸福生活的基础，是国家繁荣昌盛的标志。党的十八大以来，认真践行以人民为中心的发展理念，把人民健康放在优先发展的战略地位，创造性地推动了具有中国特色基本医疗卫生制度的建立和卫生健康制度体系的完善和发展。党中央、国务院把"健康中国"上升为国家战略，把人民健康作为全面建成小康社会的重要内涵，以普及健康生活、优化健康服务、完善健康保障、建设健康环境、发展健康产业为重点，深化供给侧结构性改革，构建起了大健康、大卫生格局，为人民群众提供全方位、全周期健康保障，让改革发展成果更多更公平惠及全体人民。

（五）始终坚持新时代卫生与健康工作方针

习近平总书记强调要坚持正确的卫生与健康工作方针，以基层为重点，以改革创新为动力，预防为主，中西医并重，把健康融入所有政策，人民共建共享，这为我国医改工作指明了方向。新医改以来，人力、财力、物力、技术等不断向基层倾斜，着力解决医疗卫生发展不平衡、不充分的矛盾问题；突出预防为主，深化治未病理念，推动以治病为中心向以人民健康为中心转变，积极推进了我国医药、医保、医疗"三医联动"改革，确保健康公平的全面推进，努力全方位、全周期维护人民健康，实现健康全面覆盖。

（六）始终坚持正确处理政府与市场的关系

党的十八届三中全会明确指出，在经济体制改革领域，要充分发挥市场在资源配置中的决定性作用。医改属于社会领域的改革，十年来始终坚持基本医疗卫生事业的公益性质，把基本医疗卫生制度作为公共产品向全民提供。正确处理政府与市场、基本与非基本的关系，始终保持公立医院主体地位，大力发展非营利性医疗机构。在基本医疗卫生领域政府要有所作为，在非基本医疗卫生领域市场要有活力。政府认真落实对医疗卫生的领导责任、管理责任、保障责任和监管责任。大力发展社会办医，形成多元办医格局。无论社会发展到什么程度，都要毫不动摇把公益性写在医疗卫生事业的旗帜上。

（七）始终坚持充分发挥广大医务人员主力军作用

医改是世界性难题，既要循序渐进、攻坚克难，又要坚定信心、扎实推进。广大医务人员工作在医疗卫生服务的第一线，是医药卫生体制改革的主力军。从薪酬待遇、发展空间、执业环境、社会地位等方面入手，充分发挥医务人员的积极性、主动性、创造性，医务人员必须承担起改革的历史使命，自觉把改革的任务落到实处。医务人员需要继续弘扬救死扶伤的优良传统，加强医德修养，提高业务本领，尽心尽责为群众看好病。没有医务人员的积极参与，医改是不可能成功的。

（八）始终坚持医疗卫生国际合作，促进建设人类命运共同体

21 世纪以来，医疗卫生在国际关系与外交政策中的地位越来越重要，成为加强世界合作的重要媒介。中国在推进医疗卫生改革的同时，积极承担在国际医疗卫生领域中的责任，积极参与"一带一路"建设，充分发挥中国卫生作用，积极参与全球卫生健康治理，向世界各国贡献中国医改方案，为增进全人类健康福祉做出中国贡献，为中国参与全球健康治理营造了良好的国际环境，为促进全球卫生事业、实现联合国千年发展目标做出更大贡献，得到了世界卫

生组织及众多国家的认可和赞誉。

（九）始终坚持全面深化改革的世界观和方法论

习近平总书记在庆祝改革开放 40 周年大会讲话中总结的改革开放经验，其中一条就是必须坚持辩证唯物主义和历史唯物主义世界观和方法论，要求在改革中增强战略思维、辩证思维、创新思维、法治思维、底线思维，加强宏观思考和顶层设计，坚持问题导向，聚焦我国发展面临的突出矛盾和问题。可以说这就是是现阶段深化改革所需要掌握的科学世界观和方法论。医改中，始终坚持医改的公益性方向，这就是医改的世界观；始终坚持整体性、系统性和协同性改革，始终坚持"三医联动"改革策略，始终坚持统筹安排、突出重点、循序推进的基本路径，坚持试点先行和典型示范，一张蓝图绘到底，推动改革不断向纵深发展，这就是医改的方法论。

（十）始终坚持把广大人民群众生命安全摆在首要位置

把医疗卫生工作的质量安全作为卫生健康工作的生命线，不断完善制度，规范管理，扩展服务，提高质量，努力保障人群众生命安全。

五、我国新一轮医药卫生体制改革下一步的努力方向

我国新一轮医改已经取得了巨大成就，人民群众看病就医负担逐步减轻，人民群众健康绩效明显提升，得到了国际和国内的积极

评价。同时，我们也要充分看到，我国医药卫生体制改革面临的问题仍然较多，群众看病就医负担仍然较重，城乡之间、地区之间、中西医之间、医疗与预防、人群之间资源配置不平衡、发展不平衡等问题将长期存在，医改未来之路任重道远。劲可鼓不可泄，只能前进没有退路。未来一个时期，我们要重点解决好下面的几个问题。

（一）落实好卫生与健康工作方针

新时代卫生与健康工作方针是党中央关于卫生与健康工作的根本方针，要落实好这一方针的前提是要正确理解，也就是每一字、每一个词、每一句话到底是什么意思，给全社会一个清晰明确的解释和概念。其次是要进行量化。既然是工作方针，那就是卫生与健康工作一切行为的指南，必须遵循。再次就是严格执行、终身追责。在制定落实卫生与健康工作方针标准的同时，建立严格的问责机制，从对方针的正确理解到制定严格的标准，到资源的初始配置再到逐级落实，最后到群众对效果的评价，建立一整套的执行标准和终身问责机制。

（二）将健康中国战略纳入各级党委中心组理论学习

没有全民健康，就没有全民小康。健康是人民幸福的基础，是国家民族昌盛的标志。2016 年 8 月 19 日，党中央、国务院召开了全国卫生与健康工作大会。同年 10 月，国务院印发《"健康中国"2030 规划纲要》。但是，如何真正落到实处，各级党委和政府是关键。应该将推进"健康中国"战略纳入各级党委政府中心组学习中去，纳入对各级党委政府、部门中心组考核，让"健康中国"战略理念深入每一个人的骨髓中去，惠及人民群众。

（三）改革当前医药卫生体制改革的大逻辑

我国医改始于 1979 年。当时，国家政策是"建设靠国家，吃饭靠自己、给政策不给钱"，以至于出现公立医院不姓"公"的现象，在国际上饱受诟病。目前，我国公立医院的大逻辑，一是政府财政保障责任不到位，公立医院被逼只能向市场要饭吃，公立医院"不满意"。二是公立医院实行科室收入、医生收入与医院（科室）经济效益挂钩，科室和医生被逼着过度检查、过度治疗，医生"不满意"。三是由于医生拿药品回扣和过度治疗，患者直接或间接利益受到损害，患者"不满意"。四是患者由于经济负担加重和身体受到伤害反过来抱怨政府，社会对政府"不满意"。下一步工作中，应该认真贯彻落实习近平总书记提出的对公立医院的"四个责任"，把目前的逻辑调整为政府让医院满意，医院让医生满意，医生让患者满意，患者对政府满意，这样医改就会逐渐走上"良性循环"。

（四）全面治理过度医疗，减少使用目录外用药

在取消药品加成之后，加重群众看病就医负担主要有四个因素。一是过度检查。目前一些医院存在着以检养医问题，即使一个普通门诊，动辄给患者开十多张的检查化验单。二是过度用药。由于回扣没有从根本上得到根治，在经济利益驱动下，医生仍然有动力给患者多开药。三是辅助性用药。作为医生回扣的主要来源，辅助性用药也成了患者目前的主要负担。四是目录外用药。医保目录外用药是目前医药创收的一个主要来源，但却大大降低了群众医改的获得感。2018 年底，国家卫生健康委员会发文，着手治理辅助用药问题，2019 年各级卫生行政部门将出重拳治理辅助用药。下一步国家应进一步完善扩大医保目录，大力治理辅助用药和目录外用药。

（五）进一步加强全民医保制度建设，实行看病就医定额付费制度

通过逐步提高医保筹资额度，加大医保谈判力度，降低药品价格，深化医保支付方式改革，增加医保药品目录，提高医生薪酬待遇，加强医保定点机构和相关人员监管等多种手段，进一步加强全民医保制度建设，降低群众看病住院经济负担，逐步实行门诊患者和住院患者定额付费机制，慢性病患者免费用药，常见病、多发病患者一次门诊定额付费。患者住院可按床日定额付费，给群众就医一个稳定经济预期，不再让患者为经济负担而焦虑。

（六）尽快完成立法，让医改走上法制轨道

医改是重大民生问题，事关千家万户。但如何进行医改，如何深化医改，40年来更多的是靠行政手段，无法可依。党的十八届四中全会明确提出依法治国，医改也在其中。应该尽快出台《中华人民共和国基本医疗卫生和健康促进法》，把政府在医改中应该承担的领导责任、保障责任、管理责任、监督责任写进法律中去，把政府对医改和医疗卫生的责任用法律固定下来，把权力和责任关进制度的"笼子"。

（七）切实充分体现医务人员技术劳务价值

在医改中，人是最核心、最关键的要素，而医务人员又是所有人中最核心、最关键的要素。医改政策能不能落地，医改能不能成功，最终取决于医务人员。如果不能从政策上、从机制上解决好医务人员的薪酬待遇、社会地位，为患者提供优质医疗服务就成为一句空话，公立医院和非营利性医疗机构的公益性也会成为一句空话。所以，绝对不能也不应该以牺牲医务人员小群体的利益来换取

我国新一轮医药卫生体制改革回顾与启示

整个社会大群体的公益性，且需建立完善相关制度机制和法律法规来保证医务人员的合法权益。

（八）科学制定考核方案，做好疾病预防工作

卫生健康工作的唯一目的是提高群众健康水平，主要手段是做好预防疾病工作，让群众不生病、少生病、晚生病、少得大病、晚得大病。因为每投入1元用于高血压的综合防治，就可以节约8.6元的心血管病治疗费用，所以疾病预防是卫生健康工作的灵魂，是第一步也是最关键的一步。而治疗只是保障群众健康的重要手段之一，是生病之后的事，是万不得已的事。要建立以居民健康绩效为主导的党委政府卫生健康工作考核指标体系，科学制定对医疗卫生机构的考核方案，让医疗卫生机构通过预防疾病的发生也能有一个很好的经济效益，把卫生与健康工作、医改工作的重心聚焦到疾病预防和健康促进上来，以疾病预防和居民健康指标考核各级党委政府工作，尽快实现由重治轻防到预防第一的健康模式的转变，努力实现从以疾病治疗为中心到以健康促进为中心的转型。

（九）从"三医联动"到"三医合一"，实现"六医同步"

医药、医保、医疗联动是新医改的重要手段和策略，在医改中发挥了重要的推动作用。但是，因为部门利益不一致，动而不联、联而不动等相互掣肘现象屡屡发生。随着医改不断深化和推进健康中国战略，实现"三医联动"的最佳方式是医药、医保、医疗合为一个机构，即"三医合一"，随之可带来"六医联动"，即医药、医价、医保、医生、医疗、公卫之间建立起了一个大的联动机制，就像按照科学规律耦合在一起的六个齿轮一样，动则都动，停则都停，快则都快，慢则都慢，让"六医"步调一致协调联动起来。同

时，所有参与医改者，无论是各级党委政府的领导、卫生行政部门的负责人、管理者和医改政策的研究者、制定者，还是医院院长、医疗卫生工作者、医保部门经办者、所有相关行业从业人员等必须清楚，只有医生才是"六医联动"和医改中的主角，特别是各级党委政府的领导、相关部门的管理者要特别清醒地认识到这一点，摆正自己在医改中的位置和作用。

（十）医改只有进行时，没有完成时

全社会要充分认识到，医改不是医疗技术的革命，不是某一个系统的改革，而是涉及多个行政部门和社会领域的改革，不会一蹴而就。医改也不是我国特有现象，许多国家都在不间断地进行医改。只要社会在进步，经济在发展，经过一定时间以后，医药卫生体制就需要进行不断的改革，这个过程将成为一个常态。所以，一定要打破这样一个医改迷局：以为只有我们国家在改，其他国家没有改；或认为一次改革完成后便可一劳永逸；如果这次没有完全解决所有的问题，改革就永久失败等等这些认识都是不客观的，要充分认识到医改只有进行时，没有完成时，只会越改越好。

（作者为医改界总编辑、中国医药教育协会专家委员会委员）

我国全民健康服务体系发展的现状与展望

林 枫

新医改以来，国家及各地区积极探索完善医疗服务体系、医疗保障体系、公共卫生服务体系、药品供应保障体系、全民健康信息化，构建全民健康服务体系，群众看病就医更加安全有效、方便价廉，城乡居民健康水平明显提升。

一、全民健康服务体系现状

（一）医疗服务体系进一步完善

1. 公立医院改革不断深化 公立医院综合改革围绕破除以药养医、创新体制机制、调动医务人员积极性三个关键环节，在全国范围内推开。取消药品加成，调高体现医务人员劳务价值的医疗服务价格，推动科学合理补偿机制的建立。探索建立现代医院管理制度，加强公立医院党的建设，推动公立医院治理体系和治理能力现代化。各地区探索创新人事管理办法，试行人员备案制管理，建立灵活的用人机制、同工同酬，健全绩效考核制度，做到多劳多得、优绩优酬。控制医疗费用不合理增长，2016—2018 年连续三年次均费用涨幅控制在 4% 以内。门诊药占比、住院药占比从 2009 年的 51.1%、43.6% 下降至 2018 年的 40.9%、28.2%。公立医院维护公益性、调动积极性、保障可持续性的运行新机制逐步建立。

2. 基层运行新机制逐步完善 深化基层综合改革，巩固基本药物制度，建立健全基层医疗卫生机构运行新机制，开展家庭医生签约服务，逐步完善基层医疗卫生服务体系。加大对基层医疗卫生机构财政投入力度，2013—2017 年，各级财政对基层医疗卫生机构直接补助由 1059 亿元增加到 1808 亿元，年均增长 14.3%，占基层医疗卫生机构总收入的 44.2%。同时加强以全科医生为重点的基层人才队伍建设，推进家庭医生签约服务。安排专项资金开展全科医生规范化培训、农村订单定向免费培养医学生等基层卫生人才培养项目。截至 2018 年底，基层卫生人员达 396.5 万人，每万人口全科医生数达 2.2 人，已提前完成《关于改革完善全科医生培养与使用激励机制的意见》（国办发〔2018〕3 号）中所规定的至 2020 年城乡每万名居民拥有 2 ~ 3 名合格全科医生。

3. 医疗联合体建设稳步推进 医联体建设已形成城市医疗集团、县域医共体、跨区域专科联盟以及远程医疗协作网四种模式。城市医疗集团和县域医共体发挥了地级市医院和县医院的龙头作用，专科联盟和远程医疗协作网发挥国家级和省级医院的专科优势，医联体建设较好地带动了基层服务能力和服务水平的提高。截至 2018 年底，全国共组建 1860 个医疗集团，3129 个县域医共体，远程医疗协作网络覆盖了所有地级市及 1800 多个县，医联体内部 75% 的医疗机构实现检查结果互认。

（二）全民医疗保障体系基本形成

1. 基本医疗保障实现全民覆盖 截至 2011 年，我国已编织了覆盖全民的基本医疗保障网。2018 年，基本医疗保险的参保（合）人数达 13.4 亿人，参保（合）率在 95% 以上。城乡居民医保人均财政补助由 2008 年的 80 元提高至 2019 年的 520 元。同时，医疗保障能力显著增强，职工医保、居民医保政策范围内报销比例分别平均在 80%、70%，最高支付限额提升至当地职工年平均工资和居民人均可支配收入的 6 倍。城镇职工、居民医保大病保险保障水平不断提高，社会医疗救助、精准扶贫全面推进，多层次保障制度实现全覆盖。

2. 城乡居民医保制度有效整合 按统一覆盖范围、统一筹资政策、统一保障待遇、统一医保目录、统一定点管理、统一基金管理等"六统一"要求，2016 年，我国对城乡居民医保进行整合，让城乡居民享有公平的医保待遇。截至 2019 年 5 月，已有 24 个省份完成了城乡居民医保制度整合工作。此外，新一轮机构改革从中央到地方进一步理顺医保管理体制，成立国家医疗保障局，将分散在人力资源和社会保障部的城镇职工医保和城镇居民医保、原卫生计生委的新型农村合作医疗、发展改革委的医疗价格管理和民政部的医疗救助职能合并到医保部门，更好地发挥医保对医改的引导拉动作用。

3. 医保支付方式改革持续深化 国家积极探索按病种、按人头、按服务单元等支付方式改革，逐步建立起多元复合医保支付方式，实现按病种付费的病种达到 100 个以上。

2017 年 6 月，国家卫生计生委在深圳、克拉玛依、三明等三个城市开展按疾病诊断相关分组收付费改革试点，同时推进临床路径工作。截至 2018 年 1 月，已制定的临床路径数超过 1200 个。2019 年 6 月，国家医疗保障局在北京、上海等 30 个城市开展按疾病诊断相关分组付费国家试点工作。同时，国家医疗保障局选取部分城市开展基金监管方式创新试点、基金监管信用体系建设试点和医保智能监控示范点工作，使医保支付这项医保核心管理职能的管理能力和水平大幅提高。

（三）公共卫生服务体系更加完善

1. 基本公共卫生服务全面实施 2009 年，国家基本公共卫生服务项目启动，共 9 类 22 项，人均基本公共卫生服务项目经费补助标准为 15 元。2018 年扩展到 14 类 51 项，补助标准提高到 55 元。公共卫生服务项目经济和社会效益逐步凸显。2018 年，孕产妇系统管理率为 89.9%，3 岁以下儿童系统管理率为 91.2%。基本公共卫生服务项目不仅显著改善了重点人群的健康，而且降低了不同收入居民间的健康差距，对降低农村地区居民基本医疗卫生服务利用不平等的贡献率达到 25.5%。

2. 健康中国战略有力推进 2014 年 12 月，习总书记视察镇江时提出，没有全民健康，就没有全面小康。2016 年 8 月，习总书记在全国卫生与健康大会上指出，把人民健康放在优先发展的战略地位，加快推进健康中国建设，全方位、全周期保障人民健康。同年 10 月，《"健康中国 2030"规划纲要》出台，强调将健康融入所有政策；全国爱卫会发布《关于开展健康城市健康村镇建设的指导意见》（全爱卫发〔2016〕5 号），确定了 38 个国家卫生城市（区）作为全国健康城市建设首批试点城市。2018 年 3 月，国家卫生计生委更名为国家卫生健康委员会，医疗卫生工作重心从以疾病为中心逐步转向以健康为中心。2018 年，人均期望寿命达到 77 岁，孕产妇死亡率为 18.3/10 万，婴儿死亡率为 6.1‰，各项指标优于世界上一些中高收入国家，全民健康水平不断提高。

（四）药品供应保障体系逐步健全

1. 基本药物制度不断完善　2009 年，为保障群众基本用药，减轻群众用药负担，我国初步建立了国家基本药物制度。新医改以来，国家基本药物目录进行了两次调整，《国家基本药物目录》（2018 年版）基本药物品种达到 685 个，比《国家基本药物目录》（2012 年版）的 520 种增加了 165 种，比《国家基本药物目录》（2009 年版）的 307 种基本药物增加了 378 种。

2. 药品保障能力增强　2015 年 2 月，国务院办公厅印发《关于完善公立医院药品集中采购工作的指导意见》（国办发〔2015〕7 号），指出实施短缺药品监测预警，加强短缺药品、低价药品和儿童用药的供应保障。为了贯彻落实相关工作，国家卫生计生委统计信息中心开展药品供应保障综合管理信息系统建设工作。2015 年 10 月 22 日，国家药品供应保障综合管理信息平台网站开通，并于 10 月 31 日实现国家药管平台和省级药品集中采购平台的互联互通。为了改革药品审评审批制度，2015 年 8 月，国务院印发《关于改革药品医疗器械审评审批制度的意见》（国发〔2015〕44 号）。2018 年 4 月，国务院办公厅印发《关于改革完善仿制药供给保障及使用政策的意见》（国办发〔2018〕20 号）指出，开展仿制药质量和疗效一致性评价工作。

3. 药品采购新模式初显成效　开展专利药国家价格谈判，2018 年 8 月，启动目录外抗癌药物医保准入专项谈判；2018 年 10 月，国家医疗保障局印发《关于将 17 种药品纳入国家基本医疗保险、工伤保险和生育保险药品目录乙类范围的通知》（医保发〔2018〕17

号），将谈判成功的 17 种抗癌药物纳入医保报销目录，17 种药品支付标准平均降幅达 56.7% 。同年 12 月，国家医疗保障局主导设计"4＋7"带量采购模式，采购量为试点地区所有公立医疗机构年度用药总量的 60%～70% ，25 个中标品种的平均降幅达 52% ，最高降幅达 96% 。

（五）全民健康信息化加快发展

1. 全民健康信息平台基本建成　2013 年 11 月，国家卫生计生委、中医药管理局印发《加快推进人口健康信息化建设的指导意见》（国卫规划发〔2013〕32 号）指出，人口健康信息化是信息化建设的重点领域和重要组成部分，要全面统筹建设全员人口信息、电子健康档案和电子病历三大数据库。2016 年 10 月，《"健康中国2030"规划纲要》对全民健康信息化服务体系提出了明确要求。截至 2017 年底，基本实现国家、省、市、县四级全民健康信息平台互联互通，三级医院全面实现基于电子病历的信息化。截至 2019 年 4 月，全国已有 6376 家二级以上公立医院接入全民健康信息平台，1273 家三级医院初步实现院内医疗服务信息互联共享，6 个省份建成省级互联网医疗服务监管平台。

2. "互联网＋医疗健康"稳步推进　部分地区积极探索运用"互联网＋"，开展健康咨询、预约诊疗、远程医疗等服务，截至2019 年 5 月，全国共有 158 家互联网医院。随着《互联网诊疗管理办法（试行）》（国卫医发〔2018〕25 号）等文件的印发，互联网诊疗行为得到了规范。目前，全国三级甲等医院可依托远程医疗网络，向基层、边远以及欠发达地区提供远程医疗、远程教学等服务，利用信息化手段促进资源下沉，缩小区域、城乡之间的医疗服务能力与水平差距。

3. 异地就医结算政策落地　2016 年 9 月，开展跨省异地就医费用直接结算工作，2017 年 3 月，建成国家异地就医结算信息系统。截至2018 年 8 月，全国跨省异地就医定点医疗机构达 1.2 万家，累计跨省异地就医直接结算 93 万人次，结算医疗费用 224.1 亿元，其中基金支付 131.5 亿元，支付比例为 58.7%，有效解决了群众垫支与跑腿报销难题。

二、全民健康服务体系建设中存在的问题

（一）医疗卫生资源配置不合理

1. 未约束控制治疗性床位　《全国医疗卫生服务体系规划纲要（2015—2020 年）》（国办发〔2015〕14 号）指出，2020 年每千常住人口床位数要达到 6 张。其中为民营医院预留 1.5 张床位，但未约束控制治疗性床位。2018 年，每千人口医疗卫生机构床位数达 6 张，居民到医疗卫生机构平均就诊 6 次，年住院率为 18.2%。基层医疗机构床位使用率普遍不高，而大医院却越趋饱和。每千人口床位数继续增加，住院人数会进一步增多，住院人数的增加不全是因为医疗保障水平提高、居民健康水平下降和患者需求的增加，相当大的比例是由医疗体系供给决定需求、有多少床位就会有多少住院患者的特性决定的，是由医生的手"创造"出来的。

2. 基层服务能力薄弱　虽然基层医疗卫生机构卫生资源、诊疗人次绝对数逐年上升，但基层卫生人员数占卫生人员总数从 2010 年的 40% 下降到 2018 年的 32.2%，床位数占总床位数从 2010 年的 24.9% 下降到 2018 年的 18.9%，基层门诊人次占总诊疗人次从 2010

年的 61.8% 下降到 2018 年的 53.1%，住院人数占总住院人数从 2010 年的 27.9% 下降到 2018 年的 17.2%，各项指标均呈下降趋势，患者向大医院集中的趋势明显。

3. 公共卫生机构现状堪忧　公共卫生机构发展又到了"十字路口"，虽然卫生健康方针强调预防为主、防治结合，但很多政策举措落实不到位。医疗机构普遍不重视公共卫生职能。在机构改革中部分地区撤销了疾病预防控制中心，将其职能整合到其他部门，加之疾控机构实行与机关一样的绩效工资制度，工资待遇低，大锅饭现象严重，难以招录并留住高端人才。地级市以下疾控机构问题更为严重，整体管理能力和水平难以提高。

（二）医保支撑能力不足

1. 医保基金面临的压力增大　根据《2018 年医疗保障事业发展统计快报》显示，城镇职工医保基金收入增长 8.7%，支出增长 11.5%，累计结余 23233.7 亿元，其中个人账户积累 7144.4 亿元，约占总结余的 40%；城乡居民医保基金收入增长 27.1%，支出增长 28.9%。个人账户结余过多、收入增幅低于支出增幅会影响基金的可持续性，同时，受经济增长放缓、医保待遇水平提升、医保报销目录范围扩大等因素影响，医保基金面临的压力越来越大。

2. 医保统筹层次低　目前，城镇职工医保基本实行市级或县级统筹，城乡居民医保多为县级统筹，在同一地级市内都会存在几个统筹地区，经济发展水平又存在差异，有的统筹地区医保基金收不抵支，地方财政由于经济发展原因也无力支持，而经济较好的地区却存有大量结余，又不能相互调剂使用，从而使得同一地级市不同统筹地区间医保待遇差距较大。同时，同一统筹地区内，城镇职工医保与城乡居民医保的保障水平也存在巨大差异。此外，统筹层次较低，经办管理单位多，受到人员、技术、能力等非制度因素的影响大，使得基金运行本身就面临很大风险。

3. 长期护理保险推进缓慢　据测算，到 2050 年，我国 60 岁以上老年人口总量约为 4.5 亿，在 2030 年前后老年失能人口将突破 1 亿，并于 2050 年前后达到最高值，约为 1.3 亿。人口老龄化给养老、医疗保障等方面带来了一系列严峻挑战。老年患者尤其是失能老年患者一般需要长期护理，期间发生的护理费用负担沉重。而当前老年护理费用支出极少部分地区利用医保政策报销，更多的还是个人自费承担。即使医保报销部分费用，参保人个人自付的比例也很高，亟须推进长期护理保险。而长期护理保险仅在南通、青岛等 15 个城市试点，试点地区取得了显著成效，但也存在保障范围较窄、待遇水平较低、缺乏统一失能等级标准等共性问题。

（三）信息资源整合不到位

1. 存在信息孤岛现象　医疗、医保、医药三大信息系统的数据标准不统一，条块分割建设，相互之间共享、交换、协同存在障碍。由于各医院信息系统建设标准和数据标准不一，患者就诊一院一卡、重复发卡、互不通用，患者就诊信息、检查检验结果等在医疗机构之间难以传递和共享，信息孤岛现象仍然普遍存在。不仅阻碍了分级诊疗和医联体建设工作，也阻碍了居民电子健康档案、电子病历等信息的互联互通、共建共享，更难以通过"互联网＋"来实现连续的健康服务和提高整个健康服务体系效率。

2. 健康信息化区域发展不平衡　受制于各种客观因素，边远贫困地区在信息化、大数据等方面的基础设施薄弱，在全民健康信息化建设过程中容易掉队，成为推进全民健康信息化的短板，健康水平难以提高，从而影响全面小康进程。

我国全民健康服务体系发展的现状与展望

三、完善全民健康服务体系的建议

（一）优化医疗卫生资源配置

1. 处理好政府与市场的关系　在基本医疗卫生服务领域，政府要有所为、有所不为。一方面，要坚持政府主导，落实领导责任、保障责任、管理责任、监督责任，通过多种方式提供基本医疗服务。公立医疗机构建设责任应由各级政府承担。对于公共卫生服务、社会医疗救助，政府要承担兜底保障作用。政府对公立医院和民营医院采取同样的政策购买公共卫生、基本医疗服务或对基本医疗保障进行财政补助，再由医保基金购买基本医疗服务。另一方面，在非基本医疗卫生服务领域，市场要有活力，对社会资本要放宽准入条件、拓宽投融资渠道、消除政策障碍，增加医疗资源供给、优化结构，鼓励社会力量提供多元化健康服务。

政府要构建常态化的医疗服务价格动态调整机制。医疗服务价格调整涉及卫健、物价、医保等部门，要建立部门间的分工协作机制，综合考虑各方承受能力，逐步调整提高劳务价格，使劳务性收入占医疗总收入、人员支出成本占医疗总成本比重达到60%以上。同时推进薪酬制度改革，医生收入与为居民提供健康服务的价值挂钩，与开药、耗材、检查多少脱钩，让医生有尊严、体面地执业。

2. 补齐康复医疗、老年护理服务短板　要控制治疗性床位总数，控制大型公立医院的单体规模。立足于补短板，完善康复医疗、老年护理服务体系，延展全生命周期服务链。大力发展老年病、康复护理专科医院，将二级医院特别是中医院的部分治疗床位调整为康复、老年护理床位，大力发展社区医院、乡镇卫生院康复联合病房，组建医养中心，探索医养护一体化模式，以建设医疗养老联合体的方式，把基本医疗卫生服务与养老服务相结合，弥补养老机构医疗护理短板，为长期卧床、失能老人等长期护理需求患者提供嵌入式医疗护理服务。

3. 提升基层医疗机构服务能力　要推进基层医疗卫生机构标准化建设，包括房屋、设备、互联网等基础设施，特别是合格的全科医生等医学人才，全科医生配备应达到每万居民4名以上。社区医院、乡镇卫生院是最基层医院，针对基层引不进、留不住人才的问题，短期依托医联体医院下沉优质资源进行帮扶带教以及通过互联网远程服务等途径来解决，立足长远需委托培养本土人才以更好适应基层医院工作、生活环境，并实行县管乡用等措施，改善基层医生执业环境。落实"两个允许"政策，切实提高人才待遇，让人才安心扎根于基层。村卫生室是农村最基层的全科诊所，应实行镇村一体化管理，把村卫生室作为乡镇卫生院的派出机构，适当核增卫生院编制用于招聘具有中专以上学历、乡镇助理医师以上资格的村医。通过标准化建设不断提高全科医生服务能力，逐步实现城乡居民基本医疗卫生服务均等化。

4. 协调推进医疗与公共卫生机构融合发展　要进一步明确疾控机构与医疗机构职能定位，根据功能定位加强能力建设，在人员、设备等多方面实现整合与共享，各尽其责，分工协作。疾控机构主要承担疾病防控规划、策略方案制定、工作督导评价、项目考核奖励等疾病控制管理工作。强化医疗机构公共卫生服务职能，疾控机构预防接种、健康体检等具体医疗卫生服务全部转移，由医疗机构特别是社区、乡镇卫生院等基层医疗机构的医务人员来承担。建立绩效分配机制，疾控机构专业人才到医院多点执业发挥防病优势，弥补医疗机构专业能力不足，由医疗机构给予相应的薪酬补贴，提高疾控机构专业人才待遇，让疾控机构招得进、留得住、用得上人才。

（二）加强全科医生团队签约服务

1. 培养、引进和留住全科医生　目前，全科医生人数难以满足群众健康服务需求，如何创新举措、加快培养、引进和留住全科医生是当务之急。解决路径需要多措并举，一是把现有医院的医生引入社区做全科医生。改革注册制度，医院内科、儿科、中医科等医生可以加注全科医生，同时鼓励医院专科医生到社区开设全科－专科联合门诊，让专科医生在基层帮助全科医生开展工作，提升全科医生服务能力。二是将基层医疗卫生机构变成一个开放的多点执业的医疗平台，由平台提供配套服务，全科医生、专科医生在平台上开设诊所或工作室，开展全科、专科诊疗和家庭医生签约服务。提高一般诊疗费和签约服务费，并提高医保报销比例，甚至全部由医保基金承担。根据签约健康管理服务居民多少，大幅提高基层全科医生薪酬水平，充分调动全科医生做好居民健康"守门人"和医疗费用"守门人"的积极性。

2. 完善全科医生团队签约服务　基本公共卫生服务是签约服务的基本内涵，初级卫生保健是全科医生的根本职责，全科医生主要任务是做好公共卫生和基本医疗服务，致力于做好健康管理和慢病防治，根据需要做好常见病诊治、分诊指导和转诊衔接。要以健康管理、慢病管理、失能照护为重点，优化全科医生团队签约服务内容。完善签约服务补助机制，推动慢病医保经费、基本公共卫生服务经费按人头打包支付；完善签约收入分配机制，合理核定基层医疗卫生机构绩效工资总量，调动全科医生签约团队的积极性。建立签约服务反馈评价机制，将签约居民对签约服务的满意度，作为全科医生健康服务团队绩效考核的重要依据。重视全科医生团队建设，动员社会各方资源参与全科医生团队，提升团队服务能力、提高团队服务质量和满意度。

3. 开展全科医生团队个性化签约服务　由全科医生提供个性化的签约服务，不仅能满足群众的多元化、个性化需求，还能让全科医生在完成基本任务的前提下利用空余时间提供服务增加收入，从而调动全科医生积极性。全科医生团队个性化签约服务的诊疗费用由群众和医保共同承担，个性化签约服务根据居民慢性病、失能情况实行打包服务，服务包的价格由工作量确定，报物价部门备案，由医保部门确定医保支付价进入医保基金报销，个性化签约服务和居家医疗服务收入可以大部分或全部用于全科医生团队分配。

4. 推行慢性病"三位一体"综合防控　将慢性病防控作为维护居民健康的首要问题，慢性病不仅面广量大、费用高，而且对健康和寿命的影响大。探索"三位一体"慢病综合防控模式，即由疾控机构、医院和基层医疗卫生机构共同承担慢病综合防控工作，互相合作，各尽其长。疾控机构负责制定防治方案，确定服务标准以及考核指标；强化基层医疗卫生机构公共卫生、基本医疗和健康服务职能；全科医生负责具体实施慢病管理，医院的专科医生提供技术支撑。若高血压、糖尿病等主要慢性病患者的健康管理在基层，60% 以上的门诊诊疗人次也就在基层，分级诊疗目标就基本得以实现。慢性病管理并非单纯地追求首诊在基层，而是强调复诊在基层，基层医疗卫生机构和全科医生能力得到有效提升的同时，又有医院专科医生作为技术支撑，慢性病复诊完全可以在基层进行，基层全科医生团队一定能管理好高血压、糖尿病等常见慢性病。

（三）建立医院、基层分工协作机制

1. 构建健康服务联合体　我们最需要建设的医联体是公立医院和基层医疗卫生机构共同构建的全科与专科纵向一体化的服务体系，医联体中的最基础工作是全科服务，包括健康管理、公共卫生和基本医疗，所构建的医联体本质上是一个健康服务联合体。在构建健康服务联合体过程中，要用契约方式使医院与基层医疗卫生机构之间形成管理、服务、责任、利益共同体，引导资源下沉，各级医疗机构根据各自功能定位开展服务，相互之间并不形成竞争关系，不会形成虹吸作用，不是零和博弈，而是合作博弈。完善基层首诊、双向转诊、急慢分治、上下联动的分级诊疗机制，为城乡居民提供优质高效、连续的健康服务。县域医疗机构财政预算与行业管理层级相同，更容易形成紧密型医共体，完善以县级医院为龙头、乡镇卫生院为枢纽、村卫生院为基础的县乡联动、镇村一体、分工协作的县域健康服务体系，可以比城市更快、更好地形成全方位、全周期健康服务联合体。

2. 建立康复联合病房　医院与社区卫生服务中心（乡镇卫生院）根据康复管理的实际需要，在社区共同开设康复联合病房。开设联合病房不是为了收治急性期患者和手术患者，而是收治过了急性期进入亚急性、慢性期的康复护理患者。由医院选择适宜病种的康复患者下转到基层康复联合病房进行康复治疗，同时，医院下派管理团队在社区提供同质化的医疗、康复、护理等服务，使居民享受三级医院的医疗服务、基层的收费价格和医保报销待遇，并得到更专业、更周到的康复治疗，实现更快、更好的功能恢复。

3. 开设全科－专科联合门诊　全科－专科联合门诊是指上级医院的专科团队下沉到基层医疗卫生机构服务，与基层医疗卫生机构

的全科医生和护士共同解决基层因自身能力不足而无法解决的常见病和慢性疾病的诊疗和健康服务。开设全科－专科联合门诊可选择慢病作为突破口，在慢病由全科医生管理的过程中可能会有部分患者的管理效果不好，这些患者大多不用去上级医院就诊，可由全科－专科联合门诊解决问题，将全科医生管理效果不好的患者集中起来，预约专科医生来基层与全科医生一起调整治疗方案，再由全科医生继续管理。

（四）提升医保的支撑保障能力

1. 提高医保统筹层次　根据医保大数法则，医保统筹层次应该提高，更好的实现医保平衡、协调、可持续发展。统筹层次提高后，应明确基层政府责任清单，并更好发挥医保支付制度作用，以确保基金管理安全。统筹层次提高的本质意义在于更大范围内制度的统一性，即政策的统一性，而不是经办层次的高低。如果全国制度统一，即使经办主体、统筹地区以县为单位，制度公平性也没有问题。在制度统一后，可以统一经办，但关键是要建立科学的预算制度、支付制度、监管制度等。制度完善后，也可由多个经办机构甚至第三方社会机构经办，反而有利于形成竞争，提高经办服务质量。此外，对于医保异地结算问题，首先也是统一制度，如果制度暂时达不到统一，需将外转异地就诊医保制度（包括目录、报销比例等）实行全国统一，这样异地联网结算会变得非常简单，成本也会下降。

2. 用活医保个人账户　正确看待医保个人账户，不再简单、粗暴地取消医保个人账户。个人账户首先是医保基金，其次是一个记在个人名下的基金，属于医保基金就可以互助共济，在实际管理过程中，把个人账户管"死"了才没有了互济性，应用活个人账户。

三段通道式地区应把个人账户段、统筹起付标准线、统筹共付的三段按顺序支付调整为两段，即个人账户与起付段个人现金支付合为起付段。个人账户可用于起付段个人现金支付、个人自费费用、购买自费补充保险、长期护理保险、健康管理等，也可以用于家庭其他成员医疗费用支付和购买医疗保险。用活了个人账户，个人账户就可以更好地发挥作用，大家就会珍惜个人账户，个人账户的积累也就可以有效释放。同时，应调整个人账户划拨比例，个人缴费部分划入个人账户，国家、政府或单位缴纳部分划入统筹账户，且让个人账户更加开放，个人若愿意多缴费，可以在国家规定范围内多缴。个人购买补充医保和多缴个人账户的金额可以在个税中抵扣，个人就会更好地承担自己医疗保障的责任。个人账户也逐步回归到本来的责任，发挥更好的保障作用。

3. 深化医保支付方式改革　医保支付核心是激励和引导供方能动删除不必要的医疗行为，降低医疗成本，提高健康效率和效益，实现患者得到较好的医疗服务、医保保证基金安全、医院取得合理收益的三赢结果。在区域总额预算的基础上，推行医保基金分级分类预算管理，提升医保基金预算的精准度。探索总额预算下，门诊按人头、住院按疾病诊断相关分组点数法付费方式，推动医院控成本、提效益，引导各级医疗机构按功能定位做强、做专、做精。医保基金预算向基层倾斜，提高在基层医疗卫生机构就诊医保报销比例，在基层医疗卫生机构按健康管理人头、就诊人头、慢性病管理人头付费。引导基层医疗卫生机构用比较低的成本提供比较优质的医疗服务，促进慢性病患者、康复患者向基层转移。同时，对基层建立家庭病床和康复住院治疗的医疗费用进行单独核算，不列入总额预算管理。让上级医院对慢性病患者、康复患者愿意"放"，基层愿意"接"，有效推进分级诊疗实现。

4. 全面实施长期护理保险　在国家层面上，对长期护理保险的参保对象、筹资渠道、保障范围、失能等级标准等进行顶层设计；在长期护理保险筹资上，应遵循社会保险原理，强制全员参保。在当前经济形势下，也不宜再加大个人、企业缴费负担，参加职工医保人员可通过个人账户划拨来建立长期护理保险，这不仅用活了个人账户，还能避免增加个人、企业负担。非职工城乡居民可适当提高居民医保缴费和财政补助水平，再由居民基本医疗保险划拨基金用于建立长期护理保险，并且把城镇职工与城乡居民长期护理险合并运行，实行差别缴费、同样待遇，以更好地实现制度的纵向公平与横向公平。

（五）加强信息资源整合

1. 打破信息孤岛　实现医疗、医保、医药信息系统互联互通，统一相关数据标准、接口标准和维护运行规则，做到各类标准信息同步更新，避免不按照统一原则自行扩展项目或内容。统一以电子病历为核心的医疗机构信息化建设，卫健、医保、医药等部门共同对疾病诊断、治疗项目、检查检验、药品耗材、手术操作编码等进行清理，尽可能实现统一。以居民电子健康档案为核心，建立全国统一的人口健康信息库，逐步实现区域、部门、医疗机构之间，乃至全国范围内健康信息的高效共享。

2. 开展智慧健康服务　以居民身份证号为唯一识别号，将健康卡与医保卡实行"两卡合一"，统一发放电子健康卡，实现居民医保、卫生健康相关数据统一。为居民建立更为务实高效的全生命周期电子健康档案，开通居民健康查询系统，实现健康信息自我管理。统一全国预约诊疗平台，实现实名制就诊、医保移动支付、互联网医疗服务，让人民群众享受更加优质高效、安全价廉的健康服务。

我国全民健康服务体系发展的现状与展望

3. 建立协同服务系统　通过互联互通的医保、卫生信息平台，实现公卫、医疗、医药和医保信息的互联互通。医保部门与卫健部门加强合作，建立统一的大数据系统，将医保与医政监管相结合，让医保和医政的数据能同时用来分析医院医生行为，使医保管理更精准、服务体系更有效率。建立远程会诊系统、无纸化双向转诊系统，优化就医流程，提高健康服务质量和效率。

4. 协调区域信息化建设发展　重视健康信息化区域发展不平衡的问题，在全民健康信息化建设过程中，不让一个贫困边远地区"掉队"。卫生、医保和医药等相关责任主体，应该立足基层实际，在资金、政策等方面适度倾斜，缩小贫困边远地区与经济发达地区的差距。同时，健康信息化建设可与精准扶贫相结合，通过健康信息化提高扶贫的精度，让困难群众通过互联网共享优质高效医疗卫生服务。通过互联网技术协同发展，实现健康服务体系的优质均衡发展，全面提高全民健康水平，为全面建成小康社会奠定坚实的基础。

（作者为镇江市高等专科学校党委书记）

我国医药卫生体制改革的三明探索与实践

詹积富

新一轮医改开始于 2009 年，转眼已是 10 年，要实现"到 2020 年实现人人享有基本医疗卫生服务"的改革预期，在有限的政府财力和医疗卫生资源供给条件下，如何更加公平、合理、有效地为百姓提供适当的医疗卫生服务，这是我国现阶段必须要认真研究和解决的一个重大课题。2012 年以来，三明市找准突破口，从打破以药补医入手，按照医药、医保、医疗"三医联动"途径和建机制、堵浪费、调结构、增效益这条"主线"，开始了一场多措并举"触及灵魂"的公立医院综合改革。

一、主要做法与实践

按照党中央、国务院和福建省委、省政府的部署，三明市坚持问题导向与目标导向，直击政府管理体制不顺、药品流通领域混乱、药价虚高、医保多头管理、重复参保、基金使用效益不高、医保基金严重亏损、医务人员不正确医疗行为和医疗医药信息不对等、不公开、不透明等导致的看病难、看病贵问题，以公立医院综合改革为切入点，坚持市、县、乡、村统筹推进医药、医保、医疗"三医联动"改革。

从改革到现在，三明市医改大致经历了三个阶段：一是治混乱、堵浪费阶段。实行重点药品监控、治理流通领域药价虚高、规范医疗行为等措施，坚决切断药品耗材流通利益链条。二是破旧立新、建立新的体制机制阶段。打破医保管理"九龙治水"，实现"三保合一"；取消药品加成、实行药品耗材联合限价采购、破除公立医院以药养医机制；改革公立医院工资总额核定办法，实行"工分制"薪酬分配制度；理顺政府管理体制，确立起"三医联动""两票制""年薪制"等改革的"四梁八柱"。三是"治已病"与"治未病"并重、以全民健康为中心阶段。以组建紧密型医联体（总医院）为载体，以实施医保支付方式改革为切入点，以治已病向治未病转变，推行"全民健康四级共保"试点工程和家庭医生签约服务，推动优质医疗资源下沉，努力为群众提供全方位全周期的卫生与健康服务。

（一）改革政府管理体系

政府敢于担当，切实承担起基本医疗保障的民生责任，强化医改的领导、保障、管理、监督责任，是改革顺利推进的有力保障。

1. 强化领导责任　建立健全医改领导小组，市、县两级医改领导小组组长和第一副组长都由党政一把手担任。理顺管理体制，打破多头管理局面，把涉及公立医院改革的有关医药、医保、医疗等职能部门归口管理，集中到一位市领导分管，全权负责。2016 年 7月，三明市在全国率先组建成立医疗保障局，在组织架构上解决了过去"九龙治水"的问题，奠定了"三医联动"改革的基础。

2. 强化保障责任　明确政府投入边界，建立科学财政投入机制，公立医院的基本建设和设备购置、重点学科发展、公共卫生服务的投入由政府负责。改革前，2011 年三明市对公立医院财政投入仅为 1.4 亿元；改革后，2012—2018 年对公立医院财政投入分别为 1.8 亿元、3.4 亿元、2.6 亿元、4.2 亿元、4.3 亿元、4.2 亿元、5.6 亿元。同时，对 2012 年改革前符合要求的 4.5 亿元债务纳入政府性债务统一管理，本息由各级政府承担。

3. 强化管理责任　加大卫健部门行业管理力度，严禁公立医院举债建设，规范公立医院设备采购、专项基金、结余资金的使用管理。科学规划医疗机构布局规模，明确区域卫生资源配置标准、加强重点专科建设、扶持中医药事业发展、设立卫生人才培养专项资金、加强卫生人才引进与培养。

4. 强化监督责任　把医改工作纳入各级政府绩效考核，卫健行政部门、医疗保障部门各司其职，规范医务人员的诊疗行为，加强医疗质量和医疗安全管理，定期开展处方点评分析、用药量排行分析等。建立"健康三明"系统公众、政务、医务服务平台，公开医药、医疗、医保信息；启动医保在线监控和实行医保医师代码制管理，规范定点医疗机构的合理医疗行为，提高医保基金使用效益。

（二）改革医药体系

以"治药控费"为先手棋，是三明医改路径的突出特点。我们通过对药品准入、采购、使用等全过程综合施策，挤压药品耗材虚高"水分"，规范用药行为，堵住浪费，推动药品耗材"量价"齐下，为"腾笼换鸟"调整医疗服务价格创造空间。

1. 治理流通领域药价虚高　2012 年 4 月，将三明市在用的 129

个辅助性、营养性、高回扣、"疗效不确切、价格很确切"的"神药"列为重点监控目录。监控当月，药品支出就下降1673万元。对被发现有回扣品种的药品生产企业和为其配送的企业，列入商业贿赂不良记录企业黑名单，从制度和源头上遏制药企、医药代表向医务人员行贿行为的发生。同时，建立治理医药购销领域商业贿赂制度，实行治理医药购销领域商业贿赂院长负责制和医务人员安全预防制度。

2. 实行药品零差率销售改革　2013年2月，实行县级以上公立医院药品（含耗材、中药饮片）零差率销售，医院由此减少的差价收入，在不增加患者负担的前提下，通过调整医疗服务价格、政府补助、加强医院内部管理等措施进行弥补。以2011年药品耗材收入1.1亿元为基数，通过调整医疗服务收费标准消化86.8%，按属地原则兑现财政补助药品差价的10%，每年定补专项基金1126.5万元并列入每年的财政预算补助。

3. 建立药品（耗材）联合限价采购"三明联盟"　2015年至今，"三明联盟"成员共涵盖15个省、23个地级市，覆盖区域人口1亿多。联盟采取自愿原则，实行"一品两规""两票制"和"药品采购院长负责制"，以量换价，量价挂钩，挤压药品耗材虚高"水分"，防止"过票""洗钱"。

4. 实行药品耗材联合限价采购　一是实行药品联合限价采购。三明市辖区内22家公立医院进行药品（耗材）联合限价采购，按照"为用而采、去除灰色、价格真实"的原则，在保证质量的前提下，实行最低价采购和集中采购配送。2013年至今，已完成三批药品联合限价采购。2018年9月，第一批中药饮片实行联合限价采购；2017年3月，与福建省联合限价阳光采购第一批挂网目录对接，对本市目录进行微调；同年7月，与省药品采购平台对接，实现互联互通，"三明联盟"城市可以查阅平台内福建省标价格和其他片区药品目录价格。至 2018 年底，三明市采购品规达 2032 个（不含抢救药品和毒麻精药品）。二是实行耗材联合限价采购。从 2016 年起，三明市参照药品联合限价采购办法，委托市第一医院对全市公立医疗机构临床使用的医用耗材（试剂）实行联合限价采购，目前共开展了 5 批耗材联合限价采购工作。

5. 规范用药行为　严格控制大处方、次均门诊费用和次均住院费用；严格控制医师处方权，明确普通门诊一次处方的限量，防止医生为拿回扣而开大处方或"只开贵、不开对"；严格控制抗菌药物使用，执行抗菌药物分级管理制度，二级以上医疗机构每月必须将抗菌药物用药量前 10 名的品规及其开具医生在院务公开栏公布，对连续三个月排名在前三名的抗菌药物给予暂停使用处理，并约谈责任医生；加强医疗机构抗生素与输液管理，从 2014 年起，三明市确定了 53 种无须输液治疗的常见病、多发病。

（三）改革医保体系

医保是推动医改的"主引擎"，三明市抓住这个"牛鼻子"，对传统医保制度进行整合优化，有效解决医保制度分割、权责分离、"三医"改革脱节等问题，初步建立了基本医保、大病保险、医疗救助、扶贫叠加保险、第三次精准补助、应急救助以及商业健康保险和社会慈善等保障制度有序衔接、协同互补、一站结算的机制。

1. 实行"三保合一"　2013 年 6 月，三明市在全国率先将城镇职工医保、居民医保、新农合三类医保经办机构整合成市医疗保障基金管理中心（以下简称市医管中心），实行市县垂直管理、基金市级统筹。新成立的市医管中心承担药品联合限价采购与结算、医疗服务价格谈判及调整、"两定点"机构的审核与结算、全市基

我国医药卫生体制改革的三明探索与实践

本医疗保险基金的筹集预结算支付和管理、定点医疗就干医疗行为的尖端与稽核管理等职责。2015 年 4 月，职工医保和居民医保实现用药目录、诊疗目录、服务标准"三统一"。

2. 推行"招采合一"　药品集中采购职能并入市医管中心后，改革药采方式，由医院向医管中心报送临床用药需求目录，医管中心负责统一采购和结算，彻底切断了医院与药品耗材供应商之间的资金往来，也彻底解决了医院、药品供应商、医保机构之间长期解决不了的"三角债"关系。

3. 调整医疗服务价格　在医院总收入增长幅度控制在 8% 左右的情况下，"腾笼换鸟"动态理顺了医疗服务价格，三明市先后 6 次调整了医疗服务收费标准。按照"总量控制、有升有降、调整结构、逐步到位"的原则和"腾空间、调结构、保衔接"的路径，提高了医院的医务性收入比重，其中仅 2018 年就有约 8.1 亿元的药品耗材费用转化成为医院的医务性收入，为医务人员薪酬合理增长提供了资金来源。2015 年，三明市又对多年没有调整的普通门诊诊查费进行了大幅度调整，如三级医院住院医师、主治医师、副主任医师、主任医师的门诊诊查费分别提高到了 18 元、28 元、38 元、48 元，基金统一报销 18 元。2017 年，还增设了药事服务费，充分发挥临床药师的作用，促进合理用药。

4. 改革医保支付方式　一是实行医疗费用总额控制制度。根据群众看病就医需求、医疗技术发展水平和物价变动等因素，要求公立医院医药总收入年增长率控制在 8% 以内，并列入政府对公立医院院长的考核评价指标。

二是实行次均费用限额付费。2016 年以前，根据医院等级、同等级医院开设科室和医疗水平的差距，分别核定各家医院的次均住院总费用、次均门诊总费用定额标准。在剔除如突发重症患者等不可控因素后，超过定额标准的基金不予支付，低于定额标准的部分按60%奖励。对分解住院等人为降低次均费用的，每查实一起按定额标准的10倍扣款。同时查处挂床住院，市医管中心不定期对医疗机构住院人数进行稽核，对不必要住院、空额住院的行为予以通报批评，并对其套取或浪费的基金处以10倍的扣款。

三是实施按疾病诊断分组（diagnosis related groups，DRGs）付费方式改革。在实施医疗费用总额控制制度、试行单病种付费改革、按床日付费等复合式医保支付方式改革的基础上，按照"定额包干、超支自付、结余归己"的原则，从2016年开始全面实施住院费用按疾病诊断分组付费方式改革，病种数达630个。2017年，我市被国家卫计委列为"按疾病诊断相关分组（C-DRG）收付费改革试点城市"，11月1日起在全市二级以上公立医院试运行C-DRG收付费改革，2018年1月1日起正式实行，目前病种组数达796组。在做好医保基金与医院结算的基础上，把病种结算范围扩大到个人自付部分。设立5000万元C-DRG绩效考核奖励资金，考核结果与资金分配挂钩，并纳入工资总额。

5. 扶持中医药事业发展　医保基金报销向中医技术治疗倾斜，三级医院中医师诊疗费加收辨证施治费10元、中药饮片药事服务费20元，并纳入医保基金报销。目录内的中药（不含中成药）取消门诊起付线、报销比例为80%。扩大中医康复在城乡居民医保中的支付范围，提高基层就诊报销比例，提高中药饮片、中医非药物疗法及康复门诊医保报销比例，鼓励患者去中医医院就诊及使用中药进行治疗。

6. 推动医保便民惠民　一是实施门诊统筹。2012年，打破门诊与住院界限，出台医疗保险普通门诊统筹政策，通过报销门诊费用，引导参保人员在门诊治疗常见病、多发病。城镇职工参保人员年度普通门诊费用中 1200～3000 元的部分由统筹基金按标准支付，其中一级医院按 90% 支付，二级及以上医院按 70% 支付。城乡居民参保人员在符合条件的村卫生所和一级医院全面开展普通门诊即时结报，个人年封顶报销 120 元。从 2018 年起，降低城镇职工医保起付线（由 1200 元降至 1000 元）、提高门诊特殊病种报销比例及医保门诊支付限额（由 120 元/人提高至 150 元/人）。

二是打通群众看病报销"最后一公里"。2012 年，把全市 12 个县（市、区）作为一个诊疗区域，明确医保在全市范围内不分县内县外，同等级医院执行同等标准报销政策，让患者自由选择就医医院，并打通三个"最后一公里"，即将医保报销端口开通到村，解决村民在家门口看病报销"最后一公里"；在二级以上公立医院设立医保服务站，协助参保人员办理转诊和转院手续、特殊病种登记、新生儿参保登记和就医等，解决群众医保服务"最后一公里"；实行基本医疗保险、大病补充补偿、医疗救助、生育保险一站式服务，解决群众报销"最后一公里"。

三是实行第三次精准补偿。自 2015 年起，三明市对当年医疗总费用超过 10 万元（含 10 万元）的大病患者，在享受基本医疗保险及大病补充保险的基础上，若基本医疗保险统筹基金当年收支有结余，对其符合基本医疗保险政策范围内的个人负担医疗费用，在扣除公务员医疗补助、民政及红十字会等救助后，对特困患者按比例实行第三次精准补偿。2015 年共补助 55 人，计 55 万元；2016 年共补助 1233 人，计 3366.2 万元；2017 年共补助 1446 人，计 4010.5 万元。2018 年已完成了第一批 204 人的补助，发放补偿金 762.8 万元。

7. 实行医保打包支付改革 2017 年在尤溪、将乐县试点的基础上，2018 年全面推行医保基金打包支付改革，实行"总额包干、超支不补、结余留用"的原则，采取"一组团、一包干、两确定"机制（即组建总医院，实行医保基金总额包干，确定将医保基金结余部分纳入医务性收入，确定健康促进经费从医疗机构的成本中列支），引导医疗服务从治已病向治已病与治未病结合，最终向以全民健康管理为中心转变。

（四）改革医疗体系

由于早期以药补医、"给政策不给钱"等机制和政策，导致了公立医院逐利倾向严重、医务人员待遇偏低、医疗领域过度市场化，严重影响公立医院公益性质的发挥。为此，我们在政府承担医院投入保障责任的基础上，以正向激励机制为切入点，以医院分配制度改革为突破口，以目标年薪制为抓手，进行公立医院全方位的综合改革。

1. 建立院长考核评价体系　建立一套包括 7 大类 40 项的院长考评体系，采取定性与定量、年度与日常考核相结合的方式，每年由市医改领导小组从医院服务评价、办医方向、平安建设、医院管理、医院发展等方面对院长进行全面考核，考核结果与院长和总会计师年薪、医院工资总额核定挂钩，将一人的责任变为全院员工的共同责任，调动全体医务人员参与医院管理的积极性。同时，每年根据政策、实际需求等对考核评价体系进行调整和完善。

2. 改革医院工资总量核定办法　自 2013 年起实行新的工资总额制度，将医院医药收入结构分为药品耗材收入、检查化验收入、诊察护理床位手术治疗收入三部分，医院工资总额计算只含诊察、护理、手术及治疗收入，切断医务人员工资与药品耗材、检查化验、床位等收入的直接联系。2019 年起，进一步深化公立医院薪酬制度改革，明确公立医院工资总量由医院当年度工资总额、C-DRG

绩效考核奖励资金、慢性病一体化管理绩效考核奖励金和家庭医生签约服务收入这四部分构成。

3. 探索建立符合行业特点的薪酬制度　一是实行院长目标年薪制。2013年开始，实行院长目标年薪制，院长年薪由财政全额负担，体现院长代表政府履行医院管理责任。二级、三级乙等及三级甲等院长的基本年薪分别为25万元、30万元及35万元，2017年再次调整院长年薪基数，在上一年度基础上提高15%。据统计，2018年公立医院院长年薪为27.9万元到50.5万元不等，平均年薪为33.5万元。

二是实行医生目标年薪制。2013年开始，参照国际上医生收入一般为社会平均收入3~5倍的惯例，对在职临床类、技师类和临床药师类医务人员，按照级别和岗位，实行不同等级年薪，封顶年薪分别是住院医生10万元、主治医生15万元、副主任医生20万元、主任医生25万元。医务人员年薪所需资金由医院负担，由院长在核定的工资总量范围内自主分配。2017年在原来医生目标年薪基础上，再提高10%。

三是实行全员目标年薪制。2015年在实行医生年薪制的基础上，实行"全员目标年薪制、年薪计算工分制"，包括基础工分、工作量工分和奖惩工分三个部分，将原来医生收入与科室收入挂钩改变为按工作量（数量和质量）分配。规范工资总额分配比例和医生、护士和行政后勤人员的最高年薪之间比例，年薪发放结果要在医院内公示。

4. 建立现代医院管理制度　一是实行院长聘任制。淡化二级以上公立医院院长行政级别，实行院长聘任制、任期目标责任考核和问责制，院长由同级医改领导小组聘任，推进公立医院院长的职业化、专业化。

二是落实公立医院经营自主权。赋予总院长人事管理、副职推荐、内部分配、年度预算和运营管理等自主权。总医院的副院长由院长提名，经县卫健局党委研究确定后，由院长聘任；总医院的中层干部由院长提名，经总医院党委研究确定后，由院长聘任，并报县卫计局党委备案。

三是加强公立医院党建工作。实行总医院（医联体）党委领导下的总院长负责制，分设党委书记与总院长并配备行政副院长，制定总医院章程，全面推进总医院内部管理科学化，不断提高运行效率。同时向市、县两级医院派设纪委书记，加强监督执纪问责，筑牢反腐倡廉防线。

四是实行公立医院编制备案管理。打破现行公立医院编制管理限制，合理核定各级公立医院人员规模，改编制使用审批制为备案制，由公立医院自主考录聘用人员，招聘结果报相关部门备案，实行编内编外人员同工同酬。

五是实行总会计师制度。在县级以上医院设立总会计师岗位，总会计师由同级财政部门选聘或委派，不定行政级别，年薪由当地财政支付，实行全面预算和全成本核算，完善财务报表，明确各项收入、支出和结余，加强基本建设、设备购置、运行经费监管，提高医院运行效益。

5. 建立紧密型医联体总医院（健康管护组织）　2017年，我们重点围绕实现分级诊疗目标，在巩固深化"三医联动"改革实践基础上，以人民健康为中心，以实施医保支付方式改革为切入点，以促进医疗资源下沉、推进分级诊疗为根本目的，打破区域内医疗卫生机构壁垒、破除行政层级分割，以组建总医院为载体，全面建设紧密型医联体。至2017年底，全市已组建10个县级总医院、2个市区紧密型医联体。

一是建立内部管理高度统一的医联体。整合县域内所有公立医疗机构，打破行政、财政、人事等方面的壁垒，赋予总医院办医自主权。将医保资金、财政投入和基本公共卫生经费等捆绑作为总医院的经费，并建立"总额预付、超支不补、结余留用"的机制。明确总医院实行一个机构两块牌子（即总医院和中医医院），保持中医机构设置、行政建制及法人单位"三不变"。

二是推动医疗资源从"往上聚"向"往下沉"转变。在人才下沉上，建立医师定期驻乡驻村制度，把医生到基层服务的时间和成效作为年度考核、职称评定的重要依据。以尤溪县为例，2018年医师驻乡驻村1957人次，下乡门诊7019人次、手术80台次、授课73次。在病种下沉上，合理确定县乡村三级医疗机构诊疗病种目录，实行病种工分浮动制，下派医生的一般诊疗费按下级机构标准收取，差额部分由医保基金全额补足，引导群众到基层就医。比如疝修补手术治疗，在县级总医院约花费4794元，其中统筹基金支付3413元、个人负担1381元，在乡镇卫生院约花费2702元，其中统筹基金支付1998元、个人负担704元。

三是促进医疗行为从"治已病"向"治未病"转变。统筹推进居民健康促进行动、"全民健康四级共保"工程试点、家庭医生签约服务、居民健康档案等工作，加强重大疾病防控，增加健康服务供给。从2018年起，设立2000万元慢病一体化管理绩效考核奖励资金，重点加强对高血压、糖尿病和严重精神障碍患者管理，调动基层参与慢性病管理的积极性。

四是推进医疗机构关系从"竞争型"向"协同型"转变。设立远程医疗诊断、县级心电诊断、医学影像检查等平台，逐步实现检验、影像资源共享、结果互认，避免医院盲目扩张床位、重复购置设备。

6. 深化基层医疗卫生机构第二轮改革　从 2014 年起，三明市从乡镇卫生院内部人事分配制度改革入手，打通编内外人员使用界限，实行同工同酬，改革工资总额核定办法，实行全员目标年薪制。工资核定总额由三部分构成：所有人员（含编外人员）的基本工资和基础性绩效工资由财政核拨；扣除成本后基本公共卫生项目服务的收入；鼓励开展基本医疗服务，所得收入的医务性部分，扣除运行成本后的 80% 用于发放工资。目标年薪制激发了医务人员从事基本医疗的积极性，收入的合理增长使乡镇卫生院"强身健体"，有实力留得住人才，服务就医人群。2018 年全市乡镇卫生院院长（主任）年平均收入达 15.7 万元，在岗职工年平均收入达 9.7 万元，已经出现县级医院骨干愿意到乡镇卫生院任院长的良好势头。

7. 筑牢农村医疗卫生服务"网底"　按照"筑牢网底、基层守门，开通医保、送医到村，预防为主、医养结合，全民健康、全面小康"的原则，从 2016 年起，推进乡镇卫生院在行政村设立卫生所，筑牢农村医疗卫生服务"网底"。一是行政村设立卫生所，作为乡镇卫生院的延伸机构。截至 2018 年底，全市有 1744 个行政村，共建立了 1811 个村卫生所。村卫生所与新农村建设相结合，与养老院建设相结合，已开通医保 1355 个。二是乡镇卫生院负责管理村医，每年实行目标责任制考核。目前三明市有村医 2875 名，新聘人员 1578 名，实现了真正意义上的乡村医疗服务一体化。三是城市社区设置卫生服务站，采取"公办托管、购买服务"的方式在城市社区设立站点，主要承担基本公共卫生、社区家庭签约、社区巡回医疗和护理保健服务、承接下转需长期照护的老年人服务等。四是免费提供慢性病药品。对已确诊的高血压、糖尿病和重性精神疾病、慢性阻塞性肺疾病、脑卒中及后遗症和支气管哮喘患者，在基层医疗卫生机构就诊的，给予免费提供 39 种限定的基本药物，引向慢性病患者在基层就诊。

二、取得的主要成效和遇到的一些困难

三明医改开展 7 年多以来，实现了患者、医生、医院、财政（医保基金）等多方共赢。习近平总书记在中央深改组第 21 次会议上听取三明汇报，在中央深改组第 27 次和 33 次会议上又充分肯定了三明医改。分别安排三明市在全国卫生与健康大会、全国医改暨医保制度改革现场推进会、全国经济体制改革会上发言，同时连续 3 年共 4 次被国务院通报表扬。三明市探索的"三医联动""两票制"等做法被上升到国家层面在全国推广。2018 年 10 月，中央政治局委员、国务院副总理孙春兰视察三明市后，给予充分肯定，强调要深入总结推广三明医改经验。改革以来，时任国务院副总理刘延东两次亲临三明视察医改工作，全国人大常委会副委员长陈竺、全国政协副主席韩启德等领导也先后视察三明医改。中央编办、国务院医改办、国家卫生计生委、财政部、人社部、食药总局等国家有关部委多次到三明现场调研。世界银行以及全国各地来三明考察共 1852 批次、18686 人次（其中副省级以上领导共 32 批次），世界银行还启动了以结果为导向、推广三明医改经验的世行贷款项目。国务院医改办连续在三明市举办 15 期医改政策培训班，由三明市医改团队主讲，全国各试点城市共 3905 人次参加培训。

（一）取得的主要成效

1. 改革红利持续释放　2011 年，三明市 22 家县级以上医院

（不含基层医疗机构）的医疗总费用为 16.9 亿元（其中药品耗材费用为 10.2 亿元，医务性收入为 6.7 亿元）。2011 年福建全省医疗费用增长了 17.2%，2012 年增长了 19.4%，2013 年增长了 15.8%，2014 年增长了 15.5%。三明如果不改革，按照全省增长中位数 16% 计算分析，2012—2018 年的医疗总费用要达到 223.8 亿元，实际为 168.5 亿元，相对节约了 55.3 亿元；药品耗材费用按全省增长中位数 16% 计算，将达到 134.2 亿元，实际为 60.6 亿元，相对节约了 73.6 亿元，其中医保基金和老百姓得利 55.3 亿元，医疗机构比改革前的运行模式增加得利 18.4 亿元。

2. 人民群众得实惠　全市 22 家公立医院城镇职工医保住院次均费用由改革前 2011 年的 6553 元下降到 2018 年的 5847 元，其中个人次均自付费用由改革前 2011 年的 1818 元下降到 2017 年的 1680 元，2018 年为 1884 元，略有增长；城乡居民次均住院费用由改革前 2011 年的 4082 元提高到 2018 年的 4869 元，年均增幅仅 2.6%，而个人次均自付费用由改革前 2011 年的 2194 元下降到 2018 年的 1757 元。

3. 医务人员受鼓舞　全市 22 家公立医院工资总额由改革前 2011 年的 3.8 亿元增加到 2018 年的 12.4 亿元，7 年间工资总额增加了 2.3 倍。公立医院院长年薪为 27.9 万元到 50.5 万元不等，平均年薪为 33.5 万元；总会计师的最高年薪为 26.1 万元，最低为 13.4 万元；在岗职工平均年薪由改革前 2011 年的 4.2 万元增长到 2018 年的 11.3 万元，改革后医院在岗职工年人均收入增速为 9.4%，医务人员得到了阳光收入、体面生活、尊严工作，社会地位更加提高，工作积极性得到有效调动。药品没有了回扣空间，医务人员不再把主要精力放在开大处方和药品回扣上，把主要精力放回到关注医疗服务和医疗质量上。

4. 医院发展可持续　一是体现医务人员价值的医务性收入增速明显。按照 2011 年医务性收入（包括诊查、护理、床位、手术、治疗和检查化验）比重的 40% 计算，2012—2018 年的累计医务性收入为 67.7 亿元，而 2012—2018 年总的实际医务性收入达 107.5 亿元，因价格调整因素转移增加的医务性收入达到 39.8 亿元。改革没有使医疗机构医务性收入的增长减少，还使医疗机构医务性收入的比重翻了一番，提高到了 66.8%。如果不改革，按照 16% 的增长幅度计算，2012—2018 年的医务性收入只能达到 89.2 亿元，而改革后实际达到了 107.5 亿元，增加了 18.4 亿元。

二是医院收入结构不断优化。改革后全市 22 家县级以上公立医院医药总收入年均增长 8.1%，相比于改革前年均 19.4% 的增速明显放缓，其中医疗服务性收入由 2011 年改革前占总收入的 18.4% 增加到 2018 年的 42.1%，药品耗材收入占比由 2011 年改革前的 60.1% 下降到 2018 年的 33.2%。

三是财务运行保持平稳。2014 年全市 22 家县级以上医院结余 1.2 亿元，首次实现全部正结余。在此基础上，三明市始终保持良好的发展势头，2015 年结余 7862.2 万元、2016 年结余 1.5 亿元、2017 年结余 1.1 亿元、2018 年结余 1.8 亿元。

四是医疗质量明显提高。第一，医疗服务水平稳步提高。新技术、新项目从 2011 年的 51 项上升至 2018 年的 232 项，增加了 3.6 倍，目前已实现了辖区内所有县（市）医院 ICU 病房设置的全覆盖。第二，医疗质量稳步提升。患者住院总死亡率、新生儿患者总住院死亡率、手术患者总住院死亡率均呈下降趋势，分别从 2011 年的 0.46%、0.14%、0.17% 下降至 2018 年的 0.28%、0.038%、0.06%；急危重症患者抢救成功率从 2011 年的 91.98% 上升至 2018 年的 95.61%，提高了 3.63%；Ⅲ、Ⅳ级手术例数从 2014 年的 1.4

万台上升至 2018 年的 4.4 万台，增加了 2.15 倍。第三，人才队伍保持稳定。改革后 2012—2018 年市直医疗卫生单位共招聘 1347 人，解聘 244 人（其中外地籍 156 人，占 63.9%；主任医师 5 人、副主任医师 22 人）。

5. 医保基金稳运行　一是医保基金扭亏为盈。三明市城镇职工医保在赡养比逐年下降的情况下，通过改革使职工医保基金扭亏为盈并保持连续 7 年盈余。截至 2018 年 12 月，城镇职工医保基金累计结余 22.5 亿元，其中统筹基金结余 12.9 亿元，个人账户结余 9.5 亿元；城乡居民医保基金累计结余 6.6 亿元。二是患者转外就医比率下降。改革前 2011 年城镇职工医保患者转外就医住院人次占比为 7.3%，而 2012—2018 年总体占比呈下降趋势，分别为 6.7%、6.8%、7.1%、7%、6.3%、6.8%、6.6%，说明并没有因为改革而出现患者流向异常的现象。

（二）遇到的主要困难

三明市改革探索虽然取得了一些成效，但也存在着一些不容忽视的困难和问题。

1. 药品耗材流通领域利益链条无法完全斩断　当前现行药品的销售方式是全国总代 – 省代 – 区代 – 院代模式，已经形成了由各级医药代表层层代理分包、网格化垄断式高回扣的流通利益链条，特别是进口原研药品、耗材和进口设备、国内独家药品，由于三明药品市场只占全国的不到千分之一，体量太小，无法独自通过谈判将药品价格降下来，部分药品还是存在价格虚高。

2. 政府办医责任有待理顺　从国家和省级出台的政策中，虽然明确了公立医院基本建设、设备购置、人才培养等六个方面的政府办医职责，但各级财政分担机制未明确，对于地方各级政府怎么投、投多少，没有细化的政策依据。

3. 基层医疗卫生人才缺乏　三明市改革几年来，虽然政策效应吸引了大量医疗卫生人才，但是由于地处山区，还是存在人才招不来、留不住的现象，特别是在基层卫生机构更加严重。目前全市基层医疗卫生机构尚空编 827 个，占总编制数的 28%；专业技术人才短缺，基层医疗卫生机构中本科以上学历只占 8%；乡村医生队伍"四低一高"（即学历低、职称低、收入低、信息化程度低、年龄高）现象特别突出，严重影响分级诊疗制度的落实，甚至有的县级医院连续十多年未招到本科以上临床医学人才。

三、经验与启示

习总书记指出，改革是一场革命，改的是体制机制，动的是既得利益，不真刀真枪干是不行的。三明医改，就是通过医疗、医保、医药进行"三医联动"综合改革，打破原有的利益藩篱，实现公立医院回归公益性、医生回归看病角色、药品回归治病功能，纠正不正确的医疗行为，引导人民群众形成正确的就医观念，逐步构建体现价值医疗、价值医药、价值医保的新型医疗服务体系。

（一）三明医改为全国改革发挥的示范作用

一是党委政府的政治决心，党委政府一把手敢于担当，承担领导改革责任，理顺管理体制，彻底改变医疗、医保、医药"九龙治水"的管理体制。二是找到了改革路径，实行医药、医保、医疗的"三医联动"。三是揭示了改革红利的来源，堵住药品耗材价格虚高回扣的漏洞，动态调整医疗服务价格，提高医务人员的阳光工资。

四是探索出了推进改革的杠杆，建立了以人民健康为中心的医疗保障体制：统一管理药品耗材的价格和采购，进行医疗服务价格管理和医疗行为监管，实行全民医保基金管理和医保支付制度。五是遵循"一堵二提三保障"的改革机理，即堵住药品耗材价格虚高回扣的浪费；提高医疗服务价格，提高医务人员的阳光薪酬；政府为人民提供医疗保障，成立医疗保障局和医疗保障基金管理中心，进行"三保合一"的医保制度保障，为公立医疗机构承担基本建设和大型设备购置的建设保障，以及为公立医疗机构正常运行兜底的财政保障。

（二）必须彻底斩断药品耗材流通腐败链条

医药和医疗是绝对特殊的领域，是市场作用绝对失灵的领域，如果虚高的药价无法回归到合理的价位，任何医改模式都不可能成功。因为药价虚高，一方面会成倍地加重患者负担，另一方面也会成倍地增加医保基金的开支，更为严重的是药品耗材回扣导致不正确医疗行为会给患者带来身体伤害。所以必须把药品耗材价格虚高和医疗机构的过度医疗等问题从源头进行遏制，彻底斩断药品耗材流通腐败链条，同时提高诊查、护理、手术、治疗等医疗服务价格，体现医务人员价值，才能构建适应国情新型医疗服务体系，推动医改的真正有效实行。

（三）医改是"一把手"工程

医改不是技术设计问题，关键在于政治决心是否坚定。党委政府"一把手"的政治决心和敢于担当以及充分授权是改革的先决条件，是彻底改变医疗、医保、医药"九龙治水"管理体制的基础，是推动"三医联动"改革向纵深发展的有力保障。

（四）医改需要多方联动同步

医改是复杂的系统工程，综合性强、涉及面广，需要各级有关单位齐心协力，要始终坚持城市公立医院、县级公立医院和基层医疗卫生机构"三位一体"，医药、医保、医疗"三医联动"，市、县、乡、村"四级联推"，否则只是碎片化的改革，难有规模和整体效益。

（五）医改需要政府保障到位

公立医院改革关键是要建立起维护公益性、调动积极性、保障可持续性的运行新机制，政府必须承担起办医责任，要切实履行对公立医院的基本建设、大型设备购置、重点学科发展、人才培养等的投入职责，只有这样才能使医院放下包袱，从逐利模式中解脱出来，集中精力加强科学管理、提高医技水平、提升服务质量。

（六）医改需遵循正确的路径

医改要按照"建机制、堵浪费、调结构、增效益"的主线，首先对过时、阻碍医改的体制进行改革。只有先转换体制，才有机制的创新。其次按照医药、医保、医疗"三医联动"，以问题为导向，持续交替推进医药机制改革、医保机制改革、医疗机制改革，各项改革互为基础和条件进行阶梯式推进，只有这样方能保证各项改革不掉链子，改革红利持续释放，群众获得感持续增强。

（七）医改需始终坚持以人民为中心

医改的出发点和落脚点是以服务人民群众为工作中心，要始终坚持人民主体地位，以公平可及和群众受益为导向，以实现便民、利民、惠民为目的，让群众成为改革的最大受益者。只有这样，改革才能得到群众的理解和支持，全社会才能形成良好改革预期，凝聚起推动改革强大气场，改革也才能持续向纵深推进。

（作者为三明市人大常委会主任、党组书记）

我国医药卫生体制改革的三明探索与实践

新医改以来我国公立医院综合改革的现状与展望

吴华章

我国公立医院综合改革是新一轮医药卫生体制综合改革的重点领域和关键环节。公立医院在我国医疗服务体系中的地位和作用决定了公立医院既是医疗卫生服务的主要供给主体，又是医疗保障体系和药品供应保障体系重要攸关方，因此，新一轮医改伊始，公立医院改革便被称为医改的重中之重和难中之难。

一、我国公立医院综合改革的过程

（一）我国城市公立医院改革的过程

我国城市公立医院改革是一个从局部试点到全面推进，从重点突破到综合改革的积极而稳健的推进过程。2010年，卫生部、中央编办、国家发展改革委、财政部和人力资源社会保障部制定的《公立医院改革试点的指导意见》，对推进公立医院改革试点从完善公立医院服务体系，改革公立医院管理体制、法人治理机制、内部运行机制、补偿机制和监管机制，加强公立医院管理，加快推进多元化办医格局等方面作出明确安排，同时还对试点的领导机制、组织实施、指导、评估和监督等内容做了规定。《医药卫生体制五项重点改革 2010 年度主要工作安排》也提出，国家重点在 16 个城市开展公立医院改革试点，各省（区、市）可自主选择 1～2 个城市开展公立医院改革试点。

2011 年，国务院办公厅印发的《医药卫生体制五项重点改革 2011 年度主要工作安排》中，首次提出要"按照上下联动、内增活力、外加推力"的原则，积极推进公立医院改革试点，形成公立医院综合改革经验，并要求推进现代医院管理制度和控制医药费用过快增长。国务院办公厅发布的《深化医药卫生体制改革 2012 年主要工作安排》中提出，在城市公立医院改革要以破除以药补医机制为关键环节，以改革补偿机制和建立现代医院管理制度为抓手，尽快形成改革的基本路子。在拓展深化城市公立医院改革试点方面，明确公立医院的功能定位、积极控制医药费用不合理上涨（这是第一次明确提出控制医药费用"不合理"上涨）。控制公立医院规模盲目扩张等突出问题也得到了重视，并被纳入了一揽子改革的公立医院改革日程。

2014 年 5 月 9 日，国家卫生计生委公布了《关于确定第二批公立医院改革国家联系试点城市及有关工作的通知》，确定了天津市等 17 个城市为第二批公立医院改革国家联系试点城市。该年医改主要工作安排提出，要重点解决公立医院规划布局不合理、公益性不强、管理制度不健全、就医秩序不规范以及综合改革不配套等问题，作为年度工作的重要任务。在此年度工作任务中，首次将建立适应医疗行业特点的人事薪酬制度和健全分级诊疗体系纳入公立医院改革的任务列表。

2015 年，国务院办公厅《关于城市公立医院综合改革试点的指导意见》（国办发〔2015〕38 号）和若干配套政策密集出台，就落实政府办医责任，推进管理体制、补偿机制、价格机制、人事编制、收入分配、医疗监管等体制机制改革，优化医疗资源布局，构建合理就医秩序，推动社会办医，加强人才培养等各项工作进行了统筹部署。同年 5 月，《关于确定第三批公立医院改革国家联系试点城市及有关工作的通知》（国卫体改发〔2015〕62 号），确定了辽宁省本溪市等 66 个城市为第三批公立医院改革国家联系试点城市。

2016 年医改年度重点任务决定扩大城市公立医院综合改革试点，新增 100 个试点城市，使全国试点城市达到 200 个。中央财政对每个新增试点城市按照 2000 万元的标准予以一次性补助，对所有试点城市有公立医院的市辖区按照每个 100 万元的标准给予补助。同时开展公立医院综合改革试点效果评价工作，建立评价结果与中央财政补助资金拨付挂钩机制。严格控制医疗费用不合理增长，要求各省（区、市）根据不同地区医疗费用水平和增长幅度以及不同类别医院的功能定位等，分类确定控费要求并进行动态调整，设定全国医疗费用增长控制目标。同年，国家发改委先后出台了《关于推进价格机制改革的若干意见》和《关于推进医疗服务价格改革的贯彻意见》，医疗服务价格改革全面推进。

2017 年，城市公立医院综合改革全面推开。国务院办公厅印发的《深化医药卫生体制改革 2017 年重点工作任务》中提出，2017 年 9 月底前全面推开公立医院综合改革，所有公立医院全部取消药品加成（中药饮片除外），协调推进管理体制、医疗价格、人事薪酬、药品流通、医保支付方式等改革；要求各省（区、市）设定年度医疗费用增长控制目标，2017 年全国公立医院医疗费用平均增长幅度控制在 10% 以下，定期公布各省（区、市）主要监测指标排序情况。《关于全面推开公立医院综合改革工作的通知》（国卫体改发〔2017〕22 号）对上述工作做了具体安排。同年，一批关于建立现代医院管理制度、改革基本医疗保障支付方式改革、公立医院薪酬制度改革等文件陆续出台。

2018 年，国家卫生健康委发布《关于巩固破除以药补医成果持续深化公立医院综合改革的通知》（国卫体改发〔2018〕4 号），强调要巩固完善公立医院补偿新机制。对公立医院取消药品加成减少的合理收入，要严格按照当地公立医院综合改革实施方案确定的补偿途径和比例执行，实现新旧机制平稳转换，确保公立医院良性运行。全面落实医疗服务体系规划，各级各类公立医院要严格按照功能定位提供服务，将落实功能定位、体现公益性改革发展指标与财政补助、医保支付、薪酬水平和绩效工资总量以及院长薪酬、任免、奖惩等挂钩。健全现代医院管理制度，全面落实政府投入责任，持续控制医疗费用不合理增长，明确要求到 2020 年逐步建立以成本和收入结构变化为基础的价格动态调整机制，基本理顺医疗服务比价关系。扎实推进医保支付方式改革，全面推行以按病种付费为重点的多元复合式医保支付方式，国家统一确定 100 个以上的病种，指导各地推进实施。推进按疾病诊断相关分组（DRGs）付费试点，完善按人头、按床日等多种付费方式。持续深化药品耗材领域改革，各省份要将药品购销"两票制"方案落实落地，逐步推行高值医用耗材购销"两票制"。建立健全短缺药品供应保障体系和机制，更好地满足临床合理用药需求。扩大公立医院薪酬制度改革试点，全面开展便民惠民服务。2018 年下半年医改重点工作任务强调了开展建立健全现代医院管理制度试点，要求到 2018 年底，各省份选择辖区内 20% 的二级、三级公立医院和 10% 的社会力量举办的非营利性医院开展制定章程的试点工作。本年度还出台了加强公立医院党的建设和行业党建工作，开展改善医疗服务行动计划，启动现代医院管理制度试点等政策。

2019 年 1 月 30 日，国务院办公厅发布《关于加强三级公立医院绩效考核工作的意见》（国办发〔2019〕4 号），将功能定位、质量安全、合理用药、服务流程、资源效率、收支结构、费用控制、经济管理、人才结构、学科建设、信用建设、患者满意度、医保满意度等改革目标导向体现到对公立医疗机构的绩效考核中，城市公立医院综合的制度设计进一步规范化和精细化。

（二）我国县级公立医院综合改革的过程

2012 年 6 月 7 日，国务院办公厅发布《关于县级公立医院综合改革试点意见的通知》（国办发〔2012〕33 号），要求以破除以药补医机制为关键环节，以改革补偿机制和落实医院自主经营管理权为切入点，统筹推进管理体制、补偿机制、人事分配、价格机制、医保支付制度、采购机制、监管机制等综合改革，建立起维护公益性、调动积极性、保障可持续的县级医院运行机制。通知要求选择约 300 个县（市）开展县级医院综合改革试点。2014 年，中央明确把县级公立医院综合改革作为公立医院改革的重中之重。2014 年 3 月，国家卫生计生委等 5 部门联合印发了《关于推进县级公立医院综合改革的意见》，要求 2014 年县级公立医院综合改革试点覆盖 50% 以上的县（市），2015 年全面推开。2014 年 4 月，国家卫生计生委、财政部等部门发布《关于确定县级公立医院综合改革第二批试点县的通知》（国卫体改发〔2014〕13 号），按照具有较好改革基础、有一定代表性等遴选原则，兼顾各省份基于遴选原则对试点县推荐优先次序的排序，确定了 700 个试点县。

2015 年，国务院办公厅《关于全面推开县级公立医院综合改革的实施意见》（国办发〔2015〕33 号）出台，全国所有县（市）全面推开县级公立医院综合改革，所有县级公立医院全部取消药品加成（中药饮片除外），深化编制人事制度改革，逐步实行编制备案制，建立符合医疗卫生行业特点的薪酬制度。

县级公立医院综合改革在 2015 年全面推开后，已经覆盖全国 31 个省（区、市）和新疆生产建设兵团在内的 1977 个县（市）。2016 年县级公立医院综合改革围绕扩展内涵、提质增效方面展开，改革重心由搭建政策框架向制度建设转变，由医院改革向县域综合改革转变，由单项改革向医疗、医保、医药联动改革转变，形成了一批可推广的典型经验。2016 年，医改年度重点任务决定选择江苏省启东市、安徽省天长市、福建省尤溪县、青海省互助土族自治县作为试点，开展县级公立医院综合改革示范工作，带动面上改革完善。

2017 年 5 月 5 日，国务院办公厅印发的《深化医药卫生体制改革 2017 年重点工作任务》指出，要扩大县级公立医院综合改革示范范围，每个省份至少有 1 个国家级示范县，启动城市公立医院综合改革示范工作。加强县级公立医院综合能力建设和学科建设，加强县域内常见病、多发病相关专业科室以及紧缺专业临床专科建设。推动贫困县县医院远程医疗全覆盖。

2018 年 11 月，国家卫生健康委发布《全面提升县级医院综合能力工作方案（2018—2020 年)》，要求落实县级公立医院综合改革各项任务。全面落实政府对符合区域卫生规划的县级公立医院投入政策，巩固破除以药补医成果，基本理顺医疗服务比价关系，全面推行以按病种付费为重点的多元复合式医保支付方式，建立符合行业特点的公立医院薪酬制度，落实公立医院分配自主权。12 月 20

日，国家卫生健康委发布了《关于开展建立健全现代医院管理制度试点的通知》，其中遴选县区级医院 38 家，超过试点医院总数的四分之一。

2019 年 6 月 4 日，《国务院办公厅关于印发深化医药卫生体制改革 2019 年重点工作任务的通知》（国办发〔2019〕28 号）发布，明确要求国家卫生健康委于 2019 年 11 月底前负责完成制定二级及以下公立医疗机构绩效考核办法，二级公立医院的绩效考核办法也将于年底前出台。

二、我国公立医院综合改革在重点领域和关键环节取得的进展

我国公立医院综合改革从试点起步，由点及面稳步推进，改革重心由顶层设计向制度建设转变，由医院改革向县域和城市综合改革转变，由单项改革向医疗、医保、医药联动改革转变，以建立健全现代医院管理制度为目标，推动重点领域和关键环节寻求突破创新，取得了积极进展。

（一）现代医院管理制度建设稳步推进

2017 年，国务院办公厅《关于建立现代医院管理制度的指导意见》发布，现代医院管理制度建设正式全面启动。2018 年 6 部委联合发布《关于开展建立健全现代医院管理制度试点的通知》，点名 148 家公立医院作为建立健全现代医院管理制度的试点医院。通知要求落实政府办医责任，赋予公立医院经营管理自主权，建立以公

新医改以来我国公立医院综合改革的现状与展望

益性为导向的考核评价机制。各地方党委均制定了加强公立医院党的建设的实施办法，为落实党委领导下的院长负责制提供制度保障。江苏、陕西等 7 个省份在所有城市、县（市）都成立了公立医院管理委员会，统筹履行政府办医职能。北京协和医院、四川大学华西医院等在建立健全现代医院管理制度方面作了有益探索。医疗服务价格改革逐步深化，医院收入结构得到优化，所有县和前四批城市公立医院综合改革试点城市的三级公立医院均设置了总会计师岗位，改革成效初步显现。

（二）补偿机制建设取得重大突破

破除以药补医，建立科学合理的补偿机制，是公立医院综合改革的主攻方向。按照"腾空间、调结构、保衔接"的路径，2017 年全国所有公立医院全面推开了公立医院综合改革，全部取消了实行 60 多年的药品加成政策，使公立医院过去的服务收费、药品加成收入、政府补助三个补偿渠道改为了服务收费和政府补助两个渠道。对取消药品加成减少的合理收入，大多数省份通过调整医疗服务价格、增加政府补助和医院加强管理进行消化。在 2017 年全面取消药品加成、同步调整医疗服务价格的基础上，2018 年 19 个省份再次调整医疗服务价格，进一步完善公立医院补偿新机制。山东、广东、福建等地明确每年调整 1 次价格，建立动态调整机制。福建省三明市、四川省南充市等设立药事服务费，体现药事服务价值，促进合理用药。全面推进按病种收费改革，25 个省份实行按病种收费病种数超过 100 个，探索了有利于费用控制、操作简便、便于监管的新型医疗服务定价机制。各级财政对全国公立医院的直接补助从 2010 年的 849 亿元增加到 2018 年的 2705 亿元，年均增长 15.6%。四川省成都市政府量化、实化对公立医院的 6 项投入政策，纳入财政经常性预算。北京、上海、天津等地公立医院无发展建设性债务，安徽、贵州等 7 个省份对公立医院发展建设性债务进行锁定、剥离和化解。

（三）公立医院人事薪酬制度改革试点加快推进

各地在探索深化人事编制制度改革、试行编制备案制等方面有所推进。公立医院薪酬制度改革试点扩面提速，2018 年公立医院薪酬制度改革试点范围覆盖 31 个省（区、市），试点医院已经超过了 2800 家。其中，上海、福建、安徽、江苏、浙江、青海等 6 省（市）已经全面推开改革。在全面启动公立医院薪酬制度改革试点工作的基础上，"两个允许"（即允许医疗卫生机构突破现行事业单位工资调控水平，允许医疗服务收入扣除成本并按规定提取各项基金后主要用于人员奖励）得到落实，符合医疗行业特点、以增加知识价值为导向的薪酬制度逐步建立，推动建立符合行业特点的编制人事和薪酬制度，人员支出占业务支出的比重从 2015 年的 33.2%提高至 2017 年的 34.6%。

（四）医疗保险支付制度等配套措施的改革更加深入

全面推行以按病种付费为主的多元复合型医保支付方式，规范医疗服务行为。医保支付方式改革已经覆盖所有公立医院，并逐步覆盖所有医疗服务。临床路径管理推进加快。按病种付费的病种数和住院患者按病种付费的覆盖面稳步扩大。各类医疗保险经办机构和定点医疗机构之间公开、平等的谈判协商机制和风险分担机制开始建立，各类医疗保险对医疗服务行为和费用的调控引导与监督制约作用得到发挥。各地已经建立医疗费用增长情况监测制度，完善了公立医院合理用药管理、处方审核制。294 个城市实行按病种付费的病种数超过 100 个。广东省全面开展按病种分值付费，利用大数据技术确定 4051 个病种的分值和相对权重，并将日间手术和符合条件的门诊术前检查纳入按病种分值付费范围。

在药品采购中推行"两票制"，降低药品虚高价格。一些省份的综合医改已经深度触及药品和卫生耗材过度使用和价格虚高两大痼疾，开始探索"为用而采、按需而设"的招采实施办法，在目录筛选、竞价采购、带量联合采购、信息公开、配送管理等方面统筹谋划，严格控制药品、卫生材料费用的快速增长。一些地方将招采、招标权下放给地市，是招采制度的重大突破，为试点城市积极、主动改革，取得成效创造了条件。2018 年 11 月 14 日，中央全面深化改革委员会第 5 次会议审议通过《国家组织药品集中采购试点方案》，明确了国家组织、联盟采购、平台操作的总体思路。

医疗卫生服务体系规划和公立医院的功能定位得到落实。各地以医联体建设和家庭医生签约服务为抓手，大力推进分级诊疗制度建设，积极探索医院集团、县域医共体建设，引导优质医疗资源下沉，提高基层服务能力。通过医保支付制度、价格形成机制、利益分配机制等构建医疗卫生机构分工协作机制，形成科学合理的就医秩序，初步实现"以治病为中心"向"以健康为中心"的转变。同时，按照国家建立分级诊疗制度的政策要求，制定区域卫生规划，严控医院床位规模不合理扩张，建立常见病、多发病复诊和诊断明确病情稳定的慢性病等普通门诊基层首诊责任制试点。

三、我国公立医院综合改革取得的主要成效

新医改以来，我国公立医院综合改革突出目标导向和问题导

向，加强顶层设计和整体谋划，陆续出台了县级公立医院综合改革、城市公立医院综合改革、现代医院管理制度建设等一系列重要政策文件，有力推动了公立医院改革的全面深化，各项具体改革目标推进有力，成效显著。

（一）医疗资源供给不断增加

2018 年，我国每千人口拥有医生数为 2.6 人，较 2010 年增长了 56%，医院床位数也由 2009 年的 312 万张，增加到 2018 年的 652 万张，增加了 108.9%。医疗服务效率进一步提高，医院病床的周转加快，综合医院病床周转次数从 2009 年的 28.7 次增加到 2017 年的 35.8 次，满足了更多患者及时就医的需求。医疗服务供给明显增加，2018 年公立医院诊疗人次为 30.5 亿、入院人数为 1.6 亿，分别比 2009 年增长了 72.4% 和 109%。

（二）医疗费用不合理过快增长的势头得到了有效遏制

2018 年，居民个人卫生支出占卫生总费用的比重下降到了 28.7%，比新一轮医改前下降了 12 个百分点。公立医院医疗费用增长得到了合理控制，增幅由 2010 年的 20.6% 下降到 2018 年的 10% 以下。其中，医院次均门诊费用按可比价格上涨 4.5%，人均住院费用按可比价格上涨 2.4%，三级医院次均门诊费用上涨 5.2%（当年价格，下同），人均住院费用上涨 1.7%，低于公立医院患者费用涨幅。

（三）患者就医体验得到改善

通过连续 4 年开展进一步改善医疗服务行动计划，不断完善医疗质量管理标准体系等多种措施，医疗服务能力得到显著提升，质量安全得到持续改进。目前全国一半左右的县医院能够开展颅脑肿瘤和颈椎等复杂手术，医疗服务更加公平可及，越来越多的群众能够在本区域获得高质量的医疗服务。同时通过信息化手段优化服务流程，有效地缩短了患者就诊时间。各医院更加注重了医学人文关怀，改善了群众的就医体验。

（四）产生了一批典型经验

1. 现代医院管理制度建设的典型经验　北京协和医院积极探索建立现代医院管理制度，率先制定医院章程，明确了"严谨、求精、勤奋、奉献"的协和精神、"患者满意、员工满意"的办院理念等；上海市根据不同等级类别的公立医院的功能定位和工作特点，建立科学合理的考核办法和指标体系，注重社会效益和群众获得感；江苏省探索建立符合医疗卫生行业特点的薪酬制度，在绩效工资总量及分配等方面进行了突破；安徽省创新人事制度改革，开展编制池试点，通过整合分散闲置的存量编制资源，形成全省一体、余缺调剂的公立医院编制周转池。

2. 医疗保障制度建设的典型经验　福建省在全省范围内推广三明市综合医改经验，强化医疗、医保、医药"三医联动"，率先整合医保管理体制，充分发挥医保的激励约束作用；宁夏回族自治区深化医保支付制度改革，全面推行基层医疗卫生机构门诊统筹按人头包干预付制、总额包干预付制、住院按病种分值付费结算等多种支付方式改革，医保资金对医疗服务机构的支持作用逐步凸显。

3. 药品供应保障制度等配套措施改革的典型经验　四川省进一步完善药品、医用耗材、医用设备、诊断试剂、二类疫苗"五位一体"药械集中采购机制，压缩药品耗材等流通领域的水分；陕西省在积极推行药品"两票制"的同时，率先探索实施以省为单位医用耗材"两票制"，并在此基础上组建跨省联合采购联盟，积极推进高值医用耗材跨省区联合采购工作，有效降低高值医用耗材价格；福建省在全省范围内推广三明市综合医改经验，强化医疗、医保、医药"三医联动"，率先整合医保管理体制，充分发挥医保的激励约束作用。

四、我国公立医院综合改革存在的主要问题

新医改以来，我国以壮士断腕的勇气和决心主动推进公立医院综合改革，聚焦新旧运行机制转换，破除以药养医的沉疴旧疾，实现了公立医院回归公益性、医生回归救死扶伤角色、药品回归治病功能。但同时，公立医院综合改革与党中央、国务院的要求和群众的期盼相比仍存在一定的差距，也还面临许多问题，主要表现在以下几个方面。

（一）稳定高效的组织领导体制机制有待健全，部分地区政策执行能力相对不足

一些地区公立医院改革的组织管理体制尚未健全，影响了改革的组织、协调、监管和评价效果。一些地方受部门利益坚守、协同推进机制不健全等多种因素制约，改革领导小组成员单位间协同推进改革的力度还不强，从而导致人事薪酬制度改革破题困难、医疗服价格调整后不能及时纳入医保报销、现代医院管理制度难以落实、药品耗材价格虚高、配送不到位、医保对医疗机构控费工作监管不力等一系列问题。还有一些地方政策执行能力和应变力不足。

在国家层面改革的顶层设计、总体规划、主攻方向、突破口等已经明确的情况下，能否对当地形势做出科学研判，系统筹划，找准切入点，快速启动，持续推进，影响着公立医院综合改革的进展和成效。不少地方执行能力和应变力不足，难以满足在既定政策条件下创造性地开展工作的要求。

（二）"三医联动"的协调推进机制仍不健全，存在"三医"改革分兵推进、"动而未联"的问题

"三医"改革在政策设计及推进实施中，政府相关部门政策协调、配合力度不够，或动而未联，或联而未动，没有做到相向而行，难以形成推进医改的整体合力，影响了改革的系统性和协调性，弱化了政策叠加效应。

公立医院全面取消药品加成后，部分地区仅限于就加成补加成，医疗服务价格缺乏科学测算和动态调整机制，不同医疗服务项目间的比价关系有待于进一步理顺。一些地区出现了医疗服务价格调整后不能及时纳入医保报销、以检养医等新问题，一些医院通过调整医疗服务价格还难以达到政策规定的价格补偿目标。医保支付制度改革缺乏宏观指导，进展滞后，一些地区实施粗线条的总额控制，或实行简单化的住院均次限额付费，没有充分考虑医疗机构的运行成本和承受能力，医保对医疗行为的激励约束作用没有充分发挥。药品招标采购、"两票制"等方面的改革进展迟缓，药价虚高问题仍然凸显。公立医院薪酬制度改革涉及多个部门，又涉及医疗服务价格、医保支付方式、分级诊疗等多项改革，是一项复杂的协调性改革。在"钱从何来""分配给谁""如何分配"等方面还需要探索。

（三）重点领域和关键环节的改革有待进一步推进

人事制度改革的挑战主要表现为编制控制与医院发展对人员需求的冲突较大。根据国家"财政供养人口只减不增"的政策，只能通过编制调剂解决公立医院编制问题，"按需设岗、竞聘上岗、按岗聘用、合同管理"的改革办法难以落实。现有公立医院聘用人员的劳动报酬待遇低，也难以推动编制备案制的实施。编制内和编制外并存的人事管理制度，对公立医院的管理、改革、发展造成很大的困难。受编制限制，公立医院大量聘用医护人员，人员工资负担较重。为了偿还债务、支付差额拨款人员和聘用人员工资，公立医院无法断掉"创收"的冲动，公益性难以保障。薪酬制度改革的挑战主要在于国家层面的政策出台滞后，地方自行探索创新的风险较大。薪酬制度改革是公立医院改革的核心内容，涉及医务人员切身利益以及相关行业的心理平衡，处理不好会形成新的不稳定因素。

医保支付制度改革需要长期应对妥善处理控制医疗费用、稳步提高保障水平、确保医疗质量与安全三者关系的挑战。当前，部分医疗机构及其主管部门已经发现支付改革一定程度上影响了医疗机构整体收入和医疗技术发展水平，削弱了其主动参与的积极性。

医药流通领域改革触及利益链条调整的阻力大，挑战多。一是挤压药品价格"水分"可能带来的恶性竞争与竞争不足并存，配送不及时和断供风险并存。二是进一步推进药品价格谈判也面临价格谈判目录前列的国内知名厂家不愿降价，影响谈判效果。三是挤压医用耗材价格"水分"任务也十分艰巨，医用耗材标准、型号、名称不统一，代理商多，市场比较混乱，医用耗材降幅标准很难界定。

医疗服务价格改革的挑战主要来自于如何平衡"三方"利益，

既要考虑患者的承受能力、保障医保基金运行安全，又要维持公立医院正常运转、保障医务人员合理待遇。具体而言，主要有以下三个方面。一是如何通过建立医疗服务价格动态调整机制，及时有效地弥补取消药品加成后的减收。二是价格政策的区域协同的挑战。三是医药价格综合改革仍然存在一定的社会风险，价格低廉的药品相对短缺，调整医疗服务价格后，药品价格并无明显降低，同时医用耗材价格也在逐步上升，势必造成患者负担加重，价格部门将面临很大的社会压力。

（四）公立医院法人治理机制建设尚未取得实质性进展

医院管理委员会在如何将分散在政府不同部门的医院举办者职能进行有效集中并科学决策、如何建立权责明晰的法人治理机构以及规范政府和医院的权责划分等方面，仍然缺乏统一认识和实质举措，试点医院仍然缺乏规范有效的内部决策和制约机制，其理事会制度、院长负责制和监事会制度尚未完全建立，医院的独立法人地位还未完全确立。

（五）政府办医职责有待进一步加强

政府财政补助与保障公立医院功能定位的需求还有较大差距。当前宏观经济政策处于战略调整期，财政收入增长趋缓，对政府医疗卫生投入的力度、结构和方式都将带来一定影响。一些省市财政在落实公立医院取消药品加成后的补助和医院基本建设、设备购置、重点学科发展、人才培养、人员经费等各项投入政策，以及落实对公立中医医院的投入倾斜政策后，都面临较为沉重的财政压力，这表明公立医院综合改革全面推开后，一些经济下行压力较大地区的财政补助能力将面临更大的挑战。部分医院债务沉重，同时医院基础建设、添置设备、学科发展等又急需资金支持，致使债务逐年增加，难以消化，如不能及时化解，将影响医院改革进程。

五、我国深化公立医院综合改革的建议

基于对现存问题成因和面临挑战的分析，以及公立医院综合改革趋势的判断，提出以下对策建议。

（一）加强理论创新，为全面推进公立医院改革的制度创新夯实理论基础

随着公立医院综合改革的深入，涉及公立医院综合改革的若干基础理论如公立医院的公益性质及其实现机制、公立医院功能定位依据及其定位保障机制、公立医院逐利机制的根源、医疗行业薪酬水平与结构、公立医院治理体系和治理机制、医疗服务价格形成机制、政府办医的规模或边界、政府卫生财政投入的适宜水平、医保支付方式的作用机制等需要有所突破，以奠定公立医院综合改革全面深化的理论基础。

（二）全面推进现代公立医院管理制度建设，努力实现公立医院发展方式根本性转变

积极推动公立医院从规模扩张型转向质量效益型，从粗放管理转向精细管理，提高效率，从投资医院发展建设转向调动医务人员积极性，提高待遇，推动公立医院在健全现代医院管理制度过程中实现水平现代化、服务整体化、管理信息化、模式集团化。加强公立医院党的建设，抓好现代医院管理制度的组织落实。充分发挥公

立医院党委的领导作用，着力提升公立医院基层党建工作水平。相关部门需要适应建立现代医院管理制度的新要求、新情况，及时调整相关政策，加强事中事后监管，形成工作推进合力。

（三）建立健全科学的补偿机制，推进以公益性为导向的运行机制的建设

应进一步巩固取消药品加成改革成果。对公立医院取消药品加成减少的合理收入，各地应严格按照改革方案确定的补偿途径和比例落实到位。价格补偿不到位的地方，要尽快开展新一轮医疗服务价格调整工作并限期足额落实政府承诺。同时还要进一步提高公立医院自我补偿能力，鼓励公立医院发挥技术服务引领作用，有序开展特需服务，增强特需服务对基本医疗服务的补偿功能。各地应全面落实政府对符合区域卫生规划的公立医院投入政策，建立财政投入长效机制，确保公立医院在坚持公益性的前提下实现良性运行。探索化解公立医院长期债务的可行办法，确保实现"十三五"医改规划提出的2020年完成化债工作的目标。

（四）深化人事分配制度改革，充分调动医务人员改革的积极性

加快推进符合行业特点的薪酬制度改革，平稳有序推进试点工作，及时总结试点经验，进一步健全公立医院人事薪酬制度，调动医务人员积极性。鼓励各地探索制订公立医院绩效工资总量核定办法，建立与岗位职责、工作业绩、实际贡献紧密联系的分配激励机制，着力体现医务人员技术劳务价值，规范收入分配秩序，提高医务人员收入待遇，让医务人员有职业荣誉感。公立医院院长的绩效工资可由政府办医机构确定。建立医院绩效运行评估制度，对绩效运行情况进行统一动态科学评估和监管，解决不同地区、不同级别

的城市公立医院绩效运行差异较大问题。正确处理好绩效分配与医院持续发展的关系，绩效工资总量的增长不应高于核心工作量的增长幅度，绩效工资占业务支出的比重、占业务收入的比重、占收支结余的比重要控制在合理水平，坚决杜绝无约束条件的薪酬激励。拓宽医务人员职业发展空间，增强医务工作者职业荣誉感、自豪感。

（五）健全"三医联动"协同推进机制，有效控制医疗费用不合理增长

加强和完善医疗服务与医疗保险的管理，通过经济激励、技术设备准入和行政管理等综合手段，实现社会整体医疗费用的合理增长。第一，在进行医疗服务价格测算过程中，应以实际发生的成本为基础，并充分考虑人力成本和分摊成本，而不应仅仅按直接成本进行测算；第二，在医疗服务价格调整过程中，应引入价格变化指数，建立周期性调价的机制；第三，医疗服务价格的调整必须与医保支付制度改革联动，以充分发挥医保在监控医院医疗服务安全和质量方面的经济杠杆作用；第四，医疗服务价格调价后，相关部门应进一步加强对医院医疗服务收费的监管力度，对新调整项目收费做到公开透明，积极接受群众监督，避免趋利动机下的乱收费现象。

稳步推进支付方式改革，积极探索按病种付费、按床日付费、按人头付费等方式，逐步向总额付费下的按病种分组（DRGs）付费方式过渡，促使医生合理用药、合理检查、合理治疗，并引导患者尽量到基层医疗机构就医，控制医保费用支出过快增长。进一步完善医保经办机构与医疗机构的谈判协商和风险共担机制，提高医疗保险支付方式及标准确定和调整的科学化决策水平。增加医疗服

务质量在支付方式改革效果评估中的权重，引入外部监督，公开医疗质量信息，接受社会公众的监督，切实维护患者正当合法权益。鼓励各地区完善医保经办机构与医药服务提供方的谈判协商机制，确保支付方式既符合医学规律，又发挥控制不合理费用功能。

坚持破除以药补医，调整利益驱动机制的基本方向。坚持医疗、医保、医药联动，通过建立公立医院补偿新机制，加快建立健全药品购销市场格局，促进市场机制作用发挥，形成医疗机构合理诊疗和使用药物的内生动力。

（六）切实加强领导和落实责任，推进重大部署和改革任务落实落地

各地、各部门要建立推进改革的领导体制和工作机制，严格落实责任，对不同举办主体医院落实政策。要围绕公立医院改革的政策措施分解工作任务，确保各项举措落到实处。以打破部门利益坚守为突破口，将公立医院综合改革与编制管理、价格体制、人事分配制度、医保管理体制以及政府职能转变等改革协同推进，加强制度统筹、部门协调和政策创新，形成改革合力。建立健全工作机制，加强部门联动，加强政策研究，形成改革共识，健全督导考核机制，做好政策培训、调研指导和检查评价。

（作者为中国医科大学人文社科学院教授、卫生管理教研室主任）

我国公立医院学科评估与绩效考核的实践与展望

高解春

以 2009 年 3 月 17 日《中共中央国务院关于深化医药卫生体制改革的意见》（中发〔2009〕6 号）为标志的新医改，已经走过了10 年与基本医疗保障、基本药物制度、基层卫生服务、基本公共卫生服务等改革同步，公立医院改革的十年历程，在公益导向、服务基层、医药分开、优化服务的同时，医院学科建设和医院科学管理被前所未有的高度重视，学科评估和绩效考核体系不断完善，对为群众提供安全、有效、方便、价廉的医疗卫生服务的医疗卫生服务作出重要贡献。

一、十年新医改对医院学科建设及其评估体系的推动

公立医院改革的 10 年，经历了医院发展由规模发展向内涵发展的转变，医院的补偿和运营随着公益性的确立已从体制机制上开始

发生重大改变，医院的准入和服务，在政府主导和社会监督下日趋科学和规范。医院管理者们已经清醒地认识到，学科建设才是医院发展永恒的灵魂，才是医院品牌塑造和患者感召力提高的关键。

（一）医院学科建设的理念和意义被日益重视

《中共中央国务院关于深化医药卫生体制改革的意见》（中发〔2009〕6 号）明确指出，健全各类医院的功能和职责，优化布局和机构，充分发挥城市医院在危重急症和疑难病症的诊疗、医学教育和科研、指导和培训基层卫生人员等方面的骨干作用。十年新医改的实践，让公立医院的管理者们逐渐明白，在现代医疗服务体系中，医院与家庭医生、全科医生、社区卫生服务中心不同，即使是县中心医院，都是区域医疗服务中心，必须要具备一定危重症及突发公共卫生事件的医疗救治能力，代表区域先进医疗水平，独立解决某些疑难疾病和提供相应的专科医疗服务。

在国际上，自 20 世纪 80 年代起，世界发达国家的医院管理者逐渐赢得共识：医院的学科建设是医院的重中之重。按照医学知识体系的学科及其亚学科进行临床管理、人才培养和临床科研，具有纲举目张的效果。

在我国，以北京协和医院、四川大学华西医院、空军军医大学西京医院为首，自 21 世纪初即把系统、科学的学科建设作为医院的重中之重，坚持不懈地把学科建设作为医院管理的主线。近 5 年来，随着公立医院改革的不断深化，上海、广东等地政府明确把学科建设作为公立医院提高水平、加强管理、改善服务的重要手段，在政策引导、财政投入、绩效考核上给予前所未有的支持，使医院学科建设被医院和社会高度重视。

在新医改的医院学科建设实践中，大家充分认识到：①医院学科水平是医院品牌、声誉、地位的基石。医院各学科的水平高低，对患者的感召力具有标杆性的作用。②医院学科水平是医院人才、绩效、补偿的基础。医院学科的竞争实际上是人才的竞争，"筑巢引凤"效应决定了是否重点学科、是否博士硕士学位授权点及学科梯队水平必然是人才凝聚的基础。随着公立医院补偿机制和绩效考核的深入改革和不断完善，与医院收入脱钩的工资总额核定和以绩效考核为基础的激励制约机制成为必然，而学科建设水平必然成为医院补偿和工资总额核定、绩效考核的主要内容和医院管理的主要指标。③医院学科是医院医疗质量、业务管理的抓手。现代医院管理制度下，传统的以职能科室为主导的扁平化管理已被以学科为基础的树状型精细管理所替代。医院的医疗质量、科研组织、流程管理、成本控制甚至院内感染控制、劳动纪律、环境卫生等管理，都应该以学科为单位，明确责任人，才能使医院管理落到实处。

总之，学科已经成为医院医、教、研、预防、保健一体化的基本组织结构，成为医院组织的细胞、医学活动的载体、医院管理的基石，是医院的灵魂和命脉。

（二）医院学科建设的内涵和方法不断丰富

医学学科的含义是指作为医学知识体系的每个分支学科。学科建设就是不断研究和完善该领域中的专门知识，拥有该学科的专门人员队伍和配置专门设施，而使其医疗技术保持在先进水平。

学科建设的要素包括学术方向、学科组织、学术梯队、学术研究、学术成果和研究基地。医院的学科建设首先要明确学科定位，制定以学科发展目标为依据的学科战略，着手不断完善与国际先进水平同步、符合中国国情的诊疗规范，进行以统一诊疗规范为抓手的质量管理。在二级、三级学科分科基础上，根据学科发展趋势和本学科的特色优势，明确各学组发展方向和全科协作的临床科研队伍。在此基础上，结合责权利统一的学科内部人事聘任和薪酬分配管理，关注学术范围、人性和和谐的文化环境，构建成医院学科建设的体系、制度和氛围。

在公立医院学科建设的实践中，在学科建设的理念和战略被日益重视、学科管理的激情和地位不断提高时，各方对于具体方法和操作也不乏争论，针对其中可能产生的误区，我国医院管理者在实践中也梳理出若干要点，对医院学科建设有重要指导意义。

1. 医院学科建设的核心是临床和创新　谈及学科建设，往往会受到高校对教师教学和科研业务能力界定的影响，片面强调论文、科研获奖情况、课题承担情况、重点实验室等学术研究、学术成果和研究基地。我们在实践中认识到，医院学科建设必须强调医院是以临床医疗、临床研究为主，医院的学科建设必须以临床为核心。学科的门诊、住院、手术的质量、疑难程度、临床能力和声誉必须成为学科评估放在首位的重要指标，临床创新能力更是医院学科建设的重要标志。

2. 学科建设必须重视体系、制度和氛围　曾经有些医院管理者在学科建设中片面强调学科带头人引进，过于依赖学科带头人的个人魅力和能力，往往产生"人来科兴，人走科衰"的学科起伏。学科建设是一个关系到整个医院的体系建设，涉及学术、人事、分配、管理等诸多方面，在完成学科带头人引进或选拔后，需要一系列以学科建设为宗旨、以临床创新为核心、以医疗质量保证为基础的制度，营造学科优先、崇尚学术、鼓励创新的氛围，这才是学科建设源源不断、蒸蒸日上的真谛。

3. 学科建设必须举全院之力综合协调　某些医院在完成重点学科遴选后，尽管在人力、财力、设施上给予很大投入，学科建设却不尽如人意，如各学科独立分割导致人才过于专业而综合能力较差、研究方向狭窄、重大项目缺乏、高水平研究能力薄弱，资源不能共享、整体效益低下等。医院学科是个树状结构，医院院长实际上是一级学科（临床医学）的代表，各二级、三级学科相互关联。医院应该关注以功能为基础的共享实验室配置、专科人才的综合能力培养、多学科联合攻关、发挥重点学科特色优势的辅助科室和相关学科的共同提高，如此才能真正提高整个医院的学科整体水平。

4. 学科建设需要"功成不必在我"的胸怀和恒心 医院学科建设是一个长期的宏伟工程，不可能一蹴而就，需要几代人的不懈努力。在当今医院院长任期普遍较短、更替频繁的体制下，医院管理者要有事业责任心和博大的胸怀，从我做起，从现在做起，以对医院未来负责的执着、坚持和恒心，笑迎明天。

在实践中大家已经赢得共识，医院学科建设任重道远。这是一个关系到人民健康的千秋伟业，需要众多医院管理者、学科带头人、医务人员务实认真地不懈努力。

（三）医院学科评价体系的不断完善

定期和有效的学科评估是医院学科建设的有效手段和外因推力。学科建设的成效和动态变化，必须有一个客观、公平、刚性的评估体系。

众多医院内部的学科评估已经逐渐形成一个具有中国特色的评估体系。学科评估的内容不仅应该包括学科定位、学科规划、实施措施，更应该强调临床工作量变化、出院病例和手术难度比较、新技术开展状况，同时结合学术成果（科技获奖、课题、SCI 论文及其影响因子等）、学科人才和梯队建设、教学水平及学科管理能力。许多医院的学科评估结果已经与学科设置和兼并、重点学科评选、学科带头人聘任、临床资源配置等挂钩，使学科评估受到高度重视，达到促进和激励学科建设的理想结果。

除了医院内部的学科评估，全国和区域内的第三方学科评估也是重要的参考指标。2009—2019 年是我国新医改十年，也是我国全国性的第三方学科评估体系从无到有、从一枝独秀到百花齐放、不断完善的过程。

2010 年 10 月，复旦大学医院管理研究所发布了"2009 年度中国医院专科排行榜"和"2009 年度中国医院排行榜"，开创了我国全国性第三方学科评估的先例。复旦版医院排行榜以成为中国医院学科建设的参考标杆，以搭建中国学科和医院管理学术交流平台为宗旨，参照美国最佳医院的评定方法，坚持声誉为主、临床为主的评价核心体系，采用同行声誉结合科研产出的方法，结合我国学科建设发展实际，评估学科从当初的 27 个，先后增加了老年、康复、急诊、重症、生殖、健康管理等学科，至 2018 年已达 40 个学科。2014 年起，为了兼顾区域医疗中心发展和患者就近解决疑难杂症，按我国七大行政区域发布区域专科和医院综合排名。2018 年对各专科实行声誉结合科研投入产出的量化评估，增加了客观量化性、排名敏感性和年度时效性，以其达到更为科学和综合的评估作用。

2014 年 12 月，中国医学科学院医学信息研究所发布了"2014 年中国医院科技影响力排行榜"，其以《学科分类代码》为学科分类标准，从科技投入、科技产出和学术影响三个维度，量化评估医院的科技影响力。2018 年该评估体系改名"中国医院科技量值（STEM）排行榜"，强调以统一标准、统一来源、统一方法反映医院科技活动影响广度和深度。评估学科也从 20 个扩展到了包括急诊、护理等在内的 29 个学科。

新医改的 10 年中，我国的第三方学科评估体系如雨后春笋不断涌现。不同维度和不同方法的医院和学科排行榜可以提示不同的信息和产生不同的评估结果，其折射的评估结果和比较差异，可以从不同维度反映各个医院的学科发展状况、临床水平、学术影响和辐射效果，对医院的学科建设有一定的标杆作用和参考价值。

二、十年来我国公立医院绩效管理发展的历程和实践

在新医改的十年历程中，我国公立医院的管理水平得到相应提高。其中围绕医改的战略目标和提高医疗质量及服务水平，开展各种形式的绩效考核，与人事聘任和薪酬分配有机结合，从理论和实践探索上均有许多建树。

（一）我国医院管理者对绩效管理的前沿视点和国外借鉴的认识过程

医院绩效管理是指医院管理者为实现医院战略目标，不断提高和改善员工能力与业绩所做的管理活动。绩效管理具有激励、评价与沟通等三大重要功能：激励是绩效管理的核心，评价是绩效管理最基本的功能，而沟通是激励和评价的基础，也是绩效管理的纽带与桥梁。

在众多医院绩效管理的前沿理论和视点中，战略绩效管理、激励理论和关键指标（KPI）法在我国医院绩效管理中应用较多。

战略绩效管理是以战略为导向的绩效管理系统，即建立科学规范的绩效管理体系，以战略为中心牵引组织各项经营活动。依据相关绩效管理制度，可对每一个绩效管理循环周期进行检查，对团队

或责任人进行绩效评价，并根据评价结果进行价值分配。我国新医改10年绩效管理中的最大共识，是医院公益性和公共服务责任决定了公立医院战略绩效并不局限于结果产出，更强调与结果产出密切相关的行为表现和能力储备。

绩效管理的激励理论是把激励看成是"持续激发动机的心理过程"。激励水平越高，完成目标的努力程度和满意度也越强，工作效能就越高。激励理论主要包括内容型激励理论、过程型激励理论、强化型激励理论和知识工作者的激励理论。

关键绩效指标（KPI）法把对绩效的评估简化为对几个关键指标的考核，是目标管理法与帕累托定律的有效结合。KPI指标的整合和控制，对关键事件的行为观察客观、准确，对未来行为具有一种预测的效果，有助于组织形成以目标为导向的共识和行为，可以策略性地指标分解，有利于战略目标的实现。

新医改的10年，也是我国医院管理者与国外医院管理者频繁交流、相互借鉴的10年。国外的许多医院绩效管理的体系和方法对我国医院绩效考核体系建立和完善起到一定借鉴作用。其中WHO欧洲办事处发起的"用于质量改进的医院绩效评价工具（PATH）"项目、英国星级医院评审与NHS绩效评价框架、美国医疗机构联合评审委员会国际部（JCI）的《国际医院评审标准》、澳大利亚医疗卫生标准委员会（ACHS）执行的医院绩效评价框架等医院绩效考核方法被广泛应用，不少被直接应用于医院质量控制评估体系。

（二）新医改推动公立医院绩效管理策略与总体思路的完善

《中共中央国务院关于深化医药卫生体制改革的意见》中提出，改革人事制度，完善分配激励机制，推行聘用制度和岗位管理制度，严格工资总额管理，实行以服务质量及岗位工作量为主的综合绩效考核和岗位绩效工资制度，有效调动医务人员的积极性。国务院明确从 2010 年 1 月 1 日开始，对医疗机构人员实行绩效工资制度。

新一轮医疗体制改革形势要求公立医院在坚持公益性的前提下，进行内部管理体制改革，强化以绩效考核为核心的医院管理。众多医院管理者对公立医院实施绩效管理进行新探索，建立一系列有效的绩效考核体系，充分发挥薪酬分配的激励和约束作用，在公立医院绩效考核体系建设中总结出了管理改革与相对稳定的原则，客观、公平、公开、公正的原则以及科学评价和易于施行的原则。同时提出了绩效管理 5 要素，即组织战略的清晰性，目标的挑战性及可衡量性，保证目标实现的高效组织结构，有效的绩效沟通、绩效评价与反馈机制及迅速而广泛的绩效结果应用。

根据新医改方案绩效考核的要求，在公立医院的绩效考核体系建立和完善过程中，众多医院管理者创造了很多宝贵的经验：在选择考核指标时，针对不同考核对象，采用不同方法。指标确定后对每个指标赋予权重，以权重比例体现绩效导向和管理者意志。JCI、ISO9000 等质量管理体系被越来越多地应用于医院质量绩效管理。针对公立医院中普遍存在的以收入为导向的分配方法的趋利导向和简单的岗位工作量测量方法未能有效结合医疗服务的技术含量、风险因素等资源投入情况，为了反映实际工作量和服务质量，许多医院将 DRGs 和 RBRVS（以资源为基础的相对价值体系）等方法引进到岗位工作量的考核中，逐步建立起较为科学的岗位工作量测算方法，提升了医院内部绩效考核的科学化、专业化、精细化水平。

（三）我国公立医院绩效管理的实践案例分析

10 年的公立医院绩效考核实践，逐步构建了以患者为中心、以医疗质量为重点的绩效考核指标体系，形成了绩效考核结果反馈机制，加强绩效沟通、充分发挥考核的导向作用成了提高医院医疗质量与效率、促进整体绩效提高的主要手段，以考核为基础的医师准入制度和医务人员薪酬分配体系正在形成。

10 年公立医院绩效管理的实践，也涌现出许多成功案例。上海申康医院发展中心作为上海市政府的办医责任主体和市级医院国有资产投资运营监管的责任主体，为了建立导向清晰、科学合理、有效的激励约束机制，引导和推进市级医院坚持公益性办院方向，提高医院专业化管理水平，转变运行机制，提高运营效率，更好地服务于患者，于 2006 年制定并开始实施《市级医院院长年度绩效考核办法》，建立起对 28 家市级医院院长年度考核与任期考核相结合、结果考核与过程评价相统一、考核结果与奖惩相挂钩的考核制度。绩效考核指标体系由定量考核指标和定性考核指标构成，定量指标主要从社会满意度、管理有效性、资产运营水平、发展持续性、职工满意度等几个方面进行考核，重点围绕患者对医疗服务的满意程度、医疗费用控制、医疗服务质量等方面，兼顾管理效率和学科发展；定性考核主要以平安建设、办院方向两个方面为主，因院长失职造成医院发生重大安全生产事故、医疗事故、违法违纪案件等情况的，给予院长绩效考核降级处理。年度绩效考核的结果是综合定量和定性考核结果的得分，用百分制表示，并根据得分高低分为 A、B、C、D 四个等级。

新医改的 10 年中，上海市级医院绩效考核根据公立医院改革要求，不断调整绩效考核内容。2007 年增设"纵向资源整合"以引导市级医院支援社区和郊区医疗服务；2008 年增设"医保费用控制"附加分指标，要求医院加强医疗费用控制，并把市级质控中心的督查结果作为院长绩效考核医护质量指标的数据来源；2012 年引入工作难度系数，引导医院关注内涵质量。上海市级医院通过 14 年的绩效考核实践证明，绩效考核是引导医院公益性方向的重要手段，是出资人制度和医院法人治理结构的有效探索，是管理者激励约束机制的重要方法和提高专业化管理水平的有效途径。

四川大学华西医院于1989年成立医院经营管理办公室，负责医院绩效考核、奖金分配及科室的运营管理。医院根据不同时期的战略调整，分阶段制定绩效目标。1996年，医院调整绩效指标，将效益指标与效率指标相结合；2000年，医院绩效指标体系再次调整，加重效率、质量指标的权重；2005年，以做强学科建设为主要目标，医院学科评估结果纳入绩效考核，通过与聘任制度衔接，要求每位高年资医生细分亚专业，每个亚专业目标瞄准全国前五位甚至是全国前二位，同时启动人事分配改革。

四川大学华西医院将医院员工按照职业特点和工作流程，划分为医疗、护理、医技、行政、后勤、科研、教学七大体系，按各体系不同的成长规律、劳动强度、创造价值的不同，进行不同的绩效考核、奖金分配，使之围绕学科建设。医院建立了以347个医疗组长为核心层、以主治医师群体为骨干层及住院医师为基本层的人员金字塔，对不同层级的人员采取不同薪酬分配制度，绩效考核以核心层为主。如此以学科建设为绩效目标的激励考核机制，使其学科水平始终名列全国前茅。

三、对我国公立医院学科评估和绩效考核的展望

（一）对我国医院学科评估体系的发展展望

随着新医改的不断发展，我国公立医院的学科发展将具备新的内涵特征。在强调公益性和质量至上的原则下，更加关注临床创

新，注重临床实践与医学科研的有机结合，从医学治疗向健康管理拓展，与其相应的学科评估体系也将更为科学，更具有指导和应用价值。

1. 公立医院内部学科建设的常态化和精细化趋势　未来的公立医院学科建设将有新的内涵，重点聚焦于先进诊疗技术的掌握、医学科研的创新和医学人才的培养。作为国家或区域医学中心的各级公立医院，重点要提升解决疑难危重疾病的诊疗能力、行业前沿的技术创新能力、复合型人才培养能力和科研成果的产出能力。国家级医学中心还应具有国际竞争力的学科研究方向、引领行业发展的一流学科带头人和高效的转化医学模式。把学科作为医院的基本组成单元，医院学科的水平决定了医院的质量和品牌，通过包括医疗、教学、科研、人才、文化的学科建设，提高公立医院的医疗服务水平、诊断治疗质量、增强医院的核心竞争力将成为共识。

学科评估是医院学科建设的核心内容，定期的学科评估将成为公立医院学科建设的常态。医院内部学科评估的对象为各三级学科及其学科带头人。学科评估的指标体系重点突出临床诊疗水平、自主创新能力和学科创新型管理。在强调评估标准的公平性和相对刚性的同时，评估指标的量化和科学性成为必然趋势。学科评估结果与学科设置、学科带头人聘任、临床资源配置挂钩，结合制度建设与氛围营造，逐渐形成一个体系，由自我对照的纵向比较，向医院内部横向比较、向行业和国内国际标杆医院的比较拓展，由论文、课题、获奖等科研量化评估向以临床声誉、技术创新、科研产出及其成果转化的综合学科实力评估发展。

2. 对学科评估的政府主导和第三方评估特色的未来展望　随着

众多研究机构和第三方的全国性学科排行榜的推出，各种维度、各种方法的学科评估体系不断涌现，政府主导和结果应用成为学科评估体系的发展动力，更多的各级卫生行政管理部门，将第三方学科评估结果作为政府对公立医院学科绩效、学科建设考核、学科投入的重要参考指标。全国性学科评估将逐渐成为包括公立医院、部队医院、企业医院、民营医院等各级医院及其健康服务业的行业学科引航者。各研究和第三方评估机构的学科排行榜和评估体系，在坚持公益属性、公平公正的同时，将进一步从医学发展规律和学科内涵角度，应用卫生信息共享、疾病和手术分类及其难度系数、科研信息检索等方法，提高量化评估程度，不断提高评估结果的准确性和真实性，增强综合评估导向和对医院学科建设的指导价值。

（二）我国医院绩效考核体系的发展展望

1. 国家新颁三级公立医院绩效考核方法解读　2019 年 1 月 30 日，《国务院办公厅关于加强三级公立医院绩效考核工作的意见》（国办发〔2019〕4 号）明确以医疗质量、运行效率、持续发展和满意度评价四个维度、55 个具体指标，出台了我国首次统一的三级医院绩效考核指标体系。这个绩效考核体系的出台，使维持公立医院的公益属性，从规模扩张型向质量效益型转变、现代医院管理制度的落实有了"指挥棒"。

新医改的 10 年，公立医院改革的顶层设计基本完成，以全民医保覆盖、药品零加成为标志的医院筹资和补偿机制改革已经启动，方向明确、路径清晰，绩效考核体系就必然成为公立医院改革举措落实的关键。《关于加强三级公立医院绩效考核工作的意见》的政策导向十分明确，公益导向、质量安全导向、统一规范导向、客观量化导向、简约可行导向、费用控制和降本节耗导向……这个绩效考核方法强调，尽管全国各地的经济发展水平不同，但上述公立医院基本职责、公共职能是政府和社会要求同质化发展的共同方向。考核指标中的门诊与出院人次比例、下转患者人次数、日间手术与择期手术比、预约诊疗率、门诊和出院均次费用增幅等，对公立医院的绩效导向意义重大，而以患者和医务人员满意度为主要内容的评价体系是"获得感"的真实演绎。

《国务院办公厅关于加强三级公立医院绩效考核工作的意见》落实的关键，是在国家顶层设计的前提下，各地对不同医疗机构的绩效考核指标权重的设置、指标参照值的选定、指标正向和负向分值的确定，这是绩效考核最后落实、导向性、针对性和精确度的关键，是最后关系到绩效考核效果的保证。当权重确定后，KPI原则会使55个指标中的某些指标因为权重太小、无关紧要而被逐渐淡化，永恒改进和不断完善成为必然。绩效考核结果与公立医院改革有机结合，作为政府投入、医院规划、项目立项、绩效工资总额核定、医保政策调整、院长聘任、医院评审评价、年度评优的重要依据，将发挥纲举目张的理想效果。

2. 以政府绩效考核为引导、公立医院内部绩效为基础的管理体系建设 预计2019—2020年，在国家统一制定的公立医院绩效考核体系启动后，长效常态的绩效评价将替代过去脉冲的医院评审，绩效管理作为政府主导的主要手段，改变我国长期政府组织评审、医院被动应付的局面，科学、精准、量化、以卫生信息为基础支撑的绩效考核将成为公立医院坚持公益、提高医疗质量和服务水平、学科持续发展的管理导向和激励杠杆。

在国家和省市的公立医院绩效考核制度和指标权重的引导下，

各公立医院、科室、员工的三级绩效考核体系必然应运而起并常态运作，使医院的战略目标实施、学科建设、医疗质量、成本效率等业绩得到及时考核和客观量化体现，以绩效为引导的现代医院管理制度得到有效落实。

（作者为复旦大学医院管理研究所所长）

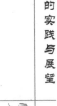

新医改以来我国医疗机构临床路径实施的现状与展望

陶红兵

　　随着医药卫生体制改革的深化，我国的公立医院改革也面临着新形势、新挑战。实施医药价格综合改革，全面取消药品加成，公立医院需要转变发展理念，由过去的粗放型逐步过渡到集约型，依靠管理水平的提高来控制成本，提高效益。

　　在新医改进程中，我国的医保支付方式正逐步由按项目付费的后付制转变为总额预付制，现阶段国家医保局正开展试点探索DRGs付费。实施DRGs付费，医保额度只与某病种行业内的平均治疗费用有关，而与医院自身的成本无关。因此，医院需要重视医疗过程中费用的测算与控制，以防止自身因医保亏损过高而陷入运行困境。同时，医药卫生行业供给侧改革应着力于提高医药卫生服务的供给体系的质量和效率。公立医院作为最主要的供方，面临着巨大的挑战。因此在医院管理中需要更加科学化、精细化的管理思维和管理模式。

　　临床路径（clinical pathway，CP）是针对某一疾病以循证医学证据为依据，促进诊疗的规范性而建立的一套标准化的诊疗综合模式，是医院精细化、科学化的质量管理工具。它包含了循证医学、整体护理、成本控制、持续质量改进（CQI）、PDCA循环、全面质量管理等理论的标准化医疗护理模式，可以规范医疗行为、改进医护质量、减少医疗资源浪费、降低医疗费用、提高医院的运行效率，因此已被许多发达国家广泛运用。伴随着新医改的进程，我国临床路径工作已由最初的零星探索到全国推广并进入医院常态化管理，短短10年间已取得了巨大成效，在医疗质量持续改进中发挥着不可替代的作用。任何事物的发展都需要顺应大环境和趋势，在医改新形势下临床路径发展也正面临着巨大挑战，如何把握机遇战胜困难，是所有医院管理者和医院管理研究者的工作重心。通过回顾我国临床路径的发展历程，梳理其取得的成效和存在的问题，整理反思并究其根因，以指导今后医院管理者及研究者将临床路径医改的发展之路走得更远。

一、临床路径在我国的发展历程

20世纪60—80年代是美国个人医疗费用的高速增长时期，处于急需解决控费问题的边缘，临床路径应运而生。早在1971年美国就已成立SITO基金会，致力于医疗品质的改善及医疗费用的控制。1983年美国政府以法律的形式实行了定期付费制，这种制度的基础依据正是按疾病诊断相关分类（DRGs）。这一做法使得同一种DRGs患者均可按同样的标准进行付费，与医院实际发生的服务成本无关，这就迫使医疗机构不断提升管理水平，降低成本。美国于1985年开始在临床护理工作中探索临床路径管理模式，随后政府为了提高医疗资源利用效率，将医保支付制度由后付制改为按 DRGs 的预付费制。同时有实践表明临床路径可缩短住院日，降低医疗费用，又可提高医疗质量，于是医院出于自身效益的考虑，开始大范围运用临床路径管理。到 2007 年，美国 80% 以上的医疗机构都实施了临床路径管理模式。伴随着世界各国的医疗体制改革，各个国家也相继推出了适合本国国情的医保支付制度，临床路径作为控制医疗费用、规范诊疗行为的管理手段，在日本、新加坡、韩国、德国、英国、澳大利亚等发达国家也得到了广泛应用。

国外的临床路径经过 30 多年的逐步发展与改进，临床路径的设计、实施以及评价指标体系已经日趋完善，能很好地控制平均住院日和医疗费用，优化医疗服务流程，保障医疗质量等，很多经验都值得我国的医院管理者学习和借鉴。纵观我国的临床路径发展，主要经历了三个时期。

（一）研究探索期（1995—2009 年）

我国大陆地区对临床路径的研究及实施起步较晚，台湾地区最先实施了临床路径标准治疗途径，最早关于临床路径的文献报道是 1995 年林口长庚纪念医院泌尿外科关于经尿道前列腺切除手术的临床路径。1996 年临床路径引入中国大陆，四川大学华西医院率先开展临床路径研究，其将膝关节镜术和人工关节置换术患者纳入临床路径管理，使患者满意度提高了 23.1%，平均住院日从 7.8 日下降到 3.5 日，平均住院费用从 4532 元下降到 3587 元。随后北京协和医院等少数几家大医院相继开展了临床路径的探索，但仅是少数的关于临床路径的案例应用研究。随着看病难、看病贵问题的日渐突出和医疗卫生体制改革的不断深入，从 2003 年起，对临床路径的关注程度逐渐提高，各地专家学者开始致力于临床路径的探索研究，全国范围内开展临床路径实践的医院也在逐渐增多。

2003—2009 年，国内有文献报道的实施临床路径的医院有 162 家。除港澳台地区外，我国大陆地区的 31 个省、市、自治区中，只有内蒙古、西藏、海南、青海和贵州没有相关数据资料，实施临床路径的省份占到 83.9%。162 家医院占全国医院总数的 0.8%，占全国公立医院总数的 1.0%，实施临床路径的病种数量在 10 个以下的有 134 家医院，占 82.7%。临床路径作为优化医疗服务流程、实时控制医疗质量和效率的管理模式，当时在我国医院管理中逐步开始应用，以浙江台州医院、山东济宁医学院附属医院为代表的医院相继引入临床路径管理模式，进行临床路径的探索研究。

在这一阶段，临床路径在我国的实践呈零星点状分布，尚未形成规模，也无成熟规律和方法可循，各试点均是自发进行相关实践和探索。因此临床路径的研究程度还不深入，实施范围不够广，病种也很有限，在全国尚未形成规模化影响，发展相对缓慢。但是借助临床路径进行医院管理优化的意识已被部分医院管理者所接受，为今后临床路径的发展奠定了基础。

（二）政策试点期（2009—2012 年）

经过了十多年的研究探索，医院已意识到临床路径对提高医疗质量、控制医疗风险以及增加资源利用效率的作用。为了贯彻落实《中共中央国务院关于深化医药卫生体制改革的意见》要求，卫生部于 2009 年下发了《关于开展临床路径管理试点工作的通知》，将临床路径作为公立医院改革的重要突破口和公立医院改革的一项重要任务来抓，并成立临床路径技术审核专家委员会，选择了全国

102 家医院作为卫生部临床路径试点医院，共制定下发了 22 个专业 331 个病种的临床路径，并把临床路径管理作为医院等级评审的内容之一。

至 2011 年底，试点省份、医院、专业进一步扩大，试点病种已达 199 个，全国试点医院有 3467 家，占公立医院数量的 46.9%；全国开展临床路径管理病例数达到 140 多万例，完成率为 89.4%。此外，中医临床路径的试点工作也已启动，已完成 22 个专业 95 个病种的中医临床路径文本制定工作。2012 年 5 月召开的全国临床路径管理工作会议要求各地加大力度、全面推进临床路径管理工作，这次会议的召开标志着试点工作结束，临床路径工作在全国范围内铺开。

这一时期，临床路径在政策层面被确定下来并在全国进行试点推广，临床路径的覆盖面随之扩大，迅速在全国铺开。加上国家层面出台临床路径文本和相关的制度文件，临床路径管理工作进入了高速发展的政策支持时期，试点单位也取得了一定的成效。但也应注意到，政策助力极速推进的同时，医院补偿制度、医保支付方式改革、临床路径实施质量监管和信息化建设等均未同步，致使这一阶段的临床路径发展出现了浮于表面而内涵不足的情况，大多数医疗机构也只是迫于压力才开展临床路径，只片面追求入径率和完成率，而对临床路径实施的意义认识不清，对其带来的长效利益也认知不足，这些原因都会诱发接下来的临床路径实施效果不理想。

（三）持续发展期（2012 年至今）

2012—2015 年，临床路径工作热度有所降低，工作重点主要是具体路径的开发和推广，以及推进临床路径县级医院的使用。但从专家学者的研究来看，大部分医院对临床路径的内涵把握还不够，整体的实施效果欠佳。

2015 年，国家卫生计生委发布《关于印发进一步改善医疗服务行动计划的通知》，明确要求至 2017 年底，所有三级医院和 80% 的二级医院实行临床路径管理，三级医院 50% 的出院患者和二级医院 70% 的出院患者按照临床路径管理。2017 年 8 月，国家卫生计生委发布《医疗机构临床路径管理指导原则》，要求建立临床路径管理工作体系，突出了临床路径"四个结合"的原则，即临床路径管理与医疗质量控制和绩效考核相结合、与医疗服务费用调整相结合、与支付方式改革相结合、与医疗机构信息化建设相结合。截至 2017 年 9 月，印发了涵盖 30 余个专业、1212 个病种的临床路径，基本覆盖了临床常见病多发病种，这些病种的临床路径在指导各医疗机构开展临床医疗救治相关工作，规范了医务人员的诊疗行为，优化诊疗流程等方面发挥了重要作用。

在 2018 年全国医疗管理工作会议上，国家卫生计生委在部署 2018 年医疗管理重点中明确提出，继续推进临床路径管理，力争所有公立医院在 2018 年底前实施临床路径管理。如今政府大力推进临床路径，在医改新形势下，临床路径凸显出其无可替代的重要性，标志着临床路径在我国的发展步入了一个新的阶段。

此时期，我国的临床路径工作进入了一个沉淀期，在热度有所下降的同时，也促使医院管理者们去深入探讨临床路径的本质及其对医院管理实践的意义。在国家层面上，临床路径文本的制定也在不断细化和深入，衍生出了适用于县医院的版本，指导临床路径实践工作纵向推进。同时一批坚持探索临床路径的医院也经受住了时间的考验，在医药卫生体制改革的大背景下脱颖而出，保持其强大的竞争力，并为我国临床路径的实施提供了宝贵的可借鉴的经验。

二、我国医疗机构临床路径实施的现状

（一）我国医疗机构临床路径的实施成效

近10年来，国内外临床路径研究经过不断发展，已经处于一个相对快速的增长状态。回顾十年来的临床路径研究不难发现，在现阶段的临床路径领域，无论是国外还是国内，其研究重点均集中在三大领域：一是具体领域的应用，二是实施效果评价研究，三是概念总结阐述。目前临床路径的发展实践也取得了一定成效，具体表现在以下几个方面。

1. 临床路径涉及病种数目持续增加，开展范围不断扩大　根据2017年第二季度相关数据报道，全国已开展临床路径管理工作的公立医院约7000家，占全国公立医院总量的88.7%，截至2017年9月共印发了涵盖30余个专业、1212个病种的临床路径。现在临床路径的开展范围已在外科手术、内科、护理领域等病种的应用研究及实施效果分析评价的基础上，逐步向危重疾病、医疗标准化模式构建的领域进行拓展延伸，涉及康复、预防、保健等领域，为患者提供一站式服务，以及全生命周期的医疗照护。

2. 临床路径改善医疗质量，人民群众切实获益　一是医疗服务质量安全进一步得到保障，开展临床路径管理的医疗机构，其医疗质量和医疗安全的指标控制良好，入径人数和排前十名病种的手术率感染率处于较低的水平。二是医院效率不断提高，全国平均住院日由 2015 年的 10.5 日下降到了 2016 年的 9.4 日，2009—2016 年的平均住院日缩短了 10.5%，年均下降 0.2 日。三是临床用药更加规范，实施临床路径管理的大部分病种，次均抗菌药物下降，抗菌药物使用的合格率进一步提高。四是医疗费用增速放缓，结构趋于合理。实施临床路径的医院费用结构趋于合理，临床路径主次均住院费用增长幅度基本均低于非临床路径的速度。临床路径对医疗质量的提升效果明显，切实缩短了平均住院日，降低了医疗费用，为百姓谋福利。

3. 临床路径相关制度不断完善，实施水平得以保障　现各级医院均对各层级的医务人员开展了有针对性的临床路径培训工作，临床路径的规章管理制度也逐步完善。开展的培训也不仅仅是制度层面的培训，而是定期将临床路径开展情况进行汇报分析，总结变异因素，再进行有针对性的培训，根据变异情况进行分析讨论，反复修订临床路径文本，不再回避变异的发生。有研究对上海市、湖北省、甘肃省等共计 51 所实施临床路径的公立医院进行横断面问卷调查，在已实施临床路径的公立医院中，48 所（94.1%）组织了临床路径的培训，且培训的针对性较强，对后期临床路径的实施工作打下了基础。

4. 临床路径信息化进程不断推进，实现医疗信息化　随着医院信息化建设的不断推进，一些医院将临床路径的实施情况及效果评价与医院信息系统进行对接，并且直接从信息系统提取数据进行分析实时监管，这为临床路径的顺利开展提供了保障，同时也保证了实施效果评价的真实性。还有的医院通过信息系统在路径定义时把相关疾病的病历、相关文书、医嘱、检查检验单建立临床路径模板，这大大提高了医务人员的工作效率，也规范了临床用药和诊疗。

5. 临床路径的实施更加科学规范，实行多学科合作模式 临床路径的实施需以循证医学为依据，这就要求不仅要体现在医患护三方的共同参与，还需有临床药师及医技科室来共同参与到疾病诊疗的全过程中，这样可避免治疗方案的随意性，提高准确性和预后的可评估性等。药物治疗是实施管理中的一个关键环节，临床药师作为临床药物治疗的主要参与者也应全程参与实施。有医院将有无药师参与的临床路径分为两组，通过队列研究的方法发现，对脑梗死患者实施临床药师参与的临床路径管理，能更有效地降低患者并发症的发生，患者对治疗的配合程度也明显提升。

6. 临床路径管理作为模式推广，可促进医疗质量的持续改进 临床路径作为质量管理工具，不仅运用在规范疾病诊疗过程建立标准化诊疗路径，还可以作为模式推广，运用在医疗质量管理的关键环节中，来提高工作效率、优化服务流程。部分医院将肿瘤患者按统一的纳入排除标准，将患者分为临床路径组与非临床路径组，进行同期队列研究，发现对病种实施系统化临床路径管理后，医疗费用得到有效降低，住院时间明显缩短，患者满意度有所提高，临床路径的管理模式在优化工作流程，提高医疗质量有显著作用。

（二）新医改进程中我国医疗机构实施临床路径存在的问题

从总体层面看，在国家卫生健康委员会的主导和支持下，国内临床路径管理在近 10 年的时间中，呈良性发展状态，成绩斐然。但临床路径毕竟是舶来之物，在当前我国的医疗付费方式、医保支付模式、国家对公立医院的补偿机制等方面的相关措施和保障性制度仍不健全的情况下，加之各级公立医院学科规模、管理体系、财务状况、人才结构、信息化程度参差不齐，导致相当数量的医疗机构难以有效管理和控制临床路径的具体实施，尤其表现在评价机制的缺失方面，不得不参照上级部门的管理办法，机械、盲目、消极地开展，进而导致许多医院的临床路径管理处于病种开展例数少、入组率低、变异程度高的尴尬境地，实施质量参差不齐，整体的实践效果并不理想，究其原因主要在以下几个方面。

1. 临床路径实施的宏观政策环境尚不完善　在发达国家，临床路径管理工作是国家医疗卫生宏观战略的重要任务之一，推行以患者为中心，提供优质、可持续性医疗护理服务为主的多机构（包括入院前、住院中和出院后）医疗服务管理模式，并推行医院内部的临床路径以及医院与其他机构间的分期路径管理模式。而我国的临床路径管理模式主要以医院内部临床路径模式为主，未与下级医院建立双向转诊制度，没有建立医疗机构间的分期路径管理模式，加之正处在深化医药卫生体制改革的关键时期，医保支付方式正开展试点工作，多项改革措施共同进行，难免有厚此薄彼的现象发生。同时，因尚未有统一有效的评价方法，对于其效果的评价可能存在褒贬不一的情况，在国家层面上未给予统一的考核体系及标准，给临床路径的监管工作带来一定难度。

2. 开展临床路径的医保支付制度有待改革　临床路径是合理控制医疗费用、控制成本的一种手段，它与医保支付制度相结合可产生相互作用，控制医疗费用，引导、约束医疗机构和医务人员使用临床路径。国外临床路径的产生是为了控制医疗费用的上涨，临床路径产生前，医保支付方式已相对较为成熟，这与我国临床路径的开展背景不太相同。目前，我国医保支付方式仍在探索期，全国都有单病种付费、DRGs 支付方式的试点医院，对于按病种付费来说，医保是定额付费，医院若节约了医保基金，下年可能会降低病种定额支付标准，那么医院可能就不会主动降低医疗费用，再加上与临床路径联系不紧密，依然存在不合理的医疗费用。还有许多地区仍以按项目付费为主，那么临床路径的控费作用就未完全发挥，医务人员也没有实施临床路径的积极性。

3. 临床路径实施的依从性有待提高　一是政府对公立医院的补偿力度不够，临床路径对医院的管理水平提出了较高要求，许多医院在实施初期收入会随之减少，但是财政无法补偿这部分收入，也没有实行相应的激励政策措施。二是医院领导对临床路径的重视程度直接决定了临床路径开展顺利与否。各个医院领导由于知识背景差异，可能对临床路径认知程度参差不齐，重视程度不足，缺乏相关的理论知识和管理经验，管理部门关注的只是入径率、变异率、退出率这些数据，为了完成上级对临床路径的要求，对于临床路径管理越来越严，扣绩效越来越多，从而会导致医生的消极抵制。三是临床路径的推行，必须充分考虑医生工作量的降低，而不是增加工作量。医生对繁琐的医疗文书书写已经疲惫不堪，再加上许多的临床路径表格填写，不但没有实现预期的便捷，反而增加了工作量，遭到的阻力可以想象。临床路径推行，需要与患者更多的时间沟通，让患者熟悉临床路径，这使沟通成本大增。这些因素都使医院和医护人员实施临床路径的依从性降低，从而导致临床路径实施效果不佳。

4. 临床路径管理信息化建设整体水平仍有待提高　随着医院信息化系统不断向前推进，许多医院已不再用纸质版临床路径材料，但仍有部分医疗机构由于信息系统发展滞后，尚未实行电子化临床路径，还处于手工操作阶段，致使临床路径的数据统计不精确，数据整理、分析评估、监督工作开展困难，这给临床科室的工作造成了一定的负担，增加了医护人员的工作量。我国临床路径信息系统未能实现整体设计，部分医院虽然实现了电子化的临床路径，但运行效果却不尽人意，与电子病历系统融合性较差，临床路径的相关信息和关键节点不能在病历系统中完全体现，不具备流程管理、变异管理、医嘱库管理、查询统计等实际应用功能。还有的医院甚至有多套信息系统并且相对独立无法对接，更无法关联，这样就给临床医生在具体操作过程中带来了诸多不便。

（三）医保支付制度改革下我国医疗机构实施临床路径面临的挑战

我国正面临人口老龄化、疾病谱改变的现状，随着人们生活水平的提高，医疗新技术的开展，居民健康意识的提高，对医疗服务质量和服务水平提出了更高的要求，如此则带来医疗费用的不断增长。回顾历史，临床路径的发展与医保支付制度改革密切相关，医保支付制度的变革促使医疗机构推行临床路径以改善内部管理，而临床路径的实施既保障了医院能够在新的政策环境下保持受益，又保证了疾病的治疗效果，从而有效缓冲了政策变革带来的震荡。为控制医疗费用的快速增长，同时保证医疗质量和医疗安全，就需将医保支付方式与临床路径相结合来共同管理。

1. 临床路径为医保付费提供医疗质量的保障　现推行的单病种付费、DRGs 等医保付费方式的改革成效是显著的，但也存在相应的风险和问题。如部分医疗机构为了降低平均住院日，可能会让患者在没有完全康复的情况下提早出院；或者为了降低均次费用去办理分解住院；又或者为节约成本而降低医疗服务质量等。这些对医院的医疗质量和医疗安全造成潜在风险。如果能在费用标准确定的情况下，提供更合理、规范、有效的医疗服务，如何既减少医疗成本又不降低医疗质量，是摆在我们面前的一道难题，临床路径的应用和推广正好解决了这一问题。临床路径设计的初衷就是为了规范医疗行为和流程，保障医疗质量和安全，其规范化的诊疗模式为医保支付方式的实施提供了安全保障。对医疗机构而言，临床路径的开展，有助于加强成本管理、优化医疗流程及诊疗项目，提高医疗质量，减少医疗纠纷；对医疗保险机构而言，有利于制定各地本土化科学合理的 DRGs 支付标准，便于减少不合理的医疗费用、确定必要诊疗项目，有利于改进质量管理及医保基金平衡等；对患者而言，能够有效降低费用负担、保障医疗服务质量等。

2. 医保支付制度有助于临床路径的推广和实施　医疗机构推广和实施临床路径，不仅要提高医疗机构的诊疗效率，还要为医疗保险和单病种付费、DRGs 等支付方式打下基础，通过规定治疗必需的药物、检查项目和治疗手段，同时测算最高限价并向社会公示，减少大处方、大检查，降低医疗收费中的药占比，解决新医改中看病难和看病贵的核心问题。在过去医院单独实施临床路径过程中，普遍出现临床路径病种单一、覆盖面窄、流程灵活性差等问题。同时由于利益驱动不足，导致临床路径在推广过程中遭遇重重困难。DRGs 的疾病组合分组的付费方式，给临床路径优化提出了指导方向和驱动力，DRGs 的实施进一步推动临床路径管理的推广及完善。

卫生行政管理部门应尽快探索和实施单病种付费或按疾病诊断分类定额预付制，让临床路径管理工作能够与当前国家医药卫生体制改革政策紧密结合，以保证临床路径在实施的过程中充分发挥其优势，促使医务人员转变对临床路径的认知，充分发挥医务人员实施临床路径的主观能动性，进一步推动临床路径工作的开展。DRGs是有效的医保控费手段，而临床路径作为医疗质量管理工具，一方面为医疗支付方式下的医疗行为和服务提供了质量和安全保障，另一方面，DRGs的应用也为临床路径的推广和实施提供了切实可信的经济动力。

三、对我国医疗机构临床路径管理的展望

现如今，临床路径的作用已经有所显现，虽然仍存在现行医保政策不配套、临床路径文本待改进、临床路径评价体系不完善、信息化管理滞后等问题，但这些终将会随着我国医疗体制改革的不断深入与精细化信息化管理水平的不断完善得到逐步解决。今后，临床路径研究发展方向要在加强基础理论的实证检验及实践应用的基础上，向着以下几个方面发展。

（一）与医保支付方式改革紧密结合，推进临床路径管理

随着医保支付方式的改革和DRGs付费试点工作的不断深入，医疗机构在保障医疗质量与安全的前提下，必须提高医疗效率，控制医疗成本。临床路径是以病种为单位进行管理，对医疗行为有规范作用，可以防止或限制过度检查、治疗和用药，使医疗过程更加科学、合理，为医疗服务成本测算提供基础。在临床路径的基础上，能够科学测算疾病组的诊疗成本，在一定程度上减少不同地区、不同医生间差异导致的治疗费用的差异，为实行DRGs付费方

式提供参考。医疗机构应当积极配合物价管理和基本医疗保险管理部门，按照临床路径做好费用测算，医院通过对临床路径的合理制定，对比科室实际病种成本，结合医保支付与临床路径付费，测算出自己临床路径标准成本，从而推进医保支付方式改革。DRGs 与临床路径相结合的管理模式将日渐成为未来的发展趋势，以助有效促进医疗资源优化、提高医疗服务质量、带来更大的经济和社会效益。

（二）与绩效考核体系相结合，建立激励与约束机制

由于国家正推行公立医院综合绩效考核，这是医院推行临床路径的较好时机，借助强力的政策导向，同时与内部绩效考核关联互动，能产生较好的作用。医院管理部门建立健全的绩效考核体系，完善激励机制，将临床路径的相关指标纳入绩效考核指标体系且占到一定的比重，考核结果与奖金分配、评优等挂钩，提高医务人员实施临床路径的积极性。建立相关的公示和惩戒机制，对临床路径完成不好的科室进行公示并进行根因分析，帮助其改进。制定相应的奖惩政策，包括评价措施、奖惩措施并与绩效管理相结合，早期以奖励措施为主，以评促改，实施半年以后奖惩结合，以推进临床路径实施工作的有序开展。在全国大力推行 DRGs 医保付费方式之时，实施临床路径，结合绩效考核形成长效联动机制，既促使医务人员严格控制医疗费用，实行成本管控，又提高了疾病的诊治水平。

（三）完善临床路径实施流程，保证相关工作科学开展

临床路径作为我国医疗改革的重要举措，虽然起步较晚，但国

家卫生主管部门及时对试点临床路径管理工作的进展情况进行评估，总结经验，不断改进，为进一步完善临床路径管理工作制度，尽快建立完善的指标评价体系奠定了良好的基础。卫生管理部门应联合科研机构和临床一线开展相关调查研究，制定出科学的临床路径评价方法并用政策文件的形式确定下来，使临床路径的管理工作更加有据可依，有理可循。

同时，医院管理部门应根据医院的实际情况，对临床路径的文本进行相应的细化和调整，在医院内部形成临床路径文本制定专家小组，定期对路径文本进行修订，使临床路径文本更加符合各个科室的实际情况，更加具有可操作性，以保证临床路径的实施效果。但临床路径不是静态不变的，而是随着循证医学证据的积累、卫生技术发展与应用的推广、医疗需求的提升、诊疗行为的规范而不断完善的。

（四）进一步提升信息化水平，促进临床路径精细化管理

医院医疗质量的监管、绩效管理、临床路径、单病种管理、DRGs、适合新医保结算政策的付费、医保智能监管等都有赖于信息化的支持，医院信息化建设的逐步完善能够为医院带来切实的效益。医疗机构应当通过信息化、大数据对临床路径管理有关数据进行统计、分析，为提高医疗管理质量和水平提供依据。

上级卫生行政管理部门应出台临床路径信息系统的建设标准，提供一定的资金支持，推动临床路径信息系统建设的进程。医院内部应该做好电子病历系统与临床路径管理系统的对接，更多着力于系统的人性化改进，使之符合医生的使用习惯，切实减轻医生的工作负担，便于医生进行临床路径管理。计算机网络管理技术将在医

疗服务领域得到更加广泛和深入的采用，医疗服务手段将与移动通信服务商等更多平台进行整合，医疗服务效率和可及性将得到不断提高。

（五）不断创新临床路径管理模式，实现精益管理

医院院长需要转变观念，把临床路径的实施作为提升医疗服务质量、控制医疗风险、减少医疗资源浪费的重要手段。临床路径实施涉及的部门较多，领导的重视是临床路径管理实施成功的关键，健全管理组织并落实组织的职责是顺利实施的保证。

加强宣教和培训是提高医院及医务人员意识的良好措施，上级卫生行政管理部门和医院都要加强临床路径宣教和专项培训的力度，开展有针对性的阶段性培训，对医院管理者和临床医生进行临床路径相关背景知识的宣教，对临床路径实施的关键环节进行培训，更好地理解和把握临床路径的内涵，有助于提升临床路径的实施水平，进行服务流程优化，提高部门间协作效率。同时，医院要全面整合医疗资源，搭建高效运转的诊疗服务平台，提高运行效率，使临床路径实施过程中各科室、各部门之间的衔接更加紧密，减少等待和延误，提升临床路径实施质量。

临床路径管理模式是医疗管理模式发展进步的必然趋势，是持续改进医疗质量和保障医疗安全的有力举措，是控制不合理医疗费用、合理利用医疗资源的良好途径，是深化医药卫生体制改革的重要内容。基于此，临床路径管理模式将运用于其他更为广阔的医疗行为环节，也被更多的患者和社会大众所接受和认知，成为加快医疗卫生事业发展的助推力。在临床路径管理模式主导下，现行的医疗费用支付方式将不断完善，政府对医院的宏观管理将不断加强，

医疗服务流程将持续优化，医院内部工作流程将实现无缝衔接，医患关系将从被动接受变为主动参与。医疗服务质量管理将趋于精细化、人性化、个性化、开放化，实现以人为本，提供更加优质的医疗服务，在推进我国医药卫生体制改革中写下浓墨重彩的一笔。

（作者为华中科技大学同济医学院医药卫生管理学院副院长）

我国药品供应保障体系建设进展与展望

傅鸿鹏

2005 年，卫生部第三次全国卫生服务调查数据显示，我国约有 48.9% 的居民有病不就医，因病致贫、因病返贫人员占全部贫困农民的 33.4%，西部地区有 62% 的患者因为经济困难，应治疗而没有治疗。同年，国务院发展研究中心发布的《中国医疗卫生体制改革》指出，改革开放以来，中国卫生费用大幅攀升，远超 GDP 增幅；药品流通秩序混乱、药价虚高严重，药费占卫生总费用的 52%；医疗保障仅覆盖 3.5 亿人口，医疗卫生服务极不公平。报告激起了社会强烈反响，2006 年中央启动医改方案制定工作。2009年，新医改正式启动，提出建立以基本药物制度为基础的药品供应保障体系，到 2020 年实现建立规范有序的药品供应保障体系的总体目标。按照政策发展过程，药品供应保障体系建设已经经历了医改初期、"十二五"至"十三五"初期、新一轮医药卫生体制改革三个阶段。

一、药品供应保障管理体制变革情况

（一）医改初期

中华人民共和国成立以来，我国药品管理主管部门历经调整，至 2008 年国务院机构改革后，形成了以卫生、药监、商务、工信、发改（定价）、社保等部门为核心的行政管理体制框架。国务院医改办设置在国家发展改革委，统筹医改政策。按医改初期三年行动计划，2009—2011 年，启动了以基本药物制度为抓手，撬动基层卫生综合改革的第一阶段实施方案。国家基本药物制度即是一项重大药品保障政策，同时也是医疗改革的助推工具。

（二）"十二五"至"十三五"初期

2013 年政府机构改革中，卫生部与计生委合并组建国家卫生计生委，药监局与国务院食品安全办公室合并组建国家食品药品监管总局。国家卫生计生委内部，将非基本药物和器械的招标采购管理职能移交药政司。"十二五"时期，改革重点首先集中在巩固完善基本药物制度之上，将其与基层医疗卫生运行新机制建设紧密结合，并推动扩大覆盖面。针对基本药物前期问题和制约因素如质量层次参差不齐、流通环节秩序混乱等，要求统筹推进药品生产流通改革。至 2015 年，统筹生产流通领域改革取得显著进展，包括药品审评审批改革、药品价格改革、药品分类采购政策、公立医院"腾笼换鸟"破除以药补医改革思路等一系列重要改革纲领性文件或方向性政策均于当年出台。零差率销售措施从基本药物扩展覆盖到医院用药，成为政策层面医药分开的主要手段，并于 2017 年 9 月覆盖全国。

在医疗保险方面，城镇居民医疗保险覆盖率和政府补助水平逐步上升。至 2015 年，全国基本医疗保险参保（合）人数达到 13.4 亿人，覆盖率超过 95%。各级财政对居民医保的补助标准达到人均 380 元，个人缴费金额为 120 元，人均筹资水平已经超过 500 元。全国卫生总费用中，以医保资金为主体的社会卫生支出占比提高到 40.3%，资金绝对值从 2008 年的 5065 亿元增长到 16506 亿元，居政府、社会、个人三类支出首位。资金体量的增加带来的是政策影响力的增加。2015 年，国家发展改革委总结既往政策经验教训，提出以医保药品支付标准和集中采购两个手段为主的市场化价格改革总体方案。

（三）新一轮医药卫生体制改革

2018 年 3 月，中共中央印发《深化党和国家机构改革方案》对药品相关政府部门进行了设置和分工。一是组建国家卫生健康委，负责组织制定国家基本药物制度。二是组建国家药品监督管理局，由国家市场监督管理总局管理，负责药品、化妆品、医疗器械的注册并实施监督管理。三是组建国家医疗保障局，组织制定和调整药品、医疗服务价格和收费标准，制定药品和医用耗材的招标采购政策并监督实施，监督管理纳入医保支出范围内的医疗服务行为和医疗费用等，统筹"三医联动"改革。按照新的方案，药品管理主要职责转移到国家医疗保障局，形成了药品领域的医保主导体制。

按照机构改革要求，2018 年起，国家基本药物制度开始了新一轮政策设计。医保部门主导药价管理和集中采购后，先后推出了"4+7"国家组织药品集中采购和使用试点、抗癌药专项集中采购、专利类抗癌药医保准入价格谈判等改革措施。

二、药品供应保障主要政策发展

按照改革的着力点和投入的多少，药品供应保障体系建设主要包括基本药物制度、公立医院集中采购和价格政策、审评审批改革、医药流通改革、药学队伍建设等内容。

（一）国家基本药物制度

2009年8月，国务院办公厅印发《关于建立国家基本药物制度的实施意见》的通知（卫药政发〔2009〕78号），正式启动了国家基本药物制度建设，争取到2009年，每个省（区、市）在30%的政府办城市社区卫生服务机构和县级卫生服务机构（基层医疗卫生机构）实施基本药物制度，包括实行省级集中网上公开招标采购、统一配送，全部配备使用基本药物并实现零差率销售；到2011年，初步建立国家基本药物制度；到2020年，全面实施规范的、覆盖城乡的国家基本药物制度。同步印发的《国家基本药物目录（基层医疗卫生机构配备使用部分）》，包括307种中西药和所有中药饮片，要求政府办基层医疗卫生机构全面配备使用。考虑到各地用药的差异性，允许以省为单位对目录进行增补。经统计，各省平均增补240种药品，增补药物最多的省份为贵州省，增补413种，最低的省份为宁夏回族自治区，共增补64种。

按照每年覆盖30%以上的政府办基层医疗卫生机构的速度，至2011年11月，国家基本药物制度实现了政府办基层机构的全覆盖，基本药物制度初步建立。卫生部卫生发展研究中心监测调研数据表明，基层医疗卫生机构所售药品价格平均下降38%。其中，国家目录药品价格下降54%，省级目录药品价格下降33%。基层医疗卫生机构使用抗生素的处方数从每天每机构53个下降到48个，降幅近10%。使用激素的处方数从每天每机构13个下降到9个，降幅为25%，合理用药水平得到总体改善。

《国家基本药物目录》（2012版）于2013年5月1日起正式实施。为适用于各级各类医疗卫生机构，在2009版的基础上进行了品种增补，共计520种。新版目录要求基层按比例配备使用，在覆盖范围上向二、三级医疗机构、村卫生室两个方面延伸，鼓励二、三级医疗机构配置使用。截至2013年，87.2%的村卫生室均实施了基本药物制度。

随着经济社会发展和医改不断深化，尤其党的十八大之后，我国社会经济快速发展，人民日益增长的美好生活需要和健康需求成为药品供应保障领域的突出矛盾，国家基本药物初期制度设计遂滞后于群众需要，突出表现为不能完全适应临床基本用药需求、缺乏使用激励机制、仿制品种与原研品种质量疗效存在差距、保障供应机制还不健全等方面。

为顺应新时代、新形势、新要求，2018年8月，国办印发《关于完善国家基本药物制度的意见》（国办发〔2018〕88号），进一步完善相关政策。一是发布《国家基本药物目录》（2018版），涵盖685种药品，覆盖临床主要疾病病种，更好地适应基本医疗卫生需求。二是提高质量要求，注重与仿制药质量疗效一致性评价联动，强化基本药物的安全性。三是统筹配备使用，要求医院用药首选基本药物，以市县为单位统筹，加强采购和管理工作，实现基层与等级医院的用药衔接。四是确保供应及时，通过加强监测预警，改善生产流通管理，及早应对短缺问题。五是注重与医保政策衔接，集中带量采购降低药价，合理用药降低药费，进一步降低群众负担。六是动态调整目录，原则上周期不超过 3 年。对新审批上市、疗效有显著改善且价格合理的药品，可适时启动调入程序。

（二）价格和采购政策

长期以来我国药品实行政府定价和顺价加成政策，由物价主管部门制定最高零售价，然后以省为单位组织公立医院集中采购形成采购价，医院再顺加 15% 左右销售给患者。相比最高零售价和市面销售价，省级采购在一定程度上降低了药品价格水平，但专利药和原研产品凭借垄断地位和质量优势，价格依然坚挺。由于招采分离、量价脱钩、评标规范性不强等因素，在相当部分的国产药中仍然存在标价虚高问题。在临床使用中，高价中标产品用量大、低价中标产品用量小，进一步强化了群众心理上的药价虚高的印象。

新医改起步后，针对过去药品采购存在问题，下发《建立和规范政府办基层医疗卫生机构基本药物采购机制的指导意见》（国办发〔2010〕56 号），要求实施招生产企业、招采合一、量价挂钩、"双信封"制、集中支付、全程监控六方面创新举措，力争改变过去只招标不采购的状况，发挥批量采购的优势，构建基层药品采购新机制。到 2011 年底，大多数省（区、市）完成了一轮以上的基本药物集中采购。浙江、河南、江西等省份尝试采取"双信封"招标、带量采购、单一货源承诺的方式，开展了以省为单位的高值医用耗材集中招标采购工作。探索采购与定价政策相结合。通过两轮基本药物集中采购，各省基本药物价格普降 30%~50%，可负担性大幅度提高。

但药价大幅度下降的同时，部分药品供应紧张问题也开始出现，部分经典药品由于价格过低停产或者改头换面之后抬高价格销售，形成社会热议的"低价药短缺"现象。早在第一轮基本药物集中采购中，在江苏、广东等地发现有一批长期以来价格已经处于低位的产品，继续压价意义不大，却反而可能影响供应，于是以日费用一元的标准，遴选出这些药品，不再招标竞价。2014 年起，国家发改委和国家卫计委开始推行低价药品政策。按日均费用西药不超过 3 元，中成药不超过 5 元的标准，制定了包含 533 种常用低价药品的清单，允许企业在限制范围内自主定价。同时要求对这些常用低价药品，由医院直接与挂网生产企业议定成交、及时结算。

2015 年起，在结合医改推进、坚持"双信封"法的基础上，探索分类采购格局。为全面完善药品采购机制，同时配合公立医院"腾笼换鸟"改革思路，2015 年国办印发《关于完善公立医院药品集中采购工作的指导意见》（国办发〔2015〕7 号），提出分类采购整体框架，针对临床用量大、采购金额高、多家企业生产的基本药物和非专利药品，发挥省级集中批量采购优势，由省级药品采购机构采取双信封制招标采购。妇儿专科等药品和常用低价药品，实行集中挂网，由医院直接采购，同时鼓励地方探索创新采购方法。

为配合公立医院改革，《国务院关于印发"十三五"深化医药卫生体制改革规划的通知》（国发〔2016〕78 号）提出，公立医院改革试点城市可采取以市为单位在省级药品集中采购平台上自行采购，鼓励跨区域联合采购和专科医院联合采购。为配合医保支付方式改革，《国务院办公厅关于进一步改革完善药品生产流通使用政策的若干意见》（国办发〔2017〕13 号）提出，在全面推行医保支付方式改革或已制定医保药品支付标准的地区，允许公立医院在省级药品集中采购平台上联合带量、带预算采购。为推进医联体建设，《国务院办公厅关于推进医疗联合体建设和发展的指导意见》（国办发〔2017〕32 号）提出，探索建立医联体内统一的药品招标采购、管理平台，形成医联体内处方流动、药品共享与配送机制。继续鼓励地方结合改革进展探索创新。此后，北京市率先推行了阳光采购方法，上海和深圳推出了以 GPO 为简称的医院集团采购，上海市医保部门则在借鉴香港药品招采方法的基础上试点了三个批次的带量采购。福建、浙江、安徽结合医保药品支付标准政策，推出了省级招采制定支付标准、地市层级议价采购的招采方式。

2012 年，福建省三明市将药品采购权移交医保基金管理部门实施限价采购，取得明显成效。随着医改"三明模式"的推广，各地纷纷要求借鉴三明改革成果，发展出以价格共享为特色、近 50 个市县参与的"三明药采联盟"；2016 年，在京津冀一体化推动下，三地拟定了京津冀药品医用耗材联合采购协议；同年，陕川蒙宁四省（区）签署医用耗材数据共建共享合作协议书，并进行了采购数据交换对接，形成以数据共享为特色的耗材采购"西部联盟"，目前已经有近 15 个省加入；2017 年，在沪苏浙皖闽四省一市综合医改联席会议上，明确了将对少数用量大、价格高的医用耗材，实行五地联合采购，以此被称为医药采购的"四大联盟"。区域联盟的优势在于市场规模和管理力度。中国多数省的人口都超过欧洲大型国家，联盟模式的出现和盛行，意味着医药招采遇到了基础性技术瓶颈，需要更为深入的方法优化和政策改革。

在理顺药品招标采购、价格管理和医保基金支付机制后，结合仿制药质量一致性评价进展，2018 年 11 月 14 日，中央全面深化改革委员会审议通过《国家组织药品集中采购和使用试点方案》，明确国家组织、联盟采购、平台操作的采购工作总体思路。次日，发布了《4＋7 城市药品集中采购文件》，正式启动 31 个一致性评价过评品种的带量采购，采取带量采购，以量换价、招采合一，保证使用、确保质量，保障供应、保证回款，降低交易成本、政策衔接、"三医联动"的方法，经过竞标和谈判，25 个中选品种平均价格降幅达 52％，最大达 96％。

（三）药品流通改革

由于历史原因，我国药品流通领域长期以来形成了"多小散乱差"的状况。交易环节主要是市场自发形成的多级代理、多级流通、多级开票模式。这一模式之下，各级代理商和流通商作为成本的构成，必然导致逐级加价的结果。更为严重的是，在多级开票过程中存在大量用低税率发票冲抵税款、买卖发票甚至虚假发票、用大量的进项票据充抵成本以推高药品销售价的现象，即"倒票洗钱"行为，其目的是获取低成本的现金用于促销行为。一些企业掌握了药品进货和销售渠道，但却没有任何资质，通过不正当途径挂靠在代理商名下，自己采购销售药品给医疗机构，由挂靠代理商开票，形成"挂靠走票"现象，极大地扰乱了市场竞争秩序，严重威胁药品质量安全。为抑制虚高药价，整治流通领域的乱象，从发票入手改革药品流通体制的"两票制"应运而生。

"两票制"是指药品生产企业到流通企业开一次发票，流通企业到医疗机构开一次发票。2012 年，福建省试点实施"两票制"，

我国药品供应保障体系建设进展与展望

三明市在综合改革中严格实施"两票制"，取得了较好的成效。三明经验表明，解决药品流通领域积弊已久的问题，仅靠市场自发调节短期内难以取得明显成效，必须通过医疗、医保、医药联动改革，重拳出击，加快治乱步伐。2016年12月，国务院医改办等印发了《关于在公立医疗机构药品采购中推行"两票制"的实施意见（试行）的通知》（国医改办发〔2016〕4号），要求自2017年起在综合医改试点省（区、市）和公立医院改革试点城市率先推行"两票制"。到2018年底，全国各省全面落实"两票制"。文件也特别指出，"两票制"是现阶段治理药品市场乱象的一项重要措施，目的是压缩药品流通环节，使中间加价透明化，进一步推动降低药品虚高价格，减轻群众用药负担。

"两票制"对各方影响表现为生产企业一级配送商数量大幅增加，流通企业回款周期缩短，"底价代理"模式企业进行运营方式转型，但营销方式和生产成本基本不受影响。大型流通企业获得兼并机遇，大型骨干性药品流通网络建设加快，部分小型流通企业倒闭，医疗机构签约配送企业集中度提高。

2018年统计数据显示，"两票制"在严格执行且执行时间较长的省份，已经起到提高行业集中度的作用，压缩流通环节的目标基本实现。新政催生新应对模式和新乱象，部分企业采取高开出厂价方法，直接向代理销售公司发放佣金，或通过药品流通企业相互联合、流通企业与生产企业联合等方式规避票数限制，药品流通领域乱象治理与预期有差。流通环节压缩为治理医药企业行为和药品价格追溯奠定了基础，初步实现便于监管的目标。

（四）推动创新发展

1. 我国现代制药工业起步晚、基础差　一是国内创新弱。国内企业研制的新化学药品或生物制品，多是在国外已上市原研药品基础上进行模仿、修饰，真正意义上的创新药，仅有抗疟药青蒿素等极少数品种。2016 年，国内制药业的研发投入总和为 420 亿元，而全球一些大的跨国公司一家的研发投入就达数十亿美元。二是进口新药少。2001—2016 年美国批准上市 433 个新药，在中国上市的只有 133 个，占 30.7%。近 10 年在我国上市的 29 个典型新药，平均上市时间比欧美晚 5~7 年。三是境外看病买药现象越来越多，存在诸多隐患。四是仿制药疗效有差距。一些重大疾病的治疗用药，基本为进口药品，国产仿制药品不能形成对原研药的临床替代。五是有的国产药品疗效不明确。有些早期批准上市的药品安全性、有效性基础研究薄弱。部分生产企业偷工减料、擅自改变生产工艺，严重影响药品安全有效。这些问题引起了国家领导高度重视，2015 年5 月，习近平总书记在中央政治局第 23 次集体学习时强调，要加快建立科学完善的食品药品安全治理体系，严把从农田到餐桌、从实验室到医院的每一道防线。2015 年 8 月，国务院印发《国务院关于改革药品医疗器械审评审批制度的意见》（国发〔2015〕44 号），启动了审评审批改革大幕。2016 年 2 月，国务院办公厅印发《国务院办公厅关于开展仿制药质量和疗效一致性评价的意见》（2016 年第 106 号），启动了仿制药质量一致性评价工作。

2. 大力开展审评审批改革　一是扩充临床试验资源。取消临床试验机构的资格认定，改为备案管理，由临床试验发起人聘请第三方进行评估认证，试验项目在药品审评中心网站备案。要调动医务人员参与临床试验的积极性，临床试验研究者在薪酬、职务提升、职称晋升等方面与临床医生一视同仁。二是接受企业境外临床试验数据。2016 年 8 月，CFDA 发布《关于参考使用 WHO、ICH 等药物研发技术指南的通知》，允许企业使用境外临床试验数据。三是实施上市持有人制度。2015 年 11 月，全国人大常委会《关于授权国务院在部分地方开展药品上市许可持有人制度试点和有关问题的决定》正式施行，改革原上市许可必须由生产企业持有的制度，在北京、天津、河北、上海等 10 个省市试点，允许药品研发机构和科研人员取得药品批准文号，对药品质量承担相应责任。持有人制度将产业发展和监管重点前移到研发，有利于明确并落实责任主体、推动产业创新。四是优化药品器械上市流程。在申请人事先沟通的基础上，将临床试验由明示许可改为默示许可，自受理新药临床试验申请之日起 60 个工作日内决定是否同意开展临床试验。逾期未通知的，申请人可以开展临床试验。实行国家集中受理，并逐步采用国际通用格式实行电子受理。实行药品制剂与原料药、药用辅料和包装材料的关联审评审批，不再对原料药核发药品批准文号。对临床急需及有突破性疗效的药品医疗器械、罕见病用药予以加快审评。五是强化知识产权保护。六是建立上市药品目录集，为仿制药研发和申请注册提供专利信息依据。2017 年 12 月，CFDA 发布首部《中国上市药品目录集》，通过持续更新，目前药品已经增加到 300 多种。

3. 不断增加医药创新投入　自 2008 年开始，我国实施"国家新药创制重大专项（2008—2020 年）"，概算 200 亿元，目前已经立项超过 1000 项。2018 年科技部等部门发布《关于加强促进食品药品科技创新工作的指导意见》，再次提出以相关国家科技计划（专项、基金等）为依托，加大对群众急需的重点药品、创新药、先进医疗器械自主创新等支持力度。

4. 完善创新激励政策　新版《国家基本药物制度》中提出，要开展药品临床综合评价，包括安全、有效、经济、适宜、创新、可及等方面内容。"4 + 7"药品集中带量采购，以封堵灰色带金销售为思路，控制药品虚高价格，遏制阻碍创新的"带金销售"行为。加快将创新药物纳入医保，国家医保目录建立动态调整机制，确立创新药谈判准入制度。

（五）发展仿制药产业

仿制药（又称非专利药、通用名药），一般指创新药在专利期满后由非创制药产商生产的具有同样活性药成分、剂型、规格和给药途径，并经证明具有相同安全性和治疗等效性的非专利药品。仿制药价格水平随上市产品数量增加而下降，一般认为，第一个仿制药按原研药的 7 成左右定价，当上市产品的生产厂家达到 5～10 家，价格会下降到原研产品的 20%，当企业数量达到 10～20 家后，价格水平可以降到原研产品的 5%。近年竞争越发激烈，一些产品价格水平甚至可以降到原研产品的 1% 左右。据 2014 年美国数据显示，批准上市后 6 个月，仿制药的市场份额就可以达到 80%。

1. 仿制药在各国均受到高度重视　对于发达国家，仿制药是控制药费的重要方法，也是鼓励创新的同时，维持医药卫生行业可持续发展的战略性考量。对于发展中国家，发展仿制药是建立医药工业体系的基础，也是在经济水平不高、疾病负担沉重情况下的政治性选择。以药品数量计算，英国仿制药处方量一般占总处方数量的 80%，但从金额计算，仿制药只占药品总金额的 20% 左右。美国自 2000 年以来，仿制药使用率不断增加，2018 年 11 月，该国无品牌仿制药处方占有率为 85.5%，但金额仅占 11.8%。可以认为，仿制药以 10%～20% 的药品费用，解决了 80% 的用药需求，为社会创造了巨大的社会效益。

2. 各国仿制药产业发展政策　一是生产环节支持政策。①鼓励仿制药研发，允许仿制药企业在专利期满前提前研制；给予首仿药品一定市场独占期，允许获取超额利润；政府做好研发信息服务，为企业提供便利条件；对创新药品专利认定实施严格标准，为本土企业研发提供空间和机会。②探索利用 WTO 框架下的强制许可政策，加强反垄断行为检查，如欧盟、美国等。③支持本国企业发展。

二是流通环节发展政策。①实施、发展仿制药替代原研产品，如澳大利亚、丹麦、芬兰、法国、挪威、西班牙等国。②避免过度竞争后反而导致寡头垄断，如英国。③出台有利的价格政策，在零售环节允许仿制药有较高的加成，促使药店销售仿制药，如英国、法国等。④针对同一化学成分的所有药品（包含原研药和仿制药）设定统一的报销价格，如英国、德国、澳大利亚、新西兰等。⑤规定仿制药价格按比例逐次降低，先期仿制者可以获得较高价格，如日本。

三是使用环节激励政策。①对医生的激励，鼓励甚至直接要求医生提高仿制药处方率，如德国、英国、意大利、西班牙、荷兰等。法国对仿制药处方提高医生的服务费。②对患者的激励，要求患者对高价药品支付高出普通仿制药价格的费用；政府建立仿制药推广平台，并加强患者教育，如西班牙、日本、美国等。③发挥药师的仿制药替代执行作用。

3. 我国仿制药现状和改革政策　由于历史原因，目前我国 4000 多家制药企业中 90% 以上都是仿制药企业，但我国不是仿制药强国。国产仿制药主要以低价方式进入国内中低端市场，只有极少数品种进入国际市场销售。国内高端市场被原研药和外资仿制药占据。仿制药研发能力不强，低水平重复严重，供应保障存在结构性矛盾，质量参差不齐，没有充分发挥对原研产品的替代作用。在 WHO 药品预认证项目中，我国仿制药通过认证的品种不到印度的十分之一，提高仿制药研发生产能力和质量水平迫在眉睫。为此，2018 年《国务院办公厅关于改革完善仿制药供应保障及使用政策的意见》（国办发〔2018〕20 号），针对仿制药供应保障进行了部署。

一是促进仿制药品研发。国家相关部门将及时掌握和发布药品供求情况，定期制定并公布鼓励仿制的药品目录，并组织围绕关键共性技术进行攻关。

二是提升仿制药质量疗效。除推进仿制药质量和疗效一致性评价工作，还将组织开展药用原辅料和包装材料质量标准制修订，推动技术升级，加强关键设备的研究制造能力和设备性能建设，提升关键工艺过程控制水平。

三是注重完善支持政策。省级采购及时将符合条件的仿制药纳入采购目录范围，促进质量和疗效一致的仿制药与原研药平等竞争；将质量和疗效一致的仿制药纳入与原研药可相互替代药品目录，便于医务人员和患者选择使用；加快制定医保药品支付标准，及时更新医保信息系统，疗效一致药品按相同标准支付；明确药品专利实施强制许可路径，允许单位或个人依法提出强制许可请求，必要时国家实施强制许可。

（六）加强用药管理

临床使用是药品生命周期的终点，也是发挥药品价值的最终所在。使用环节管理不到位，不仅会带来合理用药和医疗质量问题，还会带来用药浪费、无效治疗等经济浪费问题。新医改以来，针对药品合理使用开展了大量工作。2017 年，国务院办公厅印发《关于进一步改革完善药品生产流通使用政策的若干意见》（国办发〔2017〕13 号），确立生产流通使用全流程改革思路，将规范医疗和用药行为、改革调整利益驱动机制作为药品改革重要内容，实现了政策思路的重大创新。

1. 开展处方点评　工作以基本药物使用管理为起点，各级医院普遍开展处方点评工作，提高处方合理性水平。

2. 开展药学队伍建设　药师队伍数量大幅增长。截至 2018 年底，全国通过执业药师资格考试的总人数累计达到 103 万人，全国执业药师注册人数为 46.8 万人，注册于社会药房的执业药师为41.9 万人，每万人口执业药师人数为 3.4 人。

3. 监控抗生素、辅助性药品的使用　2012 年，国家卫生计生委颁布《抗菌药物临床使用管理办法》，提出抗生素三级管理办法，严厉处罚违规医生。2016 年 4 月，国务院办公厅发布《深化医药卫生体制改革 2016 年重点工作任务》（国办发〔2016〕26 号），明确要求公立医院改革试点城市要列出具体重点监控药品清单，对辅助性、营养性等高价药品不合理使用情况实施重点监控，初步遏制医疗费用不合理增长的势头。继福建、广东之后，2015 年起四川、云南、福建、安徽、内蒙古、青海、北京等地相继提出了辅助性用药或监控药品目录。2018 年底，配合抗癌药谈判准入工作，国家卫生健康委医政医管局启动了辅助用药遴选工作，拟进一步加强管理。

4. 开展长处方服务　2007 年《处方管理办法》规定，处方一般不得超过 7 日用量，急诊处方一般不得超过 3 日用量；对于某些慢性病、老年病或特殊情况，处方用量可适当延长，但医师应当注明理由。新医改实施之后，为改善慢性病患者的用药服务，北京、上海等人口老龄化严重的经济发达城市将时限延长到 1 个月。2015年，为进一步满足患者的用药需求，针对老年患者就医困难、取药频繁的问题，2015 年国务院办公厅在《关于推进分级诊疗制度建设的指导意见》（国办发〔2015〕70 号）提出，老年慢性病患者可以由家庭签约医生开具慢性病长期药品处方，探索以多种方式满足患者用药需求。同年在《中国防治慢性病中长期规划（2017—2025年)》里又继续提出了同样的要求。2015 年起，上海、深圳、浙江、北京等地陆续启动试点。

三、药品供应保障能力的发展

（一）药品生产能力建设进展

1. 行业快速稳健发展 2009 年全国共有原料药和制剂生产企业 4881 家，截至 2018 年 11 月底，全国共有 4441 家，比 2009 年减少了 440 家，但同期的医药工业产值保持快速增长。2012—2018 年，中国药品市场规模从 9555 亿元增长至 16220 亿元，年均复合增长率为 9.2%，远高于国民经济统计中的其他工业门类。2009 年，全年医药工业主营业务收入和利润总额分别达到 7963.7 亿元和 808.2 亿元；2018 年，全年医药工业主营业务收入和利润总额分别达到 33703 亿元和 4065 亿元，增速分别为 323.2% 和 699.9%，延续了稳步快速增长的势头。

2. 审评审批初见成效 2018 年共审批通过 48 个新药，8 个国产新药。抗癌药审批时间缩短一半，平均用时 12 个月，与发达国家速度趋于一致。临床急需药品品种审批时间限 3~6 个月。

3. 药品质量水平逐步提升 随着监管改革的推进和医药产业走向国际化步伐加快，国产药品质量明显提高。截至 2018 年，有 16 个制剂通过欧美注册，4 个疫苗、21 个化药列入 WHO 采购清单，近百个新药开展欧美临床。截至 2019 年 4 月 29 日，CDE 受理一致性评价受理号共计 1069 个，共计 341 家企业的 327 个品种，已通过批准文号共计 262 个。

4. 医药创新能力开始显现 国家新药创制项目累计产出 38 个 1 类新药、改造 200 余种临床急需品种，并首创 EV71 疫苗。在靶向药物等新领域，国产药品中涌现出埃克替尼、伊马替尼等一批优质同类产品，极大提高了国内患者用药可及性水平。目前欧美市场上最新出现的 PD-L1 药品，2019 年 4 月也已经有国内产品上市。

（二）流通体系发展建设进展

1. 流通企业数量总体增长 国家药品监督管理局官网发布的《2018 年度药品监管统计年报》显示，截至 2018 年 11 月底，全国共有《药品经营许可证》持证企业 50.8 万家，比 2009 年增长了 10.4 万家。其中，批发企业 1.4 万家，比 2009 年增长了 3.4 万家。零售连锁企业门店 25.5 万家，比 2009 年增长近一倍，零售单体药店数量有所下降。"两票制"实施后，正规经营流通企业加快发展，大量非持证企业和小型流通企业被清理出市场。据安徽省统计，经过 2017 年的实施，该省 39 家持证小型流通企业退出市场，此外大量挂靠性非法批发企业停止运营。

2. 流通层级有效缩短 根据商务部发布的 2010—2017 年《药品流通行业运行统计分析报告》数据显示，"两票制"实施后，全国直报批发企业纯销（批发对医院和药店的终端销售）渠道的销售额及其占比有了大幅上升，从 2016 年的 58.8% 到 2017 年的 63.4%，增长了 4.6 个百分点，而 2016 年之前的六年，这一比例的平均变化幅度仅为 1 个百分点。与此同时，"批发对批发"销售渠道的销售额及其占比出现了大幅下降，2016—2017 年，这一比例从 40.9% 降至 36.2%，下降了 4.7 个百分点，而此前六年的平均变化幅度仅为 0.9 个百分点。两相对比，可以认为"两票制"明显减少了流通环节，"生产企业—批发企业—医疗机构"的药品流通模式将逐渐形成。

（三）药品价格水平总体下降

1. 价格管理的阶段　2009—2015 年期间，随着"双信封"采购方法的应用，公立医院用药品种价格普遍下降 20% 左右，部分药品甚至出现药价虚低的现象，导致出现了供应不及时的问题。为此，2014 年国家发改委等部门出台低价药政策，允许药价适度上涨。2015 年后，中央十八届三中全会提出以价格合理为目标的药价管理思路。2015—2018 年的统计数据显示，价格水平总体呈现为有升有降、分化较为明显的格局，尤其是国家谈判的高价进口专利药品，价格大幅度下降，有效降低了部分大病患者家庭负担，提高了群众获得感。但同时，部分品种开始大幅度涨价，引发社会不满情绪。

2. 2016—2018 的价格变化情况　根据中国药学会发布的全国样本医院采购排行榜以及妇儿专科、急抢救药等目录，结合药品临床特征，按采购金额筛选出高价高费用的竞标或议价采购药品 29 种，随机选取挂网采购药品 31 种以及易短缺药品 20 种，在各省采购平台和易联招采网价格数据库中查找 2016—2018 年药品中标或挂网采购价格，获得 8 个省份数据，然后进行各省价格前后对比分析，结果如下。

一是高价高费用药品价格总体下降。29 个高价高费用药品中，26 个价格下降，1 个价格上升，总体价格降幅达到 54.6% 。二是挂网采购药品价格略有上涨。31 个挂网采购药品中，价格上涨的有 11 种，价格下降的有 13 种，总体价格上涨 8.2% 。三是易短缺药品价格大幅上涨。20 种易短缺药品中有 18 种价格上涨，1 种价格下降，平均涨幅 196%。其中依沙吖啶涨了 28 倍，碘解磷定涨了 11 倍。总体上看，2015 年后，药品价格有涨有降，如果按挂网采购药品品种数量占所有招采药品品种的 80% 来分析，药品价格属于温和上涨，与同期物价涨幅相比基本持平甚至略低。但总体平稳的同时，部分药品尤其是易短缺药品、原料或营销环节被垄断药品价格涨幅过大。

3. 专利药降价管制效果　2016 年 5 月，国家卫生计生委向社会公布首批药品价格国家谈判结果。替诺福韦酯（GSK）、吉非替尼（阿斯利康）与埃克替尼（浙江贝达）谈判成功，与之前公立医院的采购价格比较，3 种谈判药品价格降幅均在 50% 以上，与周边国家（地区）趋同。随后医保部门组织价格谈判，取得基本一致的降幅。

2018 年，随着社会舆论对抗癌药的关注，中央部署抗癌药降价专项工作要求。先后使用了抗癌药零关税、抗癌药专项省级集中采购、专利抗癌药价格谈判等措施，通过抗癌药零关税政策，对应药品价格下降了 2%~6%；通过抗癌药专项省级集中采购，1714 个抗癌药降价，平均降幅为 10%，专利抗癌药价格谈判等产品价格下降 56.7%。但与专利药品总体价格水平居高的情形相比，仍有大量专利药品价格需要加强管理。

（四）费用增长得到遏制

2017 年全国药品费用为 1.8 万亿元，人均药品费用为 1309 元；分别比 2014 年增长了 3.1% 和 28.5%，低于卫生总费用 48.9% 的增幅；药品费用结构优化，药费占卫生总费用比重从"十二五"初期的 40% 左右下降到 2017 年的 34.4%。

（五）严厉查处药品安全事件

"十二五"期间，食品药品监管系统工作力度加强，针对药品案件保持高发态势的情况，连年开展严厉打击，遏制药品质量问题隐患。2017年全国药监系统共查处药品案件11.2万件，货值金额达3.3亿元，罚款4.0亿元，没收违法所得金额1.1亿元，取缔无证经营1146户，捣毁制假售假窝点238个，责令停产停业1569户，吊销许可证162件，移交司法机关1951件，受理药品投诉举报5.8万件，立案4825件，结案4737件。同年，查处医疗器械的案件总数1.7万件。

四、存在问题与有关建议

（一）主要问题

1. 政策体系有待完善　党的十九大后政府机构和职能分工的调整，对于药品政策各环节的分工具有重要影响，部门之间尚需协调。在药品供应保障政策层面，尚有一些基础理论和政策性问题有待提出解决。尤其是药品供应保障的目标，目前只有定性目标，缺乏定量目标，保障效果难以确定，导致决策常常被舆论牵着鼻子走。

2. 相当部分药品价格仍维持高位　除国家谈判品种外，进口专利药总体水平处于高位。根据抗癌药降税工作经验，税收减免政策可降低2%~6%的终端价格，真正的大幅降价仍需通过医保准入谈判和集中采购等政策来实现。罕见病用药在国际范围内都以"天

我国药品供应保障体系建设进展与展望

价"著称，需要创新价格管理和保障方法。

3. 价格合理回调与过度上涨并存　一些常用药品，尤其是低价产品，多年来价格稳定在较低水平，随着通胀和生产成本的上升，政策允许其价格上涨。但部分药品由于环保检查、GMP改造、一致性评价等原因导致生产厂家减少，逐步形成了垄断格局。一些社会资本对生产厂家较少（3~5家以内）的原料药有计划地进行收购，人为制造垄断，然后营造短缺氛围，最终大幅提高价格，带来严重不良社会影响。

4. 不合理用药现象突出　《国家基本药物目录》（2012版）使用比例不高，临床辅助性用药使用过多，抗生素滥用现象明显，尤其辅助性用药价高量大，冲抵了药价下降的效果，推高了药品总费用。2016年我国人均药费为1261.9元，低于欧美发达国家，但高于新西兰的人均100新币和我国周边部分地区。用购买力平价换算，已经达到欧美国家中等水平。

5. 研发生产能力总体滞后　截至2018年11月底，《国家基本药物目录》（2012年版）中的289个化药品种，只有90个通过了一致性评价。在研发环节，我国高端制药机械、新型辅料和包装材料基本依靠进口，创新能力不足。药品质量水平普遍较低的现状仍将维持较长时间，难以广泛形成仿制药替代现象。

6. 流通秩序未有根本好转　推行"两票制"之后，企业从"底价包销"模式转为"高开票"模式，仍然在使用各种方式进行带金销售，尽管促销扣率略有压缩，但行为模式未有根本改变。

（二）下一步对策建议

1. 坚持破除以药补医机制　推进"三医联动"，破除以药补医机制，形成医院和药企博弈的市场格局。结合医保支付制度改革进展，及时将药品集中采购政策与其进行衔接，促进政策协调，加强政策效果。坚持公平可及原则控制药品价格和费用，促进医疗医药医保"三医联动"改革，实现药物政策和医疗服务政策、医疗保险政策的协调发展，为药品供应保障体系建设深入推进提供支持。

2. 加强药品使用管理 在 2009 年全国基本药物制度启动座谈会上，李克强总理指出，要着力推动基本药物使用，使医疗机构愿意配，医务人员愿意开，就诊人员愿意用，真正成为看病首选药物。回顾基本药物制度发展历程和政策得失，这一指示仍然发挥着鲜明的指导作用。在价格基本有效控制的前提下，药品使用合理性至关重要。短期内通过实施临床路径、制定辅助性用药管控指标等方式规范用药行为。长期需要完善激励机制，健全药学服务体系，发挥临床药师的用药合理性审查作用。

3. 完善专利药价格管理机制 加快推进国家药品价格谈判工作，落实进口药注册价格承诺政策。在医保准入价格谈判的基础上，继续增加量价协议谈判、可替代品种竞争性谈判、药品预算封顶等价格控制措施。借鉴预约订购、按疗效付费等国际管理经验，创新罕见病用药价格管理和筹资机制，提高罕见病用药保障水平。

4. 加强企业价格行为检查 对散布涨价信息、哄抬价格、串通操纵价格、滥用市场支配地位制定不公平的高价等行为加强检查。对药品企业并购行为进行审查，防止可能形成的垄断现象。加强媒体教育，对于合理的价格调整行为，不过度报道。从方法学层面，需要制定"不公平的高价"判断标准。

5. 鼓励企业研发创新转型升级 落实一致性评价品种鼓励措施，给予其较高市场回报。加快推进仿制药强制替代政策，提高国产仿制药企业积极性，同时促使进口产品降低价格。加强对基础性研发项目的投入以及对高端制药机械和原辅料的引进。

6. 规范医药购销行为　落实医药代表备案制，完善医疗机构补偿机制，加快推进带量采购方法的使用和医保支付标准政策落地，提高医疗机构药品购销环节的规范性和科学性，封堵带金销售的空间。

（作者为国家卫生健康委卫生发展研究中心药物政策研究室主任）

我国药品集中带量采购的上海实践与探索

龚　波

从 2000 年国家提出进行药品集中招标采购工作试点，到 2009 年进一步明确实行政府主导、以省（区、市）为单位的网上药品集中采购工作，多年来在国家及地方均开展了大量的实践与探索，取得了一定成效。但从近年来不断反映的药价虚高、药品回扣、"救命药"断供等问题来看，各方对于这项制度的运行效果似乎并不太"买账"。为此，如何探索药品集中采购新机制，协同推进医改，一直是摆在政府管理部门面前的一道难题。

2018 年 11 月 14 日，中央全面深化改革委员会审议通过了《国家组织药品集中采购和使用试点方案》，选择北京、天津、上海、重庆和沈阳、大连、厦门、广州、深圳、成都、西安 11 个城市开展试点（以下简称"4 + 7"带量采购）。在保证质量和供应的基础上，通过带量采购，首批 25 个中选药品价格的平均降幅达 52%，降价效应显著。虽然各方对"4 + 7"带量采购的讨论和争议不断，但均认为上海自 2014 年底以来开展的三批带量采购试点，为"4 + 7"带量采购打下了良好的基础。自此，上海的药品集中采购工作从地方实践和探索中脱颖而出，受到了高度关注。本文试通过回顾与分析2012年以来，上海医保部门管理下的药品集中采购工作，为我国药品集中采购提供一份上海实践与探索的经验。

一、上海药品集中采购主要工作回顾

2010年，上海市委、市政府为推进药品集中采购工作的实质性进展，基于"谁买单、谁采购"的思路，选择医保部门作为药品集中采购实施主体。之后经过一年多的准备，自2012年起，上海的药品集中采购工作正式从原先的上海市卫生和计划生育委员会划转当时的上海市人力资源和社会保障局（增挂上海市医疗保险办公室）管理。

按照集中决策、部门协同、政事分开的原则，上海的药品集中采购组织机构主要由领导、管理、经办三级机构组成。首先是领导机构，即上海市医药招标采购协调管理委员会（以下简称市药招委），由市政府分管市长牵头，市医保局、发展改革委、卫生健康委、市场监管局（药监局）、市财政局、市经信委、市商务委、市科委等部门组成，负责审定全市药品集中采购工作实施方案及其他重大事项的决策，协调各部门按照职责做好采购相关工作。其次是管理机构，即上海市医药招标采购协调管理委员会办公室（以下简称市药招办），设在市医保局，负责制定全市药品集中采购相关规则、组织管理和监督检查。接下来就是工作机构，上海市医药集中招标采购事务管理所（以下简称上海药事所），负责全市药品集中采购工作的具体实施，主要职责包括具体操作、提供服务和维护平台等。上海药事所在《国家组织药品集中采购和使用试点方案》中被明确指定承担11个试点城市联合采购办公室的日常工作，对整个试点工作起到了十分关键的推进作用。

回顾7年来上海医保部门牵头的药品集中采购工作历程，大致可以分为基础管理、阳光采购、战略购买三个阶段。

（一）基础管理阶段（2012年初—2013年底）

上海医保部门刚接手药品集中采购工作，首先是开展上海药事所的机构和队伍建设，落实工作经费，将其由自收自支的事业单位调整为财政全额拨款单位；增加人员编制由原来的13名调整为30名并增加购买劳务人员20名；提高行政级别，由副处级单位提高到正处级单位。其次是建章立制，研究建立了药品集中采购日常管理工作规范，对中标信息变更、补充采购等操作依据和流程予以明确，同时研究解决以往集中采购遗留的突出问题。2012年11月、2013年5—6月，分别通过"基本药物大包装、简包装集中招标采购"以及"原基层医院用量大的部分药品补充采购"这两项措施，缓解了原先因基本药物招标采购办法严苛而导致部分常用药在基层医院配不到的问题，并同步将这些药品在社区的价格平均下降了24%。2013年12月，上海启动新一轮药品集中采购，通过设定中标价格"红线"（不高于周边重点省份平均水平），基本解决了各方反映的上海部分药品价格显著高于周边省份的问题，中标药品平均降价15%。

（二）阳光采购阶段（2014年初—2016年10月）

这是上海药品集中采购工作十分关键的时期。在基本解决以往遗留的突出问题、工作机构运作也步入正轨的基础上，上海医保部门开展了一系列极富成效且意义重大的工作，逐步形成了"制度＋科技"的阳光采购管理方式。首先是以建立招、采、配、用一体的带量采购新机制为目标，分别于2014年12月和2015年12月开展了两批共9个药品的带量采购试点工作，中标药品价格平均降幅超过60%，为2017年第三批带量采购乃至2018年的"4＋7"带量采购积累了实践经验。其次，由于原先的采购平台建设较早、功能单一，在数据的完整性、准确性、及时性上不能适应新的管理要求，因而新建了"上海市医药采购服务与监管信息系统"（以下简称"阳光平台"），于2014年12月15日起试运行，并在2015年7月覆盖全市医保定点医院，次年又扩展到医疗器械和中药饮片。之后，"阳光平台"即成为上海药品集中采购最重要的技术支撑。同期，为彻底解决上海药品价格显著高于周边省份的问题及摆脱以往招标采购周期过长的束缚，上海医保部门将新增的基本药物招标采购以及以往的中标结果，定期与周边主要省市进行价格联动，并放开准入，不再采用竞价中标的方式限定中标企业数量，而是转为通过动态调整，将药价控制在全国平均水平。同时，根据国务院办公厅引发的《关于完善公立医院药品集中采购工作的指导意见》（国办发〔2015〕7号，以下简称《意见》），2016年2月上海市各部门制定印发了《上海市公立医院药品集中采购工作实施意见》。该文件主要是根据《意见》要求制定的，但同时也融入了上海对药品集中采购工作的认识和实践内容，明确了今后一段时期的工作目标和任务，提出了探索"一个平台、上下联动、公开透明、分类采购、循序渐进、动态调整"的药品集中采购新机制的工作思路。至此，上海药品阳光采购的管理方式基本确立，其理念和做法也开始被普遍接受并逐渐推广。

（三）战略购买阶段（2016 年 11 月至今）

通过近 5 年的实践和探索，上海医保部门越来越清晰地意识到，药品集中采购并不单纯是降药价这么简单，也不是靠一味地降价就能节省费用，而是要从战略购买的角度思考和定位这项工作，发挥经济杠杆作用，关注性价比，引导市场机制发挥作用。因此，这一阶段开始的主要标志如下。

1. 建立短缺药发现与应对机制　2016 年 11 月，上海医保局等 5 部门联合发步《关于进一步做好本市短缺药品采购供应有关工作的通知》（沪人社医〔2016〕396 号），对确属短缺的药品放开中标价限制，直接挂网采购，及时保证供应。

2. 实施高价肿瘤靶向药医保谈判采购　2016 年 12 月底，通过医保梯度支付，引导高价肿瘤靶向药主动降价，包括国家卫生计生委 3 个谈判药品以及格列卫、赫赛汀等 17 种肿瘤靶向药，在降幅都超过或接近 30% 的基础上试行医保结算，参保人员药费实际负担降低 48%～86% 不等。之后，另外两项措施继续将这一阶段推向成熟：①建立医疗器械阳光采购与医保支付联动机制。自 2018 年起，上海医保经办机构对医院上传的医保结算数据中，阳光平台无对应采购记录的医疗器械费用，直接从医保结算费用中扣减，有效促进了医疗器械全量线上采购，也为规范医保结算提供了抓手。②探索引入药品第三方评价，由上海药事所与中国医药工业信息中心合作研发的药品第三方评价系统于 2018 年 4 月上线试运行，该系统通过挖掘阳光平台"海量"的采购信息，结合客观指标和评分，鼓励采购高性价比的药品，并可以预警异常采购行为。真正标志着该阶段进入成熟期的也是两项工作。第一项工作就是上海第三批药品带量采购和"4+7"带量采购，在前两批试点的基础上，借着仿制药质量和

我国药品集中带量采购的上海实践与探索

疗效一致性评价这股东风，药品带量采购秉承的理念、具体的做法、影响的范围都已进入了全新阶段。更为深远的意义是医保部门以此为契机，迈出了按通用名制定医保支付标准的第一步。第二项工作则是药品全面实施挂网公开议价采购工作。在坚持并稳步推进带量采购的同时，2018 年 9 月起，上海对除带量采购、价格谈判、定点生产、政府定价等以外的药品全部实施议价采购。此项措施利用阳光平台为医院议价提供全面、有效、动态的药品信息，并对议价过程实施"红黄绿线"提醒机制，将原先前置的饱受争议的"定价魔咒"，转变为后置柔性机制的"议价提醒"，进一步理顺了政府与市场的关系，创新了监管方式，做到了放开准入与严格监管相结合。目前这项工作正在积极推进并不断细化完善之中。

二、上海药品集中采购的成效与挑战

7 年来，上海医保部门高标准落实国家要求，从解决突出问题入手，稳步推进药品集中采购工作。目前已基本形成了以阳光平台为支撑、以带量采购为标志的药品分类采购模式和以市场为主导的药价形成机制，政策效应和技术支撑作用已经凸显，为进一步的改革提供了十分有益的探索。

（一）打造医药采购阳光平台

君欲善其事，必先利其器。2014 年底，上海建成并试运行的阳光平台是一个从市级层面直通医院、药企和监管部门，支撑多种采购模式，适应现代化医药商务模式和物流管理，覆盖药品招、采、配、用全过程，监管部门共享共用信息的实时动态管理信息系统。

平台的系统架构设计以实现医院（包括公立医院和医保定点的民办医院）在省级医药采购平台全量采购为目标，把直联医院、医药企业和监管部门作为设计方案的重中之重。在实施过程中，阳光平台通过医保专网、政务外网、外部互联网，采用一系列技术保障措施，实现系统与医院药库及 HIS 系统、药品供应商 ERP 系统、政府管理部门 OA 系统等相关方的直联。

运作 4 年多来，阳光平台已基本实现范围全覆盖、模式全支撑、流程全阳光、信息全共享的预期目标，不仅达到了《国务院办公厅关于完善公立医院药品集中采购工作的指导意见》（国办发〔2015〕7 号）中关于省级采购平台的建设要求，而且在信息的完整性、准确性和实时性等方面更具先进性。阳光平台作用发挥的核心，主要是打造了以下三条流水线。

一是医药产品信息全覆盖，打造统编字典加工流水线。上海利用医保结算管理的经验，将原先已建立的全市药品、医用耗材统编字典库作用进一步提升。由医保部门牵头，卫生、药监、物价等各部门共同努力，打通信息孤岛，整合建立了统一的市药品统编字典规则库，打造了一条涵盖药品基本信息到采配、价格、医保规则，支撑各种采购模式，可自动化分类、可拓展的药品统编字典全电子化加工流水线。实现了各部门按照职责分工及时维护、统一发布的工作机制，大大提高了数据的准确性、规范性和及时性，目前已经成为全市医药机构药品采购使用、支付结算不可缺少的基础编码。对此，国家有关部委反馈上海药品统编字典建设已达到全国领先水平。此外，上海的医疗器械、中药饮片编码也实现了医保结算和集中采购部门统一发布机制，避免信息错位，显著提高了医药采购信息化水平。

二是医药机构全覆盖，打造账务级别药品采购流水线。阳光平

我国药品集中带量采购的上海实践与探索

台采用接口方式与 1500 家定点医药机构、163 家药品经销/配送企业直连，通过"信息交易"直连医院 HIS 与药企 ERP，相当于将"探针"插到了医药机构内部，极大地增加了瞒报谎报药品交易信息的难度，解决了医院担心的信息交互安全问题，大大减少了药品采购的暗箱操作，确保了药品采购各个环节在阳光下运行。同时，货、票、账互相校验，使上海药品采购流水线真正做到账务级别。

三是采配信息全共享，打造药品采购实时监管流水线。为更好地实现药品采购的实时监管，阳光平台破除"门户之见"，毫无保留地将信息推送至涉及药品采购的方方面面：①提供对辖区内医院采购规则的统一设定，以及原始订单数据的全量下载，方便区级管理部门进行实时监控、统计分析；②允许各相关部门定制个性化管理应用，通过监管界面或数据接口随时调用全市药品采购信息；③医院可以通过医保专网实时查询药品基础信息和其他医院采购情况；④采配信息稳步向全社会开放，市民可以通过"上海阳光医药采购网"查询药品在医院的采购价格、医保支付等信息。这条以开放、共享、共治为特点的药品采购实时监管流水线为转变政府职能，实现从事前审批到事中、事后监管提供了重要技术手段。

截至 2018 年底，平台已覆盖 1500 余家医保定点医药机构，涉及医药流通企业 5000 余家、医药生产企业 8000 余家。在平台上进行交易的药品品规 5 万余条、医疗器械 4 万余条、中药饮片近 5000 条。2018 年交易金额约 766 亿元，其中药品为 516 亿元，器械为 111 亿元，中药饮片为 39 亿元。同时还向国家药管平台累计传输数据 8800 余万条，向市发改委公共资源交易中心传输数据 800 余万条。

2015 年 11 月，时任国务院副总理刘延东同志到上海药事所调研上海药品集中采购工作，国家人力资源社会保障部、原国家卫生计划生育委员会、国家医保局领导，以及有关省市领导也多次来沪实地调研考察，均对阳光平台建设给予了充分肯定，并对其下一步更好地发挥全国带头和示范作用寄予很大希望。2018 年 12 月，阳光平台被国家发改委信息中心选为 12 个全国公共资源交易平台创新成果观摩培训会演示项目之一予以介绍推广。2019 年 3 月起，阳光平台承接了"4+7"带量采购的试点地区采购和使用数据汇总和监测功能，通过信息化手段及时掌握试点运行情况，供国家试点办评估分析和决策参考。

（二）建立和完善药品分类采购制度

上海对药品实施分类采购的理念形成较早，但真正以文件形式确立还是 2016 年 2 月制定印发的《上海市公立医院药品集中采购工作实施意见》（沪人社医〔2016〕37 号）。之后，又通过对中标结果的动态调整、自费药品的挂网议价采购等实践和探索，不断优化了分类采购制度，现已基本将集中采购的药品分成了定价采购与议价采购两大类型。定价采购，是指医院无需议价，直接按照阳光平台公布价格采购。这类药品的价格形成注重发挥政府的作用，同时遵循市场规律，包括带量采购、医保谈判准入、国家定点生产以及实行政府定价的麻醉药品及第一类精神药品。定价采购的药品数量上目前不到平台药品总数的 5%，但随着带量采购药品数量增加，这个比例预计会达到 20% 左右，对应的采购金额将力争接近总金额的 80%。议价采购，是指医院和生产企业通过平台公开议价、挂网采购。这类药品的价格形成主要依靠市场机制作用，政府发挥引导、服务与监管作用，包括所有未定价采购的药品，按议价和挂网规则可分为普通药品、短缺药品、自费药品、一致性过评药品 4 类。这里重点回顾和介绍关注度最高的带量采购，以及覆盖面最广的议价采购这两种方式。

1. 试点带量采购　带量采购是国际上药品采购的通行做法，近年来医改相关文件也反复提出药品集中采购要落实"带量采购、招采合一、量价挂钩"。上海试点药品带量采购的目标主要有三个：①破除以药补医，遏制药品促销回扣；②降低药品虚高价格，减轻患者药费负担；③促进医药产业健康发展，保证患者用药质量。回顾上海三批药品带量采购试点的历程，最关键的是用好以下这"六招"。

招式一：严格质量门槛。带量采购最困难也最重要的就是药品质量评价问题。2012 年的《国家药品安全"十二五"规划》就指出，部分仿制药质量与国际先进水平存在较大差距。现行药品市场机制不健全，药品价格与招标机制不完善，一些企业片面追求经济效益，牺牲质量生产药品。2017 年的《"十三五"国家药品安全规划》继续指出，药品质量总体水平有待提高，部分产品质量疗效与国际先进水平存在差距。为此，2014—2018 年，上海在没有现成评价标准的情况下，自行探索建立了带量采购药品的质量综合评价指标，力争筛选出质量可靠的药品，不分原研和仿制，不分国产和进口，同台竞价。这套质量综合评价指标分为基本指标和筛选指标，基本指标是为了保证投标企业对带量采购品种的生产和供应能力；筛选指标是为了保证参与带量采购的药品质量均达到较高水平，可以同台竞价。两大指标涵盖生产企业规模、信誉度、环评情况，以及原辅料、质量认证、内控指标、实验室检测、专利或获奖情况等多个环节。只有两大指标均符合要求的才可以入围参与竞价，价低者中标。

招式二：选好试点品种。除了自建质量综合评价指标，选哪些药品试点带量采购，将直接影响到试点工作的顺利启动和平稳运行。为此，在品种范围上，首批试点药品的遴选主要是结合仿制药质量和疗效一致性评价，从基本药物中的化学药口服固体制剂开始。第二批则将遴选范围扩大到医保目录内的化学药口服固体制剂，不再限于基本药物。第三批继续围绕仿制药质量和疗效一致性评价，从已公布的参比制剂目录中遴选产生。在遴选条件上，第一、二批主要基于量大面广、竞争充分且原研药市场份额相对较小的品种，同时兼顾不同药物特性。第三批为了增加品种，摒弃了原研药市场份额相对较小的条件，将参比制剂目录中的适合品种全部纳入，仅排除了竞争性较差或可能影响用药安全和质量的品种（如治疗窗狭窄药品）。

招式三：优化评标办法。考虑到独家中标、独家供货可能出现的供应风险，从更好地保障全市用药角度出发，第二批试点将全市医院划分为两个片区，质量入围企业中，报价最低的两家企业中标，按最低价分别获得一个片区的市场份额。第三批试点为鼓励企业开展仿制药一致性评价，根据药监部门建议，对体外溶出度试验已符合一致性评价要求的品种，比照通过一致性评价的品种，视为质量综合评价入围品种。同时，为降低风险、缓解矛盾，允许医院可继续采购未中标品种（如原研药），但数量不得超过中标品种，并通过阳光平台对中标和未中标药品采购实施1∶1自动控制。

招式四：保证质量稳定。有了质量综合评价的门槛，还要必须保证中标药品的质量稳定，物有所值。对此，上海一方面通过强化企业自律，由生产企业书面承诺投标药品与原研品种的质量一致性（或优于），保证中标后质量的稳定性，并接受和配合中标后的一系列监管措施，如发现问题，一经查实即列入黑名单，5年内所有品种均不予采购。另一方面是实施全程质量监管，由市药监部门严密跟踪带量采购药品的质量情况，增加中标药品抽检次数，并在全国

我国药品集中带量采购的上海实践与探索

首次使用近红外光谱检测，对中标药品实行批批检，确保每批次药品质量稳定。

招式五：确保货款支付。为解决长期困扰企业的药款能否及时收回的后顾之忧，批准上海药事所设立带量采购资金专户，通过医保基金划拨周转金用于预付货款。生产企业中标后先与其选定的全市唯一配送企业共同与药事所签订采购及配送协议，随后即由采购专户分批预付货款给配送企业，配送企业再按协议支付给生产企业。医院从配送企业采购带量采购中标药品后，必须在30日内向其支付货款，配送企业收到货款后，再将采购专户原先预付的等额货款返还。同时，药事所依托阳光平台对全市带量采购药品的库存、订单等信息等实现账务级数据采集，实时监管。

招式六：确保采购使用。考虑到带量采购品种原先的采购价格和用量均存在虚高的问题，试点品种的采购量以上年平台采购总量的60%确定。同时，医保部门通过阳光平台和医保结算系统，及时掌握医院采购和使用中标药品情况，对采购量异常波动的及时警示，存在明显问题的予以全市通报；对处方用量下降明显的医生，实施医师约谈制度；对执行情况好的医院在年终清算医保费用时予以适当倾斜。卫生健康部门对不按规定采购、使用中选药品的医院，在绩效考核评价中予以惩戒；对不按规定使用药品、诱导患者用未中标药品或同类品种替代中标品种的医务人员，按照相关规定严肃处理。通过上述措施，中标结果执行初期医院不用或少用中标品种的问题得到了彻底好转。

2. 全面议价采购 可以说，全面实施药品公开议价挂网采购（以下简称议价采购）是上海医保部门在意识到如果不能实现真正意义的带量采购，集中采购就跳不出行政定价或限价"泥沼"这一事实后的理性和必然选择。而除了认识到位，上海之所以下决心摒弃以往扭曲招采本意的方式，自费药品议价挂网采购的成功经验绝对起到了催化作用。2017 年 7 月，上海医保部门出台了《关于进一步加强本市医保定点医院自费药品采购和使用管理的通知》（沪人社医〔2017〕263 号），探索对自费药"品种直接挂网，价格议定成交"的采购模式，有效了遏制大量自费药盲目挂网问题。由于规定在不高于 5 省市（北京、天津、浙江、江苏、广东）价格的基础上，自费药的实际采购价由医院与生产企业直接议定，而且半年内无采购记录的直接从阳光平台下架，使得医院的真实需求得到体现。阳光平台自费药数量从原来的近 1 万个降低到 2500 余个，其中议价成功的药品有 1100 个左右，实际发生采购的仅 1000 余个。在实际采购的药品中，50% 以上价格有了显著下降，平均降幅达到 40% 左右。

此外，引入药品第三方评价也给议价采购增加了"底气"。经过两年多的研究打磨，2018 年 4 月，由上海药事所与中国医药工业信息中心合作研发的药品第三方评价系统正式上线试运行。该系统依托中国医药工业信息中心、阳光平台两大数据平台的客观数据及指标，为所有药品打分，鼓励采购高性价比的药品，并通过分数变化分析预警异常采购行为，为医院合理选择和评价药品提供了有力技术支撑。

上海对药品议价采购的主要做法包括：一是挂网议价工作常态化。即改变原来集中招标周期的限制，实行常态化管理，凡是价格需要调整或者新进上海的药品，随时申请。上海药事所按规定受理后，医院即可在阳光平台上与生产企业议价，但每家医院所议价格仅对本院生效。为方便医院议价，阳光平台提供外省市采购价（由生产企业上报）、其他医院采购价以及同品种其他生产企业医院采购价等信息。二是对新进药品严格设置门槛。按照"拾遗补缺、鼓

我国药品集中带量采购的上海实践与探索

励创新、实际需求"的原则，严控挂网条件，如对列入《中国上市药品目录集》的药品，为鼓励先进，直接进入议价流程；其他新申请挂网的药品如承诺低于同品种最低价的，直接进入议价流程，剩余品种要么有足够多的外省市已经采购（比如 10 个省市），要么有足够多的医院提出采购需求，方可进入议价流程。三是加强事中事后监管。为维持市场总体平稳，防止医院议价异常，平台按照不同药品建立"红黄线"提醒机制，红线即"系统锁定"，如议价结果高于外省市平均价则无法通过；黄线即"系统提醒"，如议价结果高于同类品种最高价，医院会收到实时提醒，但不作为强制性约束措施，除非医院频繁出现"闯黄线"行为，则上海药事所将启动质询和约谈机制。此外，为保障供应，凡属于短缺药的，议价不设红线。

（三）面临的挑战依然严峻

首先，持续推进带量采购困难重重。药品带量采购的前提是质量的一致性，而目前国内仿制药质量总体水平仍有待提高。上海带量采购试点自建的质量综合评价体系需要为每个药品制定个性化的内控标准和入围条件，操作复杂且缺乏权威性，容易受到质疑。虽然国家仿制药一致性评价工作已实质性启动，但参考美国、日本等国家对仿制药一致性评价（或再评价）的开展情况，我们要达到既定目标，完成历史使命，可能同样需要较漫长的时间。同时，带量采购中标企业仅一家，市场竞争十分激烈，大部分落标产品将退出市场，个别企业甚至面临淘汰危机，医院原先依赖药品采购从供应商、生产企业获得的诸多"好处"也会严重缩水。如此巨大的利益调整，极易引发各种矛盾，如 2018 年底的"4 + 7"带量采购就被称导致上市企业市值蒸发上千亿元。另外，带量采购的竞价方式如对同品种持续使用，特别是已经竞争充分的品种，必然会导致无休止的价格战，沦为真正的"唯低价是取"，最终影响产品的质量和生产供应。因此，如何科学对待已经竞争充分的带量采购品种，这也是"后带量采购阶段"无法回避的关键问题。

其次，议价采购品种的价格虚高问题未得到明显改善。上海药品阳光采购的优点之一就是让管理部门及时准确掌握了医院药品的采购品种、价格和数量，而2018年开始探索的议价采购则是在此基础上更进一步体现了政府"放管服"的作用，将大部分药品价格的最终决定权交给了医院，不再为备受争议的"虚高"或"虚低"定价背锅。但是，当议价的过程、结果是公开的，而且议高议低都是按照零差率"平进平出"的时候，议价动力不足就会导致药价在全市层面逐渐趋同，因为谁都不愿意做"冤大头""出头鸟"。例如，2018年9月全面实施药品议价采购后，相关企业因担心产品价格触及红线后医院会暂停采购，有1500余个药品主动下调采购价，平均降幅为7.5%。同样都是企业自主报价（调价），相比带量采购试点超60%的平均降幅，降价效应差距之大一目了然。

最后，药品采购与医保支付的协同作用发挥不够充分。7年来上海医保部门迈小步、不停步，在探索发挥采购和支付这两个政策工具的协同作用上取得了一定成效。但真正从支付制度和政策上发挥医保战略性购买作用，协同探索建立药品招标采购新机制，还面临诸多挑战。例如，基于议价采购的局限性，许多专家都提出，议价结果不公开、买卖双方之间的折扣让利是国际通行做法，这样才能让议价主体不受外部影响，充分议价。但这与当前的药品零差率政策和医保按项目付费方式是抵触的，这个问题可以通过改变医保支付方式解决，如按病种付费、按人头包干、医保支付价等。其中讨论最多、最直接的办法就是医保药品支付标准（或支付价）。而在目前药品同品种质量、价格差异悬殊，带金销售模式依然存在，公立医院薪酬制度改革不到位等现实情况下，直接采用支付价，又很可能导致支付价格过高或过低。其他还有诸如带量采购与医保支付标准的衔接配套问题，医院与药店价格形成机制的冲突问题等，都会对药品集中采购工作的推进产生影响，需要充分重视、统筹兼顾。

三、上海药品集中采购的体会与思考

自 2001 年起，笔者作为上海医保部门的工作人员，先后参与了由卫生部门、纠风办牵头的医药集中采购管理工作，直至 2012 年上海将此项工作调整为医保部门牵头后具体负责，对上海药品集中采购工作感触颇多，以下是几点主要体会与思考。

（一）注重保持战略定力，树立"功成不必在我"政绩观

医改进入深水区遇到的诸多问题不是一朝一夕产生的，其成因复杂，短期内很难解决。而在这样的复杂局面下，如何能不忘初心、保持战略定力，则决策者与管理者的政绩观显得尤为重要。回顾上海近年来在药品集中采购方面的各项措施，都是深思熟虑后做出的决定。带量采购从 2012 年 8 月开始研究到 2015 年 6 月第一批执行，花了 35 个月；阳光平台从 2012 年 10 月立项启动到 2015 年 7 月建成运行，用了 34 个月。

上海的三批药品带量采购均定位为试点，品种加起来也仅有 28 种，一方面说明此项工作的复杂、艰巨和敏感性，另一方面也反映了实事求是，不求一蹴而就，遇到关键问题从长计议、慎于决策，而一旦认准方向正确后，就是坚定、稳步推行，并在运行中不断完

善的态度。正如 2018 年习近平总书记在全国两会期间再次强调的，领导干部干事创业"功成不必在我"，要树立正确的政绩观，既要做让人民看得见、摸得着、得实惠的事，也要做为后人做铺垫、打基础、利长远的好事，既要做显功，也要做潜功。

（二）正确对待政府与市场作用，促进市场良性健康发展

医药卫生服务市场由供方主导，供需双方信息严重不对称，加上医疗费用由第三方（医保）买单，单纯依靠市场机制很难实现对医疗资源的科学合理配置。药品费用占到医院业务收入 30% 以上，自然也带有卫生产品的特征，区别于一般消费品。但和医疗服务不同，药品在生产、流通市场仍具有普通商品的属性，适用于价格、供求、竞争和风险等市场机制作用。因此，药品的这些特性决定了在医药购销领域，政府既不能统包统揽，也不能放任自流，否则很容易导致市场的畸形发展。

上海自 2018 年起，探索的药品议价采购通过医院、药企双方议价，将原本前置的饱受争议的政府招标定价转变为后置柔性机制的议价提醒，采购时间、品种、价格、数量均由供需双方议定产生，能更真实的反映供求关系，有利于激发市场活力。另外，放开议价也并不等于放开药价，而是同步加强了政府监管，还创新了监管方式，体现在利用"阳光平台"的信息技术优势以及药品第三方评价的大数据分析，线上线下为议价提供全面、有效、动态的药品及其价格信息参考，特别是对议价过程的"红黄绿线"提醒机制，以及对同品种不同企业产品打分，有效保证了市场公平竞争和议价过程的科学、合理、有序开展。即使是政府组织的带量采购也并不是简单的下达行政命令，同样是在尊重市场规律的基础上，用改革激发市场活力，用政策引导市场预期，用契约规范市场行为，发现更真

实合理的药品价格，促进市场的良性健康发展。

（三）努力确保质量和供应，坚守药品采购供应底线

如果说上海将医药集中采购职能划归医保部门的初心是为了实现招采合一、带量采购、节省成本、降低药价，那么发现要省钱还先要保证"有药可用"（生产供应）和"药要管用"（质量疗效），这就是上海医保部门接手这项工作后需要面对的现实问题。原先似乎不在职责范围的事情却因为管理招标采购而无法推卸。上海医保部门认识到，做好药品供应保障，从来就不是单个部门的事，而是各级政府和相关部门践行习近平同志提出"没有全民健康，就没有全面小康""把人民健康放在优先发展的战略地位"的具体体现。忽视药品的质量和供应，片面追求降价，并不会给医保带来好处，很可能还会因为用更贵的药、做更多的检查而增加不合理费用。为此，上海一直秉承确保药品质量和供应的底线思维，不唯低价中标，并保持定力，持续开展相关工作。上海总结带量采购中标药品有"两个最"，一是最干净（没药品回扣），二是最稳定（批批检）。

（四）持续发挥信息化作用，促进治理能力现代化

早在 2000 年，上海就已建成了直联定点医药机构的医保费用实时网上结算系统，至今已进入四期建设阶段。系统运行 19 年来，在费用结算、监督检查、统计分析、决策参考等诸多方面均让医保部门获益匪浅，所累计的海量就医和结算信息更成为相关部门与研究机构的数据基础。为此，在建设阳光平台时，上海医保部门寄予了更高的期望和要求，希望利用阳光采购的理念，打造一个政府公共信息共建共享共治的样板。2014 年 10 月，时任中共上海市委书记的韩正同志针对阳光平台建设也提出，关键要全过程和结果必须公

开，光在卫生系统内公开不够，要向社会公开。为此，经过近年来的不断努力，阳光平台不但有力支撑了药品带量采购、议价采购等不同采购方式，为相关部门提供了可靠的数据支持和个性化管理功能，还为医院、药企、患者三方提供了全面的信息共享和服务。医院可以通过医保专网查询药品基础信息和其他医院采购情况；药企和实名登记的患者可以通过"上海阳光医药采购网"（http：//www. smpaa. cn/）查询药品在医院的采购情况（仅限基本药物）、价格信息、医保支付等内容。

"规范医疗器械供应链管理"是阳光平台促进医药采购治理能力现代化的另一个例子。2016 年，上海在把医疗器械纳入阳光平台采购范围时，针对器械注册信息更新快、市场交易现状较为混乱的特点，首创了器械资证授权在线信息维护和管理模式。以逐级授权、环环相扣的授权链生成机制，实现医院、生产经营（配送）企业及相关部门通过平台实时查询资证及授权信息。此项措施既减少了原先企业和医院繁琐的信息提供和收集整理工作，又提高了信息的正确性和及时性。同时，还以信息公开为手段，调动了市场配置资源的力量，倒逼医院及生产经营（配送）企业自主压缩流通环节，实现供应链自我精简与净化。与前期调研结果相比较，器械入院时的开票层级由原先最长 7 层逐渐缩减至 3 层以内。

（五）充分重视药品特性，体现科学精细化管理

药品具有品种复杂性、医学专属性、质量严格性、使用两重性、检验专业性等诸多特性。这就要求在政策制定和日常管理中充分重视药品的特性，用比普通商品更专业化、精细化的态度来对待具体工作，否则就会影响到政策措施的科学性、合理性，甚至影响

人民群众的用药安全和身体健康。2014 年，考虑到不同药品质控标准的复杂性，上海通过对每个带量采购药品生产企业内控指标与国家标准的比较、甄别和筛选，个性化设定了不同试点药品的"企业内控标准高于国家标准"项目与标准，如头孢呋辛口服常释剂型的异构体、依那普利口服常释剂型的含量均匀度等。2015 年，通过对第一批带量采购质量综合评价指标的评估，经药品检验、质控专家的论证，同意将"药品有效期明显优于同品种的药品（有效期≥同品种药品 6 个月）"增列为质量综合评价的筛选指标之一，以支持投标产品的质量稳定性优势。2017 年，针对卡马西平片、左甲状腺素钠片等窄治疗窗药品更换厂牌需要严密检测血药浓度以防止浓度过高发生毒副作用的情况，未纳入带量采购。此外，考虑到儿童用药的特殊性（如特定规格、剂型），对带量采购品种范围内主要适用于儿童的未中标药品，采购和使用不受影响。

（六）不断完善配套政策，加大"三医联动"改革力度

药品集中采购工作难度大、涉及利益面广、百姓感受度高。因此，药改从来都是医改的一个重要组成部分，甚至还可能是医改的突破口。一方面，药品集中采购需要相关配套政策的协同推进；另一方面，药品集中采购也是助力医改，持续加大"三医联动"改革力度的重要体现。

2015 年以来，上海药监部门为支持与配合带量采购，确保中标药品质量，送给了医保部门"一把枪"——近红外光谱监测（扫描枪）。3 年多来，上海药事所委托市药检部门对中标药品所有新进批次的近红外光谱检测数据显示，原辅料、其他物质等均无明显差异，说明质量持续保持稳定，达到了企业承诺的高于国家标准的内控标准。另外，在 2018 年底制定"4＋7"带量采购配套政策时，

上海医保部门协同推进仿制药质量和疗效一致性评价，对满足"1+3"（1个原研药，3个过评仿制药）的未过评品种，医院不采购、医保不支付；尚未满足"1+3"的未过评品种必须降价至中选价以下，方可继续采购，极大提振了仿制药企业开展一致性评价的决心和信心。

2017年上海医保部门开展的自费药"品种直接挂网，价格议定成交"采购文件也同样是配套卫生健康部门治理医药产品回扣、整治医药购销和医疗服务中的行业不正之风的"1+7"文件之一。另外，上海执行"4+7"带量采购的配套文件提出，发挥临床药师作用，加强处方点评、合理用药，优先采购和使用中选药品，加强使用情况监测。也为体现临床药师技术劳务价值、回归职业本位、探索设立药事服务费、重视临床药师队伍建设创造了有利条件。

2019年4月18日，国家医疗保障局和上海市人民政府在沪签署了《共同完善医药招采机制推进平台建设备忘录》，就上海承接国家药品集中采购任务、落实国家医保信息标准化工作、确保临床和市民用药需求、打响上海医药采购服务品牌、建立医药价格信息发布制度、加强上海医药采购机构能力建设等方面做出了一系列部署和安排。相信上海必将在不断完善医药招采机制、提升上海医药招采管理服务能力方面，继续为全国医药采购体制改革提供可复制、可推广的经验，更好地为全国改革发展大局服务。

（作者为上海市医疗保障局药品价格与招标采购处处长）

我国药品集中带量采购的上海实践与探索

我国药品集中采购二十年回顾及展望

耿鸿武

我国药品集中采购从 2000 年开始实施，至今已经有近 20 个年头。值此改革开放 40 年之际，对药品集中采购进行回顾性分析，可以更清晰地看清现在，认清未来，为打好"十三五"新医改攻坚战提供借鉴参考，促进医改的进一步深化改革。

一、对我国药品集中采购政策规制的回顾

我国药品集中采购的探索始于 20 世纪 90 年代。1993 年 2 月，河南省为了降低医疗机构药品采购价格，成立河南省药品器材采购咨询服务中心，对医疗机构的采购方式进行了探索性变革，以公开招标的方式确定了 7 家药品批发企业为药品采购定点企业，要求 22 家省直属医疗机构必须在采购定点企业采购药品，大大降低了药品采购价格，有效降低了药品采购成本，开启了我国医药卫生领域药品和器材耗材集中招标采购的先河。

当时，国家层面对于药品招标采购持谨慎态度，采购成本降低后，医院采购进销差价成为焦点。1998年，国家发改委、卫生部印发《关于完善药品价格政策改进药品价格管理的通知》（计价格〔1998〕2196号），规定药品招标后需及时调整零售价以让利于患者。随后，不同省份自发进行了类似的药品招标采购探索，如上海、浙江、辽宁、四川、浙江、山东、福建、海南等。这一做法收到了较好效果，越来越得到国家有关部门的重视，为建立全国统一药品招标制度奠定了基础。

从政策规制的角度分析，可以将我国药品集中采购的20年历程划分为五个阶段。

第一阶段：从探索到制度建立，国家首次进行药品招标规范并实施

2000年，国务院办公厅转发《关于城镇医药卫生体制改革的指导意见》（国办发〔2000〕16号，以下简称《指导意见》），明确要求推进药品流通体制改革，整顿药品流程秩序，规范医疗机构购药行为，降低药品虚高价格，打击商业贿赂。由原国家卫生部门牵头，根据2000年1月1日生效的《中华人民共和国招标投标法》进行药品集中招标采购的工作试点，对相关问题进行了探索，提出规范药品集中招标采购的具体办法，自此拉开了我国药品集中采购制度国家层面试点并逐步探索建立全国统一规则的序幕。

为落实《指导意见》，2000年4月，国家卫生部印发《关于加强医疗机构药品集中招标采购试点管理工作的通知》（卫规财发〔2000〕148号），在前期地方探索的基础上做出了原则性的要求。随后，原国家卫生部等5部委印发《关于医疗机构药品集中招标采购试点工作的若干规定》（卫规财发〔2000〕232号）和《医疗机

构药品集中招标采购试点工作计划》（卫规财发〔2000〕151号），要求各省市抓好2~3个药品集中招标采购工作试点的地区，原国家药品监管局印发《药品招标代理机构资格认定及监督管理办法》（国药管市〔2000〕306号），药品集中招标采购试点在海南、河南、辽宁和厦门四省市正式拉开序幕。

随着试点工作的逐步深入，问题逐步暴露，2001年，国家计委就药品集中招标采购后药品的价格、招标收费等问题进行了规范，卫生部等6部委也对药品集中招标采购主体、组织形式、采购药品的范围、评标标准等问题进行了明确。2001年7月23日，国家卫生部等6部委印发《关于进一步做好医疗机构药品集中招标采购工作的通知》（卫规财发〔2001〕208号），明确要求到2001年底，争取在地级以上城市普遍开展药品集中招标采购工作。2001年1月22日，国家计委印发《关于集中招标采购药品有关价格政策问题的通知》（计价格〔2001〕88号），允许医疗机构在中标价基础上加上省级部门批零差率，再加上集中招标采购药品降价后产生的价差的一定比例销售。

2001年11月，国家卫生部印发《医疗机构药品集中招标采购工作规范（试行）》（卫规财发〔2001〕308号，以下简称"308号文件"），这是我国第一部药品集中招标采购的运作模式和法律责任的部门规章，同时印发《医疗机构药品集中招标采购和药品集中议价采购文件范本（试行）》（卫规财发〔2001〕309号，以下简称"309号文件"），国务院纠风办等7部门联合印发《医疗机构药品集中招标采购监督管理暂行办法》（国纠办发〔2001〕17号），这些规范性文件从药品集中采购的主体、招标方式、组织、程序、合同管理、价格、监管等多个方面对药品招标进行了规范，标志着我国以政府为主导、全国统一执行的集中招标采购制度初步建立。

2001 年 11 月 15 日，海口会议决定在全国普遍推行药品招标采购制度，要求 2002 年 70% 的县级以上公立医院开展药品招标，同时积极探索医用材料和医疗器械的招标采购。随后，全国以地市为单位的药品集中招标工作陆续展开，海虹、先锋环宇等第一批电子商务公司率先介入，成立了第三方招标平台，拉开了我国药品集中招标采购的序幕。

2004 年 9 月，针对"308 号文件""309 号文件"执行过程中的突出问题，国家卫生部等 6 部委联合印发《关于进一步规范医疗机构药品集中招标采购的若干规定》的通知（卫规财发〔2004〕320 号，以下简称"320 号文件"），同时国家发改委印发《集中招标采购药品价格及收费管理暂行规定》（发改价格〔2004〕2122号）的通知，对药品集中采购中的合同执行、招标过程监管、中标价格、中介收费等提出了更为细化的要求和安排，标志着我国集中采购制度的初步形成。

第二阶段：药品集中采购各省进行试点探索，省级探索实施占主导

由于"308 号文件"和"320 号文件"在执行中自身难以克服的局限性，受到的行业诟病越来越多，2005 年后各地陆续开始药品集中招标采购新模式的试点。四川的挂网模式、宁夏的三统一招标、广东的阳光采购相继出现，各地百花齐放的药品招标模式出现，在目录制定、招标适用范围、价格规则、评价标准、评价方式、配送选择、配送费用、监督管理等各个方面存在巨大差异，招采乱象层出不穷。

这个阶段，国家没有关于集中采购的统一政策，均以各地的政策规章制度为主导。由于业界对集中招标采购中的招标存在较大争

议和疑问，因此后续文件中不再提及药品集中招标采购，而是改为药品集中采购。

第三个阶段：新医改方案出台，国家第二次对药品集中采购进行规范

2009年1月，国家卫生部等6部委联合签署《关于进一步规范医疗机构药品集中采购工作的意见》（卫规财发〔2009〕7号），明确药品的集中采购工作存在地区发展不平衡、采购政策不统一、采购办法不完善、中介服务成本高等问题。为规范和推动新形势下医疗机构药品集中采购工作，将之前以地市为单位进行的药品集中采购规范为以政府主导、以省（自治区、直辖市）为单位、以网上集中采购为模式的制度设计，开启了药品集中采购从分散到集中的新发展阶段。

2009年4月6日，新医改方案正式发布，明确了药品供应保障体系改革的方向；2010年7月15日，国家卫生部等7部委联合印发《医疗机构药品集中采购工作规范》（卫规财发〔2010〕64号，以下简称"64号文件"），对县及县以上医疗机构非基本药物集中采购提出了规范要求，同时废止之前出台的《医疗机构药品集中招标采购工作规范（试行）》（卫规财发〔2001〕308号）、《进一步规范医疗机构药品集中采购工作的意见》（卫规财发〔2009〕7号）；2010年12月9日，国务院办公厅《关于印发建立和规范政府办基层医疗卫生机构基本药物采购机制指导意见的通知》（国办发〔2010〕56号，以下简称"56号文件"）发布，针对基层医疗机构基本药物集中采购提出要求，"双信封"评标、单一货源承诺、量价挂钩、招采合一、只招生产企业、统一支付、全程监管等为特征的招标组合拳使得药物集中采购模式发生重大改变，从制度上突破

了 10 余年来药品招标难以真正撼动药品价格的状况，尤其是安徽模式的基本药物集中采购实现了中标价格的大幅下降，新一轮药品集中采购拉开大幕。

2009—2014 年，各省（区、市）按照"64 号文件"和"56 号文件"要求，均开展了以省为单位的药品集中采购，实践中暴露出一些问题。原因是"64 号文件"和"56 号文件"提出的药品集中采购的思路和方法大相径庭，最大的区别是"64 号文件"采用综合评议法，从质量、服务、信誉、价格等四个方面进行评价，划分质量层次，主观和客观相结合，按照分数高低排序，按照投标产品的数量决定中标产品的多少，多个产品中标；而"56 号文件"则采用"双信封"式评审，先评技术标，入围后再评商务标，商务标以网上报价作为依据，从低到高排序，最低价中标，单一货源。这期间，基本药物和非基本药物分开招标，但随着基本药物制度的建立和推进，要求医院按照政策规定的比例配备使用基本药物，政府办基层医疗卫生机构必须全部配备，基本药物逐渐开始全终端化，分开招标的方式越来越不能满足医疗机构的要求，"两份文件"自身之间的矛盾也突出地显现出来，各省（区、市）陆续开始尝试将"两份文件"的要求融合借鉴，探索新的药品集中采购模式，基本药物的"双信封"方式也陆续地开始在非基本药物和医疗耗材的集中采购中应用。这个阶段出现了福建八标、上海基本药物带量采购、安徽县级基本用药集中采购、北京基药招标、重庆药交所等融合性的集中采购方式；广西、浙江、湖南等省也对医用耗材进行了"双信封"集中采购探索，"双信封"不再仅仅是基本药物集中采购的专利，"64 号文件"和"56 号文件"的界限越来越模糊。

药品集中采购前三个阶段的发展，对药品集中采购的模式和方法进行了非常有意义的探索，这三个阶段中所采用的药品集中采购的主要模式可以概括为 10 种，分别为集采模式、挂网模式、竞价模式、托管模式、询价模式、双标模式、统一模式、统筹模式、试点模式以及药交所模式。在随后的时间里，各省（区、市）在药品集中采购方面相互学习、借鉴、融合。直至今日，各地模式或是其中单独的一种，或是几种模式的综合。

第四个阶段：实施分类采购，国家第三次对药品集中采购进行规范

2015 年 2 月 9 日，国务院办公厅印发《关于完善公立医院药品集中采购工作的指导意见》（国办发〔2015〕7 号，以下简称"7 号文件"），同年 6 月 11 日，国家卫计委印发《关于落实完善公立医院药品集中采购工作指导意见的通知》（国卫药政发〔2015〕70 号，以下简称"70 号文件"）。"7 号文件"在过去三个阶段药品集中采购探索的基础上，提出分类采购、分步实施的集中采购新思路。

近年来，国务院办公厅《关于进一步改革完善药品生产流通使用政策的若干意见》（国办发〔2017〕13 号）、国务院医改办等部门《关于在公立医疗机构药品采购中推行"两票制"的实施意见（试行）的通知》（国医改办发〔2016〕4 号）、国务院《关于印发"十三五"深化医药卫生体制改革规划的通知》（国发〔2016〕78 号）等文件陆续出台，对集中采购政策进行了进一步的修订并提出新的要求。各省地市也按照要求广泛开展了"省级挂网＋议价""GPO 采购""跨区域联盟采购"等创新模式的探索，涌现出北京阳光采购、福建十标、浙江三流合一、湖北采购准入、安徽带量议价采购、深圳 GPO 采购等新模式。

2018 年 3 月，国务院机构改革方案将药品和耗材集中采购的设

我国药品集中采购二十年回顾及展望

计和管理职能进行了重新划分，国家医疗保障局成为集中采购政策的制定和规划管理部门。同年8月，国务院办公厅印发《深化医药卫生体制改革2018年下半年重点工作任务》的通知（国办发〔2018〕83号），明确要求开展国家药品集中采购试点，明显降低药品价格，并提出配合抗癌药降税政策，推进各省（自治区、直辖市）开展医保目录内抗癌药集中采购，对医保目录外的独家抗癌药推进医保准入谈判；调整国家基本药物目录，制定完善国家基本药物制度的指导性文件，推动优先使用基本药物等。此阶段，围绕"三医联动""医保控费""两票制""分级诊疗""流通整治"等要求出台的一系列组合性政策，对药品集中采购的执行产生重大影响。

值得一提的是，分级诊疗制度的实施对未来的药品采购将会产生深远影响。党的十九大报告明确指出，我国未来医改的重点是建立优质高效的医疗卫生服务体系，其中建立中国特色的基本医疗卫生制度、医疗保障制度、现代医院管理制度成为三项核心工作，排在第一位的建立中国特色的基层卫生制度的重要措施就是分级诊疗。在分级诊疗制度的实施中，医联体的建设纳入到了整体规划中，要求到2020年二级以下所有医疗机构均需纳入医联体。2019年"两会"期间，国家卫生健康委又对分级诊疗的"四个分开"进行了阐述。可以预判的是，未来医联体在医疗机构的物质采购中将发挥越来越大的作用。

同时，截至2018年底，公立医院药品领域的"两票制"已经全面铺开，目前各地在药品集中采购中均对药品的配送做出了新的要求和安排，"两票制"将重新塑造医药耗材供应链，企业的渠道结构和资金流、信息流、物流、票据流都将随之发生了改变。相信在未来的2~3年，"两票制"将深刻改变我国药品的销售配送。

第五个阶段：推行带量采购，国家第四次对药品集中采购进行规范并进行 4 + 7 城市试点

2018 年 3 月，根据党的十九届三中全会决定，再一次进行政府机构改革，成立了国家医疗保障局。集中采购政策的研究者们最关注的是国家医疗保障局接棒原国家卫生计生委、人社部、民政部、发改委等部门的相关职能，包括组织制定和调整药品、医疗服务价格和收费标准，制定药品和医用耗材的招标采购政策并监督实施，监督管理纳入医保范围内的医疗机构相关服务行为和医疗费用等。

2018 年 11 月 14 日，中央全面深化改革委员会第 5 次会议审议通过《国家组织药品集中采购试点方案》，明确了国家组织药品集中采购试点，目的是探索完善药品集中采购机制和以市场为主导的药价形成机制，降低群众药费负担，规范药品流通秩序，提高群众用药安全。2018 年 11 月 15 日，上海阳光医药采购网发布《4 + 7 城市药品集中采购文件》（采购文件编号：GY-YD2018 - 1），成为国家医疗保障局成立后的首次药品集中带量采购试点；12 月 6 日，中选结果公布，引起行业巨大震动，正如国家医疗保障局 12 月 8 日答记者问中表述的，"4 + 7"带量采购取得明显效果，一是企业积极参与明显，146 家符合条件的企业全部参与申报；二是替代效果明显，通过一致性评价的国产仿制药中选占比为 88%；三是降价效果明显，与试点城市 2017 年同种药品最低采购价相比，拟中选价平均降幅为 52%，最高降幅为 96%；四是"专利悬崖"明显，原研药吉非替尼片降价 76%，福辛普利钠片降价 68%，与周边国家和地区相比低 25% 以上。

2019 年 1 月 17 日，国务院办公厅印发《关于印发国家组织药品集中采购和使用试点方案的通知》（国办发〔2019〕2 号，以下

简称"2号文件"），提出了带量采购、以量换价、招采合一、降低药价、国家组织、联盟采购、平台操作、保证用量、医保保障的新药品集中采购思路。国家药监局、卫生健康委、医保局各相关部门相继出台《关于加强药品集中采购和使用试点期间药品监管工作的通知》（国药监药管〔2018〕57号）、《关于做好国家组织药品集中采购中选药品临床配备使用工作的通知》（国卫办医函〔2019〕77号）、《关于国家组织药品集中采购和使用试点医保配套措施的意见》（医保发〔2019〕18号）等配套文件；11个试点城市紧锣密鼓进行跟进和安排，2019年4月1日，全面进入落地实施阶段。

纵观药品集中采购走过的二十年历程，可以看出，每五年左右就会有一次政策的规范和调整，相信在新的药品集中采购阶段一定会有新的规则出台。

二、2018年我国药品集中采购的变化及特点

2018年，药品集中采购整体表现为各地积极开展试点，降价成为主题。分析各省（区、市）和地区的集中采购方案，可以用如下关键词概括其变化和特点，即：分类采购、招采合一、"双信封"制、带量采购、直接挂网、定点生产、平台互联互通、国家谈判、价格联动、动态调整、"两票制"、联盟招标、阳光挂网、与医保支付结合、GPO采购、采购准入、医联体（医院）议价、一致性评价优先等。

2018年，随着医改不断深入，降价、控费、合规等要求越来越高，在国家鼓励探索创新、允许医改试点城市自行采购、鼓励跨区域联合采购和专科医院联合采购等政策的共同作用下，各省（区、

市）根据自身经济条件、医疗需求及集中采购情况进行了不断尝试，分析现行各地的集中采购方式，可以主要概括为10种模式，即全国统一采购模式、跨地区联合采购模式、直接挂网模式、省级入围＋地市议价模式、地市招标＋省级共享模式、药交所模式、省市联动模式、"双信封"模式、GPO模式以及"4＋7"带量采购试点和改革试点城市招标，而实际情况可能远不止这些。

2018年底进行的4＋7城市带量采购涉及北京、上海、天津、重庆和沈阳、大连、广州、深圳、厦门、成都、西安11个城市，所在省份的药品采购量约占全国药品用量的38％。本次集中采购的目标是降药价、促改革，采用国家组织、联盟采购、平台操作的方式，以联盟地区公立医疗机构为集中采购主体，由上海市医药集中招标采购事务管理所经办，对现阶段通过一致性评价的仿制药对应的通用名药品共计31个进行联合采购。入围的生产企业在3家及以上的，采取招标采购的方式；入围生产企业为2家的，采取议价采购的方式；入围生产企业只有1家的，采取谈判采购的方式。

此次集中采购试点的显著特点是：①不进行质量分层；②按通用名单一货源中选，不分规格和剂型；③以中选价格作为该产品通用名医保支付标准（统一支付标准），患者使用高于支付标准的药品，超出支付标准的部分由患者自付；④以60％～70％的临床使用量作为基数；⑤保证用量等。

从机制上看，试点与之前集中采购的主要区别是采购方以量换价，代表11个城市与企业统一谈判，企业则以价换量，不再分别到各地投票谈判等，对整个行业影响巨大。2019年4月3日，国务院总理李克强主持召开国务院常务会议，强调进一步推进国家药品集中采购试点、完善集中采购制度，加强中标药品质量监管和供应保障，实现降价惠民，认真总结试点经验，及时全面推开。

三、对我国药品集中采购的展望和趋势预判

我国药品集中采购经历了20年的建立和完善，虽然解决了一些阶段性地问题，取得了一些明显的成效，但是仍然存在一些不容忽视问题。现阶段集中采购最被关注和亟待解决的问题，主要集中于以下方面。

一是大部制改革医保强势介入集中采购，行业充满期待。随着医保机制从项目付费制度到复合付费制度的改革推进，按病种、人头付费，DRGs付费等将成为主导模式，医保作为支付方的议价能力大大提升，药品、耗材在医疗机构的运营中，从利润来源到经营成本的转变，使其参与采购的积极性大幅增加，议价的意愿和能力大大提升。二是集中采购乱象层出，强化监管、完善机制迫在眉睫。近年来，药品集中采购分散化、碎片化趋势明显，省标、市标、医联体（医院）标穿插进行，很多地市实施中存在操作不规范、违反公平竞争、朝令夕改、不严格执行等问题，严重影响了政府集中采购的公信力。三是数据不联通，全国药管平台作用有待进一步发挥。四是带量采购与最低价联动的机制需要进一步完善。要兼顾区域间的采购规模、使用结构、配送距离、回款条件等综合因素，逐步建立科学合理的价格形成机制。五是带量采购形同虚设，难以保障真正的"量"。量价挂钩是市场规则的体现，目前几乎所有省份的文件中都有带量采购的表述，但绝大多数仍停留在政策层面。目前，广东药交所的"团购"、上海的"GPO"及唐山"量价控制"等在一定程度落实了带量采购，但效果仍需探索和完善。六

是"两票制"需要进一步完善，应该以效率高、成本低、有利于药品供应保障等为原则。七是集中采购中的回款问题亟待解决。公立医院拖欠货款问题由来已久，并且问题普遍而又突出，最长者拖欠款项长达三年，需要综合施策，下大力解决。八是地方保护政策随处可见，屡禁不止，有待进一步纠正。九是国产药品应该鼓励发展，不能再纸上谈兵。十是药品集中采购的改革不是一蹴而就的，是一段需要持续完善的长旅程。通过以上分析，我们可以对我国药品集中采购未来做出趋势展望。

（一）降价和控费依然是集中采购的主要目标

医保筹资增长率降低与医疗费用的快速增长间的矛盾尚未解决，控费和降价依旧是未来医改的核心，而集中采购则是实现降价控费的重要途径。

（二）药品集中采购政策进入新一轮的调整期

2018 年大部制改革对政府部门的职能进行了重新规制和调整，新成立的国家医疗保障局被赋予新的职责，负责组织制定和调整药品、医疗服务价格和收费标准，制定药品和医用耗材的招标采购政策并监督实施，监督管理纳入医保范围内的医疗机构相关服务行为和医疗费用等。新部门一定会在过去近二十年的集中采购的经验和基础上，提出新的思路。

（三）药品集中采购的方式将更加多样化

国家鼓励集中采购的创新探索，允许医改试点城市自行采购，鼓励跨区域联合采购和专科医院联合采购等，各地不断尝试新型集中采购模式，如集团采购（GPO）、跨区域联合采购、多种形式的价格谈判，试点范围不断扩大。

（四）"直接挂网＋议价"成为各地的主流模式

截至目前，所有新出省级集中采购项目都采用了阳光挂网模式，这也为多种形式的议价提供了土壤。省级挂网价逐渐成为入市的"门槛"，真正拥有定价权的是医疗机构、地市、医联体等议价主体。未来"直接挂网＋议价"采购模式出现频率会更高。

（五）量价挂钩、价格动态调整等成为普遍要求

国家多份医改纲领性文件均提及要坚持集中带量采购原则。分析各省目前的集中采购政策，量价挂钩、价格联动已经被普遍使用。总结日本等地的经验，价格动态调整已经成为控制价格上涨的有效手段，近年来我国也有很多省份采用了这一政策。

（六）医疗机构参与集中采购的积极性大幅提升

在"医保控费"的大背景下，"结余留用、超支分担"已经成为现阶段医保支付的政策要求，医疗机构采购主体地位不断凸显。这将大大调动医疗机构参与集中采购的积极性。

（七）集中采购与医保改革结合越来越紧密

医保改革的核心是实现从单一付费向复合付费方式的转变，按病种、人头、床日、DRGs等新型的付费制度将广泛推广，按照目前政策安排，2020年前所有二级以上医疗机构都将实施临床路径，而上述措施与集中采购的关系越来越紧密。近两年，上海、福建、

浙江、安徽、山西、甘肃等省的医保部门已经积极地参与到集中采购的政策制定和执行中，福建还开展了医保支付价格下的阳光采购。相信新成立的国家医疗保障局一定会将医保和集中采购政策更加紧密地结合起来。

（八）跨省联盟采购模式成为政策引导

自从"7号文件"和"70号文件"提出探索跨地区联合采购后，三明联盟、京津冀联盟、陕西十三省联盟、华东四省一市联盟、粤鄂联盟等相继成型，新成立的医疗保障局也推出11城市采购联盟。在国家政策对跨地区联合采购的态度由探索升级为鼓励的情形之下，未来各地还将衍生出更多的合作模式。

（九）医药领域的"两票制"全面推行流通格局改变

2018年，药品"两票制"在全国范围内已经全面实施，近期国家医改工作重点又提出逐步推行公立医疗机构高值耗材的"两票制"。虽然"两票制"面临的问题很多，但是至少在目前国家的政策不会放松要求。

（十）GPO采购模式或将迎来发展春天

从美国GPO的一百多年发展历程和中国台湾地区1995年进行的健保改革看，按病种付费制度催生和推动了GPO的繁荣发展。2018年将是我国医保制度的变革年，按病种付费作为重要的抓手，也一定会催生我国GPO采购模式的深化和快速发展。2016—2017年，上海、深圳等地进行了GPO的试点，且有进一步将范围扩大的趋势，这种政府主导的GPO为集中采购的改革积累了经验，相信未

我国药品集中采购二十年回顾及展望

来以市场为主导的第三方 GPO 也一定会出现，且会分化出医院、医联体、药店、流通企业、PBM 等多种丰富多彩的方式，GPO 的春天即将到来。

（作者为清华大学老科协医疗健康研究中心执行副主任）

我国基层医疗卫生服务体系发展的现状与展望

魏子柠

2009 年以来，新医改明确提出"保基本、强基层、建机制"的基本原则，将基层医疗卫生工作作为医改的重中之重。新时期卫生与健康工作方针明确提出，以基层为重点，进一步将基层卫生工作凸显出来。各级政府不断加大支持基层医疗卫生机构标准化建设和人才队伍建设，覆盖城乡的基层医疗卫生服务体系基本建成，基层医疗卫生机构服务能力不断增强，服务模式更加贴近城乡居民需求；国家基本药物制度初步建立，以破除以药补医机制为核心的县级公立医院综合改革全面推开，维护公益性、调动积极性、保障可持续的新机制正在形成；基本公共卫生服务均等化水平不断提高，国家重大公共卫生服务项目全面实施，城乡居民公平享有公共卫生服务的目标基本实现。基层综合医改的推进有力促进了基层卫生事业的发展，城乡基层医疗卫生机构逐步承担起了居民健康"守门人"的职责。

一、我国基层医疗卫生机构建设的现状

基层医疗卫生服务体系由城乡基层医疗卫生机构组成，包括县级医疗卫生机构、乡村两级医疗卫生机构和社区卫生服务机构。2009 年，中共中央、国务院《关于深化医药卫生体制改革的意见》就明确提出要加强基层医疗卫生服务体系建设。我国基层卫生服务体系承担着城乡居民基本医疗和公共卫生服务双重网底功能，是实现人人享有基本医疗卫生保健的基础环节，在为城乡居民提供安全、方便、质优、价廉的基本医疗卫生服务方面具有不可替代的作用。

根据《2018 年我国卫生健康事业发展统计公报》显示，截至 2018 年末，全国共有基层医疗卫生机构 94.3 万个，其中社区卫生服务中心（站）3.4 万个，乡镇卫生院 3.6 万个，诊所和医务室 22.8 万个，村卫生室 62.2 万个。

（一）县级医院变化情况

县级医疗卫生机构是县域内医疗卫生中心和基层医疗卫生服务网络的龙头，负责基本医疗服务及危重患者的抢救，并承担对乡村医疗卫生机构和社区卫生服务机构的业务指导和卫生人员的进修培训任务。截至 2017 年底，我国共有县级医院 1.4 万个，比 2008 年增加 5608 个；截至 2018 年底，我国共有县级疾病预防控制中心 2758 个、卫生监督机构 2515 个、妇幼保健机构 2571 个，比 2008 年底分别增加 60 个、5 个、404 个。

（二）乡镇卫生院变化情况

乡镇卫生院是农村三级医疗卫生服务网络的枢纽，直接为广大农民提供公共卫生服务和常见病、多发病的诊疗等综合服务，并承担对村卫生室的业务管理和技术指导等任务。随着城镇化、撤乡并镇等因素影响，自2008年以来，全国乡镇卫生院数量有所减少。截至2018年底，我国共有乡镇卫生院3.6万所，政府办基层医疗卫生机构12.2万个，比2008年减少2619所。

（三）村卫生室变化情况

村卫生室是农村三级医疗卫生服务网的网底，承担着农村居民的公共卫生服务和一般疾病的初级诊治等工作，保障了农村居民在家门口就能享受到基本医疗和卫生保健服务。截至2018年底，我国有村卫生室62.2万个，比2008年增加8858个。

（四）社区卫生服务机构变化情况

城市社区卫生服务机构以社区、家庭和居民为服务对象，开展健康教育、预防、保健、康复、计划生育技术服务和一般常见病、多发病的诊疗服务，保障群众享有安全、有效、便捷、经济的基本公共卫生和基本医疗服务。截至2018年底，全国共建有社区卫生服务中心（站）3.5万个，比2008年增加1.0万个。

（五）诊所（医务室、门诊部等）变化情况

诊所（医务室、门诊部）是为患者提供门诊诊断和治疗的医疗机构，不设住院病床位，不开展技术复杂、难度较大、风险较高的医疗服务，诊所分布在城市或者城乡接合部，只提供易于诊断的常

见病、多发病的诊疗服务。截至 2018 年底，全国有诊所（医务室、门诊部）22.8 万个，比 2008 年增加 4.7 万个。

二、我国基层医疗卫生人员队伍建设的现状

卫生人员队伍是卫生系统中最为重要的资源。新医改以来，我国卫生人员队伍建设取得明显成效。基层卫生人才队伍作为我国卫生人才队伍的重要组成部分也得到了一定发展。

（一）县级医院卫生机构人员情况

一是医院人员队伍情况。县级医院的卫生人员是指县和县级市的综合医院、中医医院、中西医结合医院、民族医医院、专科医院以及护理院的卫生人员。2008 年以来，我国县级医院卫生人员队伍规模呈现稳中有增的趋势。到 2017 年底，县级医院卫生人员达到 285.9 万人，比 2008 年增长 107.4%。二是县级妇幼保健机构人员队伍情况。2017 年我国县级妇幼保健机构卫生人员数量达到 27.3 万人，比 2008 年增长 238.1%。三是县级疾病预防控制中心人员队伍情况。2017 年，我国县级疾病预防控制中心卫生人员达到 12.9 万人，与 2008 年相比减少 2136 人，人员数量略有增加后又呈现减少趋势。四是县级卫生监督机构人员队伍情况。2017 年，我国县级卫生监督机构卫生人员为 5.4 万人，比 2008 年减少 59.2%。

（二）乡村两级医疗卫生机构人员情况

1. 乡镇卫生院　一是人员总量情况。2017 年，我国乡镇卫生院

卫生人员达到136万人，比2008年增长了26.5%。卫生技术人员由2008年的90.4万人增加到2017年的115.1万人，分别占人员比例的84.1%、84.6%，占比略有提高。其中，卫生技术人员增加了24.8万人，增幅为27.4%。执业（助理）医师由2008年的40.5万人增加到2017年的40.6万人，但是占比却由44.8%下降到40.5%，减少了4.3个百分点，从一个侧面反映出卫生院的服务能力有所降低。注册护士由2008年的18.8万人增加到了2017年的34.1万人，占比由20.8%提高到了29.6%，护理能力有明显提高。二是学历结构情况。乡镇卫生院卫生技术人员学历水平近年来有明显提高。2017年，研究生学历者占0.1%，大学本科学历者占12.3%，大专学历者占41.5%，中专学历者占42.3%，高中及以下学历者占3.8%。增长率分别是0.1%、7%、8.2%、–10.4%、–4.8%，乡镇卫生院医务人员整体学历水平有了较大幅度提高。三是职称结构情况。2017年，全国乡镇卫生院卫生技术人员中，正高职称者占0.1%，副高职称者占1.8%，中级职称者占13.4%，助师占29.3%，护士初级及其他人员占55.3%。与2009年相比，正高职称占比没有变化，其他职称的增长率分别是1%、–0.8%、–7.3%、5%，反映出乡镇卫生院职称水平有所下降。四是性别年龄结构情况。乡镇卫生院人员中，男性占37.7%，女性占62.3%。从性别结构上看，与社区卫生机构相似，与乡村医生相反；从年龄结构上看，25岁以下人员占7.6%，25～34岁人员占32%，35～44岁人员占32.6%，45～54岁人员占21%，55～59岁人员占3.5%，60岁及以上人员占3.4%。与2009年相比，每个年龄段的增长率分别为1.7%、–4.6%、–1.5%、5.2%、–1.8%、1.2%，从总体上看年轻村医补充不足，年老村医比例增加，但总体变化不大。

2. 村卫生室工作人员情况　一是人员总量。2017 年底，全国有乡村医生 96.9 万人（含乡村医生、卫生员），比 2008 年增加 3.0 万人。自 2011 年达到 112.6 万人的峰值后，乡村医生数量呈现逐年减少趋势，相比 2011 年减少 15.8 万人，平均每年减少 1500 余人。2017 年，在村卫生室工作的执业（助理）医师为 35.2 万人、注册护士为 13.5 万人，占村卫生室工作人员总数的 33.4%。与 2010 年在村卫生室工作的执业（助理）医师、注册护士人数相比，分别增长了 103.0% 和 393.4%，增幅明显，从侧面反映村卫生室诊疗水平有了明显提高。二是学历结构。新医改以来，我国乡村医生学历结构有较大改善。2017 年底，大学本科及以上学历者占比 0.4%，大专学历者占 6.9%，中专学历者占 52.2%，中专水平者占 26.1%，高中及以下者占 14.4%。与 2013 年相比，除中专水平的人数减少外，其他均略有增加。虽然中专以上学历者数量有所提升，但同时高中及以下的也有提高，需要引起关注。三是性别年龄结构。2017 年，村卫生室人员的性别结构是男性占 69%，女性占 31%。25 岁以下乡村医生仅占 0.9%，25～34 岁者占 7.9%，35～44 岁者占 33.6%，45～54 岁者占 27.7%，55～59 岁者占 6.9%，60 岁及以上的占 23%。以上各个年龄段与 2013 年相比，增长率分别为 −0.2%、−5.8%、−1.4%、−7%、2.5%、3.3%，整体呈现出年龄老化、后继乏人的现象。

3. 社区卫生服务机构　一是人员总量情况。2017 年，我国社区卫生服务机构卫生人员数量达到了 55.6 万人，比 2008 年增长了 154.2%。其中，卫生技术人员有 474 万人，占比 85.5%；执业（助理）医师有 19.8 万人，占比 35.7%，比 2008 年降低 1.9 个百分点；注册护士有 17.6 万人，占比 31.6%，比 2008 年增加 5.9 个百分点，构成比例总体较为稳定。二是学历结构情况。社区卫生服务中心卫生技术人员的学历结构逐年改善。其中，研究生学历人员占1.3%，大学本科学历人员占29.5%，大专学历人员占41.4%，中专学历人员占25.3%，高中及以下学历人员占2.5%。比2009年相比，研究生学历的人员数量提高了0.9百分点，大学本科的提高了12个百分点，中专学历的降低了13.8个百分点，高中及以下学历的降低了3.3个百分点，高学历人才数量明显增加。三是职称结构情况。2017年，社区卫生服务机构卫生技术人员中，正高级职称的占0.6%，副高级职称的占4.3%，中级职称的占24%，助师人员比例为31.5%，护士初级职称的占26.6%，职称不详的占13.1%。与2009年社区卫生服务机构人员职称情况相比，增长率分别为0.1%、0.6%、－1.8%、－4%、1.7%、3.4%。从变化情况看，形势不容乐观。四是性别和年龄结构情况。2017年，社区卫生服务机构卫生技术人员的性别结构看，男性占25.1%，女性占74.9%。女性明显多于男性，与卫生院性别结构类似；从年龄结构看，25岁以下人员占比为5.7%，25～34岁人员占比为32%，35～44岁人员占比为31.6%，45～54岁人员占比为21.6%，55～59岁人员占比为4.1%，60岁及以上人员占比为4.9%。与2009年相比，各个年龄段人员提高了0.5%、0.6%、2.6%、1.2%、4.2%、1.4%，人员趋于老化。

4. 门诊部（所）　截至2017年底，全国门诊部（所）共有人员75.0万人，其中门诊部有22.8万人，诊所（医务室、卫生所、护理站）有52.2万人。与2008年相比，门诊部卫生人员增加14.8万人，增长了186.8%；诊所（医务室、卫生所、护理站）增加12.5万人，增长了31.5%。

我国基层医疗卫生服务体系发展的现状与展望

三、我国基层医疗卫生机构提供医疗服务情况的现状

加强基层医疗卫生机构服务能力建设是改善城乡居民卫生服务可及性、提高居民卫生服务利用水平、引导居民适度就医与合理就医、有效减轻居民疾病负担、保障居民健康权益的重要基础。新医改以来，各级党委政府从加强基层卫生人员队伍建设、改善基层医疗卫生机构就医条件以及保障基层医疗卫生机构财务收入等方面出台了一系列有针对性的相关政策，基层医疗卫生机构得到了较好的发展。

特别是党的十八大以来，着力加强基层服务能力建设，以县级医院为龙头、以乡镇卫生院为枢纽、以村卫生室为基础的农村三级医疗卫生服务网络建设得到明显加强。健全以社区卫生服务为基础，社区卫生服务机构、医院和预防保健机构分工协作的城市医疗卫生服务体系，优化区域医疗卫生资源，提高医疗卫生服务体系整体服务能力，以实现大病不出县、小病不出村（社区）的目标取得明显成效。

（一）县医院医疗服务提供情况

截至 2017 年底，全国有 9828 所县医院，166.9 万张床位，163.5 万名工作人员。2009 年以来，县医院诊疗人次持续增长。2017 年，全国县医院诊疗人次较 2008 年增长了 96%；县医院入院人次较 2008 年增长了 159.1%。诊疗人次、入院人次增幅明显，特

别是入院人次增长更为突出。在一定程度上可以看出，县医院服务能力得到了明显提升。

（二）县级市医院医疗服务提供情况

截至 2017 年底，全国有县级市医院 4654 所，床位有 84.2 万张，工作人员数量为 90.6 万。2009 年以来，全国县级市医院诊疗人次总体呈上升趋势。2017 年，全国县级市医院诊疗人次比 2008 年增长了 89.2%；全国县级市医院入院人次较 2008 年增长了 130.6%。诊疗人次、入院人次的增幅明显，入院人次的增幅更为突出。从增长幅度上看，县级市医院诊疗人次、入院人次增长幅度明显低于县医院增幅。

（三）乡镇卫生院医疗服务提供情况

截至 2017 年底，全国有乡镇卫生院 3.7 万所。其中，中心卫生院有 1.1 万所，一般乡镇卫生院有 2.6 万所；政府举办的有 3.6 万所，非政府举办的有 468 所；按床位规模区分，无床的有 1532 所，1~9 张床位的有 5004 所，10~49 张床位的有 2.0 万所，50~99 张床位的有 7496 所，100 张床位以上的有 2206 所，总床位数量为 129.2 万张。乡镇卫生院工作人员共有 136 万人，其中，卫生技术人员为 115.1 万人，其他技术人员为 6.3 万人，管理人员为 4.3 万人，工勤技能人员为 10.2 万人。

2017 年，全国乡镇卫生院诊疗达到 11.2 亿人次，较 2008 年增长了 35.8%；全国乡镇卫生院入院达到 4047.2 万人次，较 2008 年增长了 22.2%；全国乡镇卫生院病床使用率为 61.3%，平均住院日为 6.3 日，医师日均负担诊疗 9.6 人次、1.6 个住院床日。与 2008 年相比，病床使用率提高了 5.5 个百分点，平均住院床日增加了

1.9日，医师日均负担增加了1.3个诊疗人次、0.5个住院床日；平均每所乡镇卫生院收入为766.5万元，其中医疗收入为398.1万元，财政补助收入为342.1万元，上级补助收入为10.1万元。

（四）村卫生室医疗服务提供情况

2017年底，全国有63.2万个村卫生室，村卫生室人员达到145.5万人，其中有执业（助理）医师35.2万人、注册护士13.5万人、乡村医生和卫生员96.9万人，共诊疗17.9亿人次，门急诊接待16.4亿人次，占全国总诊疗人次（81.8亿人次）的21.9%。

2009年，全国有63.3万个村卫生室，村卫生室人员为125.4万，其中执业（助理）医师为17.9万人，注册护士为2.4万人，乡村医生和卫生员为105.1万人，共诊疗15.5亿人次，接待门急诊13.7亿人次，占总全国总诊疗人次（54.9亿人次）的28.3%。

2017年与2009年相比，村卫生室减少了713个，工作人员增加了20.1万人，诊疗人次占比提高6.4个百分点。

（五）社区卫生服务机构医疗服务提供情况

一是机构情况。2017年，全国有社区卫生服务机构3.5万个，其中，社区卫生服务中心为9147个，社区卫生服务站为2.6万个；政府举办的为1.8万个，非政府举办的为1.7万个；按床位规模分，无床的为2.7万个，有1～9张床位的为1993个，10～49张床位的为3538个，50～99张床位的为1235个，100张及以上床位的为330个，总床位数为21.8万张。工作人员有55.5万人，其中卫生技术人员为47.4万人，其他技术人员为2.4万人，管理人员为2.3万人，工勤技能人员为3.4万人。

2009年，全国有社区卫生服务机构2.7万个，其中，社区卫生服务中心有 5216 个，社区卫生服务站有 2.2 万个；政府举办的有 1.0 万个，非政府举办的有 1.7 万个；按床位规模分，无床的有 2.1 万个，1~9 张床位的有 3158 个，10~49 张床位的有 2484 个，50~99 张床位的有 535 个，100 张及以上床位的有 195 个，总床位数为 13.1 万张。工作人员有 29.5 万人，其中，卫生技术人员为 25 万人，其他技术人员为 1.1 万人，管理人员为 1.5 万人，工勤技能人员为 1.9 万人。从机构数量看，社区卫生服务机构、床位数量、人员数量明显增加，特别是床位规模增加更为突出。

二是服务情况。2017 年，全国社区卫生服务机构诊疗 7.7 亿人次，占全国的 9.4%，病床使用率为 54.8%，平均住院日为 9.5 日，医师日均担负 16.2 个诊疗人次、担负住院床日为 0.7 日。2009 年，全国社区卫生服务机构诊疗 3.8 亿人次，占全国的总诊疗人次的 6.9%，病床使用率为 59.8%，平均住院日为 10.6 日，医师日均担负 14 个诊疗人次、担负住院床日为 0.7 日。从服务情况看，诊疗人次和占比有一定提高，平均住院日数明显缩短，但医师日均诊疗人次明显增加，病床使用率有所下降。

四、我国基层医疗卫生工作面临的主要挑战

基层医疗卫生事业改革发展虽然取得了阶段性进展和成效，但是，基层医疗卫生事业总体上落后于经济社会发展、落后于卫生事业发展，基层优质医疗资源短缺，区域之间、城乡之间卫生发展不平衡，促进卫生服务均衡化、公平性仍然任重道远，稳定的财政投入机制没有真正建立起来，以基层为重点、以预防为主仍然缺乏实化量化的标准等，基层医疗卫生与人民群众需求和期待仍然有较大差距。

（一）预防为主的公共卫生服务没有发挥应有作用

解决基层群众看病难、看病贵的最好办法就是做好公共卫生服务，做好疾病预防控制工作，让群众不得病、少得病、不得大病、晚得大病。自 2009 年以来，国家公共卫生服务经费不断增加，2019 年基本公共卫生服务经费已提高到人均 60 元以上，但 2018 年的诊疗人次已达到 83.1 亿人，比 2017 年增加 1.3 亿人次，比 2008 年增加 48.8 亿人次，增幅达到了 138.2%。2018 年卫生总费用达到了 5.8 万亿，比 2008 年增长了近 300%，发病率、诊疗人次不断攀升，导致公共卫生服务经费作用发挥不够明显。同时，在一些地方，农村改水改厕等重大公共卫生项目形同虚设。国家统计的改厕任务达到 99% 以上，但是相当多的农村居民仍然用的是旱厕，多地存在虚假改厕、虚报数量、资金未尽其用等问题，缺乏考核、追责惩罚机制。

（二）以基层为重点尚未真正落地

保基本、强基层、建机制是新一轮医改的基本原则，新时期卫生与健康工作方针也明确提出以基层为重点。但十年来基层这个重点没有真正得到突出，也没有真正落到实处。

1. 人员情况 2008 年底，全国各类卫生机构有 616.9 万名工作人员，而在基层（社区卫生服务机构、乡镇卫生院、诊所、门诊部、村卫生室）工作的有 274.3 万人，占总数的 44.5%。截至 2017 年底，全国各类卫生机构有 1174.9 万名工作人员，而在基层（社区卫生服务机构、乡镇卫生院、诊所、门诊部、村卫生室，下同）工作的有 382.6 万人，占总数的 32.6%，下降了 11.9 个百分点。

2. 床位情况 2008 年，全国床位数为 403.7 万张，基层（社区卫生服务机构、乡镇卫生院、诊所、门诊部）床位有 97.1 万张，占 24.1%；2017 年，全国床位数为 794.0 万张，基层（社区卫生服务机构、乡镇卫生院、诊所、门诊部）床位为 152.8 万张，占 19.3%，下降了 4.8 个百分点。

3. 诊疗人次　2008 年，全国诊疗人次为 35.3 亿，基层（社区卫生服务机构、乡镇卫生院、诊所、门诊部）诊疗人次为 15.9 亿，占 45.1%；2017 年，全国诊疗人次为 81.8 亿，基层（社区卫生服务机构、乡镇卫生院、诊所、门诊部）诊疗人次为 44.3 亿，占 32.3%，下降了近 13 个百分点。

虽然国家也出台了加强基层服务能力建设的政策文件，但普遍存在着重政策制定、轻政策评估，重顶层设计、轻实际落实的情况，导致一些政策没有切实落地。

（三）尚未建立吸引优秀人才扎根基层机制和待遇

人才问题仍然是基层卫生综合改革的最大短板。基层卫生人才短缺问题仍然比较突出，基层医疗卫生服务能力与群众需求仍存在较大差距。基层条件艰苦，经济待遇差，技术提升难，子女教育受到影响，严重影响了医务人员扎根基层工作的信心和决心。应该充分体现政府办医责任和主导责任，加大财政投入，建立起吸引医务人员扎根基层工作的薪酬制度，提高各方面待遇，创造拴心留人的环境。

目前，基层医疗卫生机构卫生人员与卫生技术人员占全国的比例仍在下降，基层卫生人员比例从 2009 年的 40.5% 下降至 32.2%，基层卫生技术人员比例从 2009 年的 30.6% 短暂上升至 30.5%，后又下降至 2018 年的 28.2%，基层医疗卫生服务机构人才短缺现象未得到根本缓解。尽管村卫生室工作人员结构有所优化，但人员老化现象仍比较严重，2017 年有 23% 的在岗人员年龄超过 60 岁。全科医生队伍建设进程在加快，但流向基层的全科医生比例偏低。

（四）公立医院规模无序扩张虹吸了基层的人才

随着省、市、县公立医院床位规模无序扩张，社会办医的迅速发展需要大量成熟的卫生技术人员。由于公立医院具有地理位置、编制、身份、子女教育和经济待遇上的吸引力，民营医院在经济上有一定诱惑，虹吸了基层的人才，影响了基层卫生人才队伍的持续加强和能力水平的持续提高。

（五）医保缺乏强基层的机制

目前，由于医保资金的分配更多倾向于大医院，轻视甚至忽略了基层医疗卫生机构，特别是目前没有发挥家庭医生管理医保基金的作用，没有建立医疗机构与居民发病率、健康绩效直接挂钩的考核机制，导致发病率、住院率等逐年攀升，以致造成医疗资源和医保资金的巨大浪费。据有关数据显示，2017 年，流向基层的医保基金占流向医疗机构医保基金的比例仅为 12.7%。

五、对我国基层医疗卫生工作下一步的思考与展望

强基层、基层强是医改的主要目标之一，是解决群众看病难、看病贵的重要手段之一，是建立分级诊疗制度和实现健康中国战略目标的重要基础，要下大力抓好基层医疗卫生服务体系建设。

（一）要准确确定和坚持基层医疗卫生机构的功能定位

基层医疗卫生机构承担的是基本公共卫生和基本医疗服务，是公共卫生服务体系和医疗服务体系的双重网底。而基本公共卫生服务和基本医疗服务完全是政府的责任和义务，应该由政府免费向全民提供。政府需要承担筑牢网底、对乡村两级和城市社区卫生服务机构所有费用的投入保障责任，吸引更多优秀人才到基层工作，提升基层服务能力，发挥中医药作用，做好公共卫生服务，做到预防为主、防治结合，在居民家门口解决好常见病、多发病的诊治，从根本上落实基层首诊、双向转诊、急慢分治、上下联动，为群众提供全生命周期、可连续的健康服务。

（二）要体现政府对基层的责任和义务

基层医疗卫生机构的功能定位决定了其公益性质，基本医疗卫生服务决定了政府对基层医疗卫生机构的主导责任、举办责任、保障责任，特别是对人财物的投入，政府有着义不容辞的义务。基层医疗卫生能力强不强，办得好不好，群众满意不满意，是衡量政府工作的一个重要标准。所以，要统筹卫生资源，向基层倾斜，吸引更多优秀人才到基层工作，提高基层服务能力和水平，满足群众多层次多样化需求。

（三）统筹基层医疗卫生改革与改革

基层医疗卫生服务体系基础薄弱，服务能力和服务条件还不能满足人民群众的需求，必须把发展作为基层卫生工作的第一要务，不断改善服务条件，加大人才队伍建设力度，提高人员待遇，吸引和稳定优秀人才服务基层。与此同时，必须把改革作为基层卫生发展的推动力，创新体制机制，努力提高服务效率。

（四）要统筹医疗服务和医疗保障协调发展

经验告诉我们，基本医疗卫生的发展和基本医疗保障制度的完善是相辅相成、相互促进的。一方面，基本医疗保障制度的完善可以提高居民对医疗服务的利用，促进医疗机构的发展，并通过调整报销比例和支付方式改革，引导患者下沉到基层，有利于基层首诊、分级诊疗、双向转诊制度的建立。另一方面，只有不断提高基层医疗卫生机构服务能力，才能使群众就近享受到便利的医疗卫生服务，促进基本医保制度的完善和落实。

（五）加强部门协同推进基层卫生综合改革

推进基层卫生综合改革涉及众多部门，需要相关部门加强联动，正确认识基层、重视基层，在尊重基层卫生事业发展规律的基础上平等协商，转变理念，从多头管理逐步走向协同治理；运用系统思维、发挥部门合力，理顺基层卫生治理机制，完善基层卫生治理体系，协同推进基层卫生综合改革。

（作者为医改界总编辑、中国医药教育协会专家委员会委员）

新医改以来我国全科医生队伍建设现状与展望

杨　辉　韩建军

　　新医改十年来，我国全科人力发展是积极探索和迅猛发展的阶段。通过积极的政策推动和大力的培训投入，经过培训的全科医生数量翻了两番，相关学术组织、教研室、科学期刊、杂志持续发展，师资队伍经历了不断壮大和结构优化过程，但问题和挑战依然严峻地存在。全科人力资源的功能定位、全科医生质量和绩效、城乡和地区间全科人力数量和质量的差距、全科医生师资的结构以及医学和教育双能力、全科医学学科和学术建设水平、全科人力发展及服务的质量和创新等都是今后十年需要解决的急迫任务。从医学早期教育开始，以综合维度的需要为导向，贯穿本科、住院医、职业培训、持续发展各个阶段，规划全科医学教育的蓝图和路径，是我国全科人力发展的顶层设计。我国的全科人力必将致力于全民健康覆盖和健康中国的国际和国家目标，其学科建设和人力资源发展，将会走出适合我国社会经济政治文化的崭新发展之路。

一、我国全科医生队伍建设的回顾与现状

（一）我国全科医生队伍政策发展过程

我国全科医学人力资源发展历经二十多年，一直服务于卫生改革和发展进程。近十年是其加速发展的阶段，承接以往的发展而不断深入。1997 年，《中共中央国务院关于卫生改革与发展的决定》（中发〔1997〕3 号）首次提出加快发展全科医学，培养全科医生。事业发展，人才领先。1999 年，卫生部召开第一次全国全科医学教育工作会议。2000 年，卫生部颁发《关于发展全科医学教育的意见》（卫科教发〔2000〕34 号）以及《全科医师岗位培训大纲》《全科医师规范化培训试行办法》《全科医学规范化培训大纲》。同年，卫生部成立全科医学培训中心。中华医学会全科医学分会和国家医学考试中心制定全科医生任职资格和晋升条例。2002 年，卫生部等 11 部委发布《关于加快发展城市社区卫生服务的意见》（卫基妇发〔2002〕186 号）。2006 年，《国务院关于发展城市社区卫生服务的指导意见》（国发〔2006〕10 号）和《关于加强城市社区卫生人才队伍建设的指导意见》（国人部发〔2006〕69 号）发布。

2009 年 3 月，《中共中央国务院关于深化医疗卫生体制改革的意见》（中发〔2009〕6 号）启动了我国的新医改。发展基层医疗服务的人力资源，是医改的关键。十年来，从中央到地方各级政府继续相继出台了进一步推进全科医学发展的政策。2011 年，《国务院关于建立全科医生制度的指导意见》（国发〔2011〕23 号）提

出，到 2020 年初步建立起充满生机和活力的全科医生制度，基本形成统一规范的全科医生培养模式和首诊在基层的服务模式，基本实现城乡每万名居民有 2～3 名合格的全科医生。2014 年，国家卫生计生委建议所有医学院校都应建立全科医学系，医学院附属医院和三甲医院都应该建立全科医学科。2016 年，中共中央、国务院《"健康中国 2030" 规划纲要》（中发〔2016〕23 号）发布。2018年，国务院办公厅《关于改革完善全科医生培养和使用激励机制的意见》（国办发〔2018〕3 号）提出，到 2030 年，全科医生培养制度更加健全，使用激励机制更加完善，城乡每万名居民拥有 5 名合格的全科医生，全科医生队伍基本满足健康中国建设需求。2019年，国家卫健委发布《全科医生转岗培训大纲（2019 年修订版）的通知》（国卫办科教发〔2019〕13 号）。

（二）我国全科医学的学术和学科发展

学术和学科发展主要体现在全科医学的学术研究活动、医学专业组织中成立全科医学分会、大学成立全科医学教研室，以及全科医学学术期刊的发展。

1989 年，我国第一次在北京举行全科医学国际学术会议。目前有代表性的全国性全科医学学术会议包括：中华医学会的中国全科医学大会（2019 年第 6 届）和全科医学分会学术年会（2019年第 17 届）、中国医师学会全科医师分会的全科医生培训高峰论坛（2019 年第 4 届）和全科医学学术年会（2019 年第 16 届）、海峡两岸全科医学大会暨海医会全科医学分会学术年会（2019 年第 6 届）以及中华中医药学会全科医学分会学术年会（2018 年第1 届）。

1993 年，中华医学会成立全科医学分会。2003 年，中国医师学会成立全科医师分会。当前在我国全科医学领域最具影响力的学术期刊是 1998 年创刊、中华医院管理学会主办的《中国全科医学》杂志以及 2003 年创刊、中华预防医学会主办的《中华全科医学》杂志。根据 2019 年《中国全科医学》杂志和中国科学技术信息研究所对 2013—2017 年中文杂志发表全科文章引用率前 2% 的文章统计，92% 的较高质量全科中文文章发表在上述两个学术杂志。其他杂志包括《中华全科医师》杂志、《中国社区》杂志、《中国初级卫生保健》杂志等。

（三）我国全科培训和队伍发展

近年来，各个层面的全科医学教育和培训工作在全国各地展开。在政策和学术支持下，培训规模和质量得到了稳步发展。2008 年，中国全科医生数量为 1.0 万人，助理医生有 7.8 万人，且学历水平偏低。2016 年，全科医生有 21.0 万人，取得全科医生培训合格证书者有 13.0 万人，注册全科专业者有 7.7 万人。2019 年，全国经过培训的全科医生数量达到 30 多万。

二、我国全科医生队伍建设的探索与实践

（一）转岗培训

转岗培训开始于 2010 年，对原在医院从事医疗服务的医生通过全科理论等短期培训，从医院医生转换成社区医生，转岗到社区卫生服务中心工作。转岗策略的目的在于扭转我国卫生资源（特别是

医疗人力资源）配置的倒三角现象，将冗集在医院的医疗卫生人力资源下沉到社区的基本医疗服务。

（二）规范化培训

2011 年《国务院关于建立全科医生制度的指导意见》提出，建立统一规范的全科医生培养制度，即"5＋3"模式，5 年临床医学本科教育加上 3 年全科医生规范化培训。《国务院办公厅关于深化医教协同进一步推进医学教育改革与发展的意见》（国办发〔2017〕63号）提出，要建立以"5＋3"为主体，以"3＋2"为补充的临床医学人力资源培养系统。

（三）其他培训策略

结合我国基层卫生人力资源基础相对薄弱、农村和偏远地区尤其缺乏基层医学服务人力资源的现状，各地采用其他策略来补充和改善基层卫生人力的不足，比如助理全科医生培训、农村定向免费培养、岗位培训、对口支援等。

（四）学科建设

学科建设重点在大学。在大学的医学院（医学部）建立全科医学系，是学科建设的机构措施。10 年来，我国各大学陆续建立起全科医学系，有些系是建立在教学医院，开始全科医学领域的研究活动。

（五）培训基地建设

根据《关于印发住院医师规范化培训基地（综合医院）全科医

学科设置指导标准（试行）的通知》，要求住院医师规范化培训基地的综合医院必须承担全科医生培养工作任务，独立设置全科医学科。

（六）持续职业发展

全科医学人才的继续医学教育活动可通过继续教育学分来规范持续的学习和职业发展。在全科医学规范化培训的基础上，鼓励全科医生按照所服务社区的医疗需求和个人的医学领域兴趣，进一步发展自身的拓展技能。近 1~2 年来，一些具有中高级专业技术职称的全科医生开始致力于拓展技能的发展和培训，使全科医学服务对居民更有吸引力，且满足医生不断追求职业发展的需要。

（七）国际合作

向全科医学发展比较成熟的国家和地区学习，从标准制定、考试考核、教育培训、行业发展等各个角度开展国际合作。我国各地采用"走出去"和"请进来"相结合的策略，一方面派送全科精英骨干到国外学习，通过反思、消化和吸收，在我国全科领域发挥领导力量。另一方面请国际著名的全科医学教授和专家来我国讲学、办工作坊或全科诊所等。

三、我国全科医生队伍建设的主要成效

（一）全科医生人数显著增加

十年来，我国的全科医生数量翻了两番。2008 年全科（含助

理）医生为 7.8 万人，主要是通过转岗培训后任职；2012 年全科医生数量为 11 万人，占我国执业（助理）医师的 4.2%；2016 年注册执业的全科医生为 20.9 万人，占我国执业（助理）医师的 6.6%。

我国全科医生主要分布在城市社区卫生服务机构和农村乡镇卫生院。其中，社区卫生服务机构全科医生为 7.8 万人，占 37.5%，平均每家社区卫生服务机构拥有全科医生 2.3 人；乡镇卫生院全科医生为 9.3 万人，占 44.4%，平均每家乡镇卫生院拥有全科医生 2.5 人。2014—2017 年，通过全科专业住院医师规范化培训招收了 3.4 万人，同时通过助理全科医生培训、转岗培训、农村订单定向医学生免费培养等方式，多渠道加快壮大全科医生队伍。2010—2017 年，共转岗培训12.5 万人，免费培养农村订单定向医学生 4.4 万人。2018 年，我国平均每万人拥有全科医生 1.5 名。2019 年，我国已有约 30 万全科医生，平均每万人口有全科医生 2.2 名。

（二）全科学科和培训基地初步建设

大部分高校陆续建立全科医学系，开展全科医学研究，开设全科医学课程，引进翻译和编纂全科医学教材。全国已建成 558 个全科医生基地和 1660 个基层实践基地，初步形成了较为系统的全科规范化培训体系。2019 年拟毕业的全科规培生约 2 万人。

（三）全科师资队伍成长

积极开展全科医学师资培训。全科医学师资主要包括理论师资、临床师资、社区师资三种类型，近年来已经从最初的以公共卫生专业为主，逐渐转变成有越来越多的临床专家参与，并将有越来越多的全科医学领域的专家参与教学活动。

四、我国全科人力发展的主要问题和不足

（一）要明确全科医生的功能定位，完善培训策略

明确全科医生定位对全科医学人力资源发展包括教育和使用都是非常重要的，这个定位直接影响到我国的全科医学教学和服务大纲，影响到医学院和全科医学培训机构培养何种具有胜任力的基层医疗专业人员以及全科医生应该如何提供医学专业服务。

在医改的框架下，对全科医生的期望有两个：一是提供者功能，能在社区基层提供具有成本效益和公平可及的基本医疗服务，解决大部分的健康问题；二是协调者功能，能根据患者需要提供转诊服务、与专科和协疗配合以及组织安排团队服务。

全科医生是医疗服务系统的"守门人"。这是一个相对比较合理的定位。它的合理性是因为它承认了全科医生是临床医生，并关注到医生与居民之间有边界，在健康上各有责任；它的不足是全科医生不仅是进行捡诊和转诊，最重要的是要承担起在社区解决绝大部分常见疾病和问题的医学职业责任，这远超出传统意义上的"守门人"功能。

也有很多人不赞同这种标签，而是把全科医生定位为居民健康的医学伙伴，从以患者为中心的理念来定义全科医生在医疗系统中的地位和作用。但功能定位和功能实现之间也是有距离的，其中一个原因是医疗系统的问题。即使全科医生有很好的解决问题能力以及捡诊和转诊，但如果系统残垣破壁，居民可以自由获得专科服务，那么全科的系统"守门人"功能也无法实现。

目前对全科医生"守门人"的不同解读，反映出对全科医生人力资源的发展是否合理的预期，比如居民健康"守门人"、医疗费用"守门人"等。居民健康的"守门人"应该是居民自己，诸多学者如北京协和医学院公共卫生学院刘远立教授也力挺这个观点。在慢性病为主要疾病负担的当下，全科医生在减少和预防疾病发生上的作用是有限的，而关键在于居民对自身生活方式的感知和践行以及对居民医生建议的依从性。据此，全科培训的要点在于怎样以患者为中心，怎样做机会性预防，怎样做患者教育等。

芭芭拉·斯塔菲尔德的研究已经很明确，初级保健系统健全国家的卫生系统是具有成本效益的。然而全科医生服务对医疗卫生费用的影响是结果，而不是人设。最好的费用控制系统，是医疗保险系统和卫生经济政策。因此，在全科教育中，不是传授全科医生怎样"控费"，而是怎样掌握和运用适宜的全科技能给患者提供服务。

（二）要在增加全科医生数量的同时，关心人才质量

全科医生的数量每年都在迅速增长。转岗、规培、在岗、继续教育、定向培养等措施在提高数量上发挥了巨大作用，但全科队伍的质量却滞后于数量的发展。目前我们全科医学人才队伍的第一队列是转岗医生。转岗培训的实际培训时间很短，要求在短期内迅速完成从医院医生到社区医生的转换。现行规定是培训时间不少于1年，其中面授7天（56小时），社区实践1个月，难以保证转岗医生的全科胜任力。第二队列是规培医生，时间为4年（48个月），其中理论面授期为3个月，社区实践期为12个月，目前规培医生占全科医生的比例不到一半。在岗和定向培养的人数构成比较少。

从培训生源、培训实践、临床经验、教学师资等各个方面看，转岗与规培全科医生有明显的不同。在实际的全科医生之间，也有

明确的转岗和规培的身份识别，形成了明显落差。各省各地之间，无论是转岗还是规培，在执行方面也各有不同。另外，医师与助理医师之间的培训要求也是不同的。目前的全科规培实行的是"5+3"模式，但必须承认这也是一个发展的过程阶段，与全科医学人力培养比较健全的国家或地区相比，仍然有明显的不同。

对于全科医生队伍质量良莠不齐的现象，虽然有过程因素和教育者因素，缺乏全科教育蓝图也是一个重要原因。全科医学教育蓝图用于规划我国全科医生胜任工作所应具备的条件和能力。而且这个教育蓝图不仅仅适用于某个教育或培训机构，而是适用于所有与全科教育和培训有关的人和机构。全科医学蓝图是一个标尺，是对全科医生的最底线要求，无论是转岗还是规培，无论是在岗还是定向，全科教育蓝图是一个公平的跨栏高度，培训合格的全科医生都应该能跨过这个高度。

在全科教育蓝图下，还需要设计和实施达到目标的路径，以期促进医生可以从不同起点出发，达到共同的标准。同时这个路径也是接力过程，可在大学本科、住院医、职业培训、持续发展各个阶段相互配合，各司其职，为达到目标作出贡献。

（三）要缩小城乡和地区间的全科人力资源差异

随着城市化进程不断发展，我国的城乡差距逐渐缩小，但我国的二元化社会依然存在，不仅表现在经济和产业结构，也表现在医疗服务系统、医疗保险、卫生政策上。全科人力资源的城乡差距，不是狭义的医改可以承负的话题，而是在很大程度上取决于社会的进步和变迁。

我国医疗服务系统改革和发展的关键目标，是使城乡和地区间人民有公平和公正的健康；促进农村健康的关键之一，是稳定、有资质、有效率的基本医疗服务提供者队伍。然而，农村基层医生无论是数量还是质量，都令人担忧。与城市云集的专科和全科人力资源相比，农村的基本医疗服务资源仍然以低学历、低收入、不稳定的状况为主。在社区卫生服务机构中，城市医生将近50%有本科学历，其余是大专、中专或高中。而在乡镇卫生院的执业医生中，本科学历者只占21%，大专和中专学历者占75%。国务院办公厅《关于进一步加强乡村医生队伍建设的实施意见》提出，通过10年左右的努力，力争使乡村医生总体具备中专及以上学历，逐步具备执业助理医师及以上资格。

从疾病负担、卫生资源可及性和卫生服务利用来看，最需要医疗服务的居民，反而可得到的医疗人力资源是最少的。城乡差距如此，地区差距也同理。卫生人力资源分布不公平，不是我国独有的问题，在世界各国普遍存在，定向培养也是普遍采用的策略。对城市和农村采用不同的人力资源教育和执业注册标准，看似是符合我国国情的，但同时也从政策上默许了健康不公平。如何从健康公平性出发促进全科医学人力资源发展，这是需要特别关注的问题。国际上对在农村工作全科医生的培训，要比城市全科医生更严格，培训的知识和技能更广泛。其理由是城市医生可以得到更多的医疗资源，可以通过转诊来满足人民对专科服务的需要和医生自身的能力不足，而农村医生周围可得的医疗资源少，他们必须要掌握比城市医生更多的技能，才能让生活在农村的居民获得与城市居民相似的医疗和健康服务。

（四）要促进师资在医学和教育学上获得双提高

当前我国的全科医生师资队伍中，很多是公共卫生或临床专科背景，真正意义上的全科医学教授寥寥无几。虽然现在还不能完全做到让全科医生培养全科医生，然而这是未来的努力方向，不过全科医生师资队伍的规模化和培训专业化，比全科医生队伍的发展过程还要漫长，任务还更加艰巨。首先，医学院应该有全科医学教授，这涉及专业技术制度的完善。其次，要有既懂得全科医学理论和实践，又有教育学理论和实践的师资骨干。目前全科医学师资主要以临床能力为主，而教育学能力被严重忽视。第三，要有更多的全科医生具有临床带教能力。现阶段，以上三种师资力量稀缺。

目前的师资培训内容主要以临床方面为主，教育学理论和方法普遍缺乏。师资培训也是粗放、缺乏深入性，善讲大课而不善个体化、互动式和小班教学，不善因材施教，不善反馈，不了解成人教育的规律。我国师资教育和队伍发展，不仅要针对临床问题的教学授以学习方式，更要掌握培训的方式。术业有专攻，师者有专长。从临床知识和技能的应用发展的角度看，只讲理论的老师虽应该有但要逐渐减少，专科老师应该有但要使学员掌握更全面的全科知识。要突破只擅长理论的全科教学和只对限制条件下的某个疾病和器官问题诊治的专科教学，强化启发和引领学员在全科医学服务场所提供优质服务的教学。

（五）要加强全科学科的发展和多学科合作能力

从统计数字上可以看到，全科医学服务数量在迅速增长，然而我国全科医学学科的发展却相对滞后。这在很大程度上影响了全科医学人才队伍质量和可持续性。应该栽培和鼓励学术型全科医生的成长，支持他们可以同时兼顾临床、研究和教学活动，并能够主动学习，不断深入和拓展学术水平。然而对于大多数全科医生而言，皆认为自己的本职是看病，学术活动是副业，在没有足够的内心动力和外部支持的情况下，很难开展学术活动，而全科医生的发展也往往受到环境的限制。在教学医院，通常有大学设置的医学院或教研室，有充分的学术和经费支持，并有进一步深入发展和钻研的机构文化和要求，而这些在全科诊所则相对缺乏。近年来，为了减轻全科医生的负担，在职称评定上取消了对英语和论文的要求。从长远来说，这并不能支持全科医学的学科发展，特别是不利于让全科学的精英贡献于学科建设。

只有少数全科医生关注学科发展是不够的。全科期刊俱乐部是一种促进和帮助更多的全科医生关注学科进展和持续学习的方式，通过定期对给定全科主题的最近研究文献进行小组分享来激发评判思维和鼓励同伴学习，不断地更新全科医生的临床知识和研究思想，不但了解自己在做什么，还应进一步思考为什么这样做，应该怎样做，怎样做可以更好。

医学院校的全科学术建设，需要进一步加强和完善。虽然很多院校都建立了全科医学系或教研室，但在大学中受重视程度不足，在教学和科研的比例上不合理，重理论而轻科研，重讲课而轻实践。建议大学的全科教研机构可以有一定比例的学术型全科医生参与或兼职，或是学术兼临床，或是临床兼学术。如果让全科医学成为公认的二级临床医学学科，关键是要有自己的理论，并通过研究和深入使之具有与其他学科不同的独特性，建立起自己的学科理论、特定的研究方法、特定的研究对象。学科建设的重要性在于通过评判思维，在不断的思辨、证实和证伪过程中，逼近不同于其他学科的哲学和方法论，并通过研究活动来获得本学科独有的证据。当然，教研室的教与学不是对立的，而是相互促进的，教学可以促进学科的发展，研究可以丰富教学内容，但没有学科理论和方法的教学，是无本之木。

全科医学与其他医学和其他学科的教学并非是泾渭分明的。在科学和社会科学范畴内，医学与社会学、心理学、经济学、政治学、教育学、行为科学等并驾齐驱且相互融合。在医学科学范畴里，全科医学与生物医学、临床医学、流行病学等都有直接或间接的关联。在临床和健康服务层面，全科医学与其他专科都属于针对个体患者的服务，区别在于全科医学是在社区提供的以患者为中心的综合的、基本的和连续性的预防服务，通过转诊与其他专科合作。服务的合作具体在于与社区护理、各临床专科、辅助诊断服务、药品服务、协疗服务的理解和配合。

当今和未来的医学科学将是和而不同的时代，一位医生不可能获得全部的科学和社会科学知识和技能，因此全科医生必须与其他人、多学科进行团队合作。对于全科医生而言，在发展和保持自己学科特点的同时，与其他学科合作是一个挑战。要想胜任实际中的团队工作，必须从医学本科的早期开始培育合作精神、合作知识和合作技能。因此在医学教育和全科培训中，医学与其他专业（如护理学和药学等）合班上课，共享案例分析，将是贴近实践的跨专业教学方式。

（六）要重视全科服务质量、安全和创新

目前，全科医学服务质量问题还没有得到足够的重视。只有高质量的人才队伍，才有高质量的医疗服务和居民好的健康和生活质量。利用 Donabidian 的质量模型，首先看到是全科医学服务的结构质量。结构包括硬件、经济、人力、信息、管理的质量。从宏观上看，人才结构质量是最大的质量问题。在我国当前的执业医师中，90% 以上为非全科医师，全科医生自身学历资质和实践经验的不足和差距，是全科队伍自身的结构质量问题。全科服务中涉及的全专配合、医护配合、协疗合作等，是多学科团队的结构质量问题。

同时，全科人才的结构质量也反映在他们在实践中把握全科诊疗过程的能力，如医患沟通和关系技能，以患者为中心的诊疗模式，对社区常见问题的发现、病史采集、查体、安排辅助检查、药物和非药物治疗措施，对社区背景、流行病学、疾病负担的理解，对全科服务多学科服务和团队的管理，全科医生的职业化、职业道德、医学法律问题的理解和把握等。这些均有赖于医学和全科家教育过程中的教学质量。

对于全科人力质量与服务质量和安全的关系，比如全科的负性事件、医护的躯体和心理健康问题，都是有待于研究和开发的质量和安全研究领域。

五、对我国全科人力发展未来的启示和展望

（一）全科医生教育和培训计划，要以各种需要为基础

全科医学人力资源的健康发展，首先在于合理和可行的人力资源发展计划，这直接影响到全国和各地的全科培训策略和措施。我国目前应用最多的是通过名义需要来规划全科人力，即从宏观上对人力资源数量、质量、结构的政策规定。如从数量上规定每万人口的全科医生数，从质量上可以规定全科医生胜任力及其考核的标准，从结构上可以规定全科医生占医师总数的比例。规定名义需要通常是政府强有力的治理手段，社会环境和医疗系统条件也影响名义需要。需要进一步考虑的是，名义需要设定的合理性。另外，为了实现名义需要，需要促进积极的政策环境，包括加强人力资源教育和使用者之间的密切合作，促进以胜任力为目标的全科医学人才

培养和使用，整合大学、医院、全科医学培训中心、全科医学服务场所对全科医学教育和使用的政策和激励，保证和提高医生的合理收入，促进全科医生资源的稳定和可持续发展，鼓励和倡导社会各界支持和使用全科医学服务等。

规划全科医学人力也可以考虑表达需要，即当前或未来5年内全科医学服务要解决的问题。这与患者寻求服务的路径有关，也与社区的疾病负担和健康素养有关，主要反映的是全科医学的过程质量。实现全科医学服务的表达需要，关键是特定社区里医疗供需双方的互动状况。在很多情况下表达需要不等于名义需要，仅仅按照名义需要的方法配置人力资源，会出现提供不足或提供过度的情况。经过良好培训、积极主动的全科医学团队以及知情和激活的社区患者和家庭，加上医护与病患之间在社区层面的有成效互动，是有效实现全科医学表达需要的三个重要条件。吸引患者来获得全科服务的最重要因素是医生的质量而不仅是数量。因此全科人力发展不仅仅是每万人口全科医生数，更在于全科医生是否有符合标准的资质和胜任力，是否有良好运动的全科医学服务组织，是否有全科医生为主要协调人的服务团队，是否能了解社区的疾病负担和流行病学，并能据此来提供有响应性的和具有人性的服务。

感知需要也是全科人力规划和培养的重要考量，即关注社区的人民、患者，家庭和邻里对全科医学服务的认知和态度。也就是说在考虑全科人力资源数量和质量的同时，考虑社区人民对全科医学服务的看法。虽然可以通过分级诊疗或"守门人"制度让患者有序流动，然而事实上，患者用什么服务，用谁的服务，往往是他们自己决定的，患者的寻医行为与他们对健康服务系统的认知和态度密切相关。所以要了解他们是否倾向于认同和使用全科服务，亦或是喜欢大医院、药房，还是更偏向相信口耳相传和网络的信息，要从患者的角度看全科医生服务，以同理心来理解患者的寻医行为。

对于全科医生培训，要让医生掌握了解居民感知需要的技能，并且理解社区居民自己的语言和概念化。比如全科医生说的慢性病管理，可能社区居民并不理解到底这是什么。我们关注的全科医学能力是很全面的，而居民可能关注的只是这个医生能不能看好病。居民也并非是概念上的符号，而是分属各种阶层和族群，他们的认知和态度各不相同。

另外，我国的全科人力规划和培训，必须面对城乡差异、地区差异、社区和亚人群间差异以及国际间差异的挑战，关注差距需要是改进全科医学人力资源发展，从而提供公平公正医学服务的一个重要考量。城乡、地区、国际间全科医生数量和质量的差异是绝对的，在缩小人力资源差距的时候，一定是在背景下对差距进行分析，而非简单的数字比较。必须承认我国或部分地区的做法存在合理性和优点，也必须看到其他国家或城市的问题和不足。在全科人力发展上，国际上或其他城市、地区的确有些发展的较早和较好，但有的也并不如意。

全科医学既是科学，也是艺术和手艺。全科医学与其他临床医学的最大不同是它植根于社区民间，具有明确的社会和文化属性，因此以多种需要角度规划全科医学人力，并在全科教育中让医学与社会和心理诸多学科进行充分融合，教育者与使用者密切互动，才得以让全科医学人才具有生命力和胜任力。

（二）全民健康覆盖和初级卫生保健的国际趋势

全民健康覆盖（universal health coverage，UHC）是全球可持续发展目标的一个重要组成部分。2018 年阿斯塔纳宣言强调提出，全面健康覆盖是今后人类社会可持续发展的重要目标，我国也以健康中国对 UHC 作出积极的响应。无论是全民健康覆盖还是"健康中国",不仅仅是希望人们更长寿,而是希望生活得更好、更有质量,健康更加公平。

实现全民健康覆盖和"健康中国",需要有成本效益的卫生和健康系统。阿斯塔纳宣言再次重申,初级卫生保健是实现全人类健康理想的战略。全科医生提供的基本医学服务是初级卫生保健的最关键医学系统要素。从这个意义上看,卫生改革和发展的成功、初级卫生保健系统及其全科医学发展是最重要的标志。

提供公平可及和有效的第一接触医学服务,需要有数量和质量的全科医生队伍。提高医生的素质和能力,取决于教育和培训系统的改革和发展。教育和培训政策的开发和评估,取决于全科学科理论和学术的发展。因此全科医学教育和学术发展对国际和国家健康目标的实现,担负着重要的责任。

但是,全科医生并非唯一的初级卫生保健工作者,也非人民唯一的第一接触。社区护士、药剂师、协疗人员、家人和邻里甚至医院的专科医生也可能是居民的第一接触,但全科医生具有明确的基本医疗服务提供者和协调者的功能。因此,全科医学教育中对全科医生的管理能力,特别是对多学科团队的协调能力的培训,是重要的培训内容。

(三) 社会、政治、经济、技术发展对全科医生队伍的要求

随着我国城市化进程以及城乡和地区差距缩小,带来的是对全科医生服务日益增长的需求。我国有近一半人口居住在农村,社会变迁也产生边缘人群和新的弱势群体,他们也需要得到公平和有质量的全科医学服务。全科医生数量稀少、医生多聚集在城市大医院以及农村和偏远地区缺乏经过培训全科医生的问题,必须得到有效

地解决。

人口老龄化挑战以及慢性非传染性疾病，是全国各地共同面临的问题。人口老龄化及慢性病负担的发展之迅猛，让我国的医学教育和职业培训还没有做好充分的准备和应变。未来的全科医生队伍应该更擅长在社区进行慢性疾病特别是慢性多病的诊治和管理，并以患者为中心做好居民健康的医学伙伴。对于急症、传染疾病的管理与诊治，也是全科医学服务的重要部分。

无论在什么地区、年龄、性别、职业和社会阶层，心理健康和精神疾病已经成为我国社会的主要疾病负担。未来的全科医生教育和服务中，要在生物－心理－社会模式中，更好地提升心理学和社会学的知识和技能，并把握好三者之间的平衡。

信息社会发展和科学技术进步，给医学带来的是机遇和挑战。未来的全科医生培训要让医生能够适应和使用新的信息和技术，从电子化、人工智能、智慧医疗、远程服务等方面，提升全科医学服务的效率。同时，医学科技进步也可能导致医院服务收取更昂贵的费用，进行更细的专科化诊疗；昂贵的住院服务会把日间手术、缩短住院日、减少可避免住院等作为医院的生存策略，让更多的急症后患者和复杂病情患者回到社区进行后续治疗。全科医学人才队伍不仅仅要能更好地在基层和医院外解决大部分医疗问题，更要把服务的范围延伸到诊所之外，深入到居民家中，并把医学服务与民生和养老服务密切结合。

需要鼓励全科医生创新，鼓励拓展服务能力，鼓励全科医生个人的专业兴趣。学科和学术发展需要更多的全科医生具有评判思维，全科教育和培训不仅仅要让学员知其然，更要知其所以然。全科医生队伍的独立思想和包容精神，求真务实的精神，是需要进一步激发的。

另外，随着人口的老龄化，全科医生队伍也会同时出现医生老化现象；随着医学科技进步，全科医生队伍也会出现知识结构相对老化的现象。因此全科医生队伍发展是一个未完成且承前启后的任务，需要在发展中不断更新。全科医生队伍的更新，不仅仅是在年龄上的简单替代，也受到社会转型和代际变化的影响。新生代全科医生与他们的父辈有不一样的人生价值，有不一样的事业追求。这需要教育者们对他们有更好的理解，并且向他们学习，毕竟全科医学的未来属于他们。

（四）把全科医学建成真正的临床医学二级学科

学科建设是全科医学可持续发展的基础工程。应该支持以大学为基础的全科医学教研室建设，发展学科的独特性，设立和支持全科医学教授岗位。开发和实行全科医学教学大纲，其中包括全科教育蓝图、全科教育路径、全科教育细则。要通过医学教育改革，让医学生的全科临床体验提前到医学本科早期。

目前全科人力资源发展的主要策略是通过规范化培训培养新一代全科医生，从而提高全科的职业化水平。不过同时也面临着大量医院医生的冗余问题，采取整编的策略来把医院医生转岗成为社区医生，是相当一段时期内的权宜之计。问题的症结之一，是医学院校培养出来的医学毕业生缺乏全科服务的动机和胜任力。

目前我国的医学教育仍面临着医学教育革命的艰巨任务。全科胜任力的培育在于尽早地让医学生暴露于全科医学。医学生的职业化过程遵从的是角色楷模方式，即学生最早接触的临床医生将是他们今后择业选择意向和样板。当前的大学医学教育大多是"3＋2"模式，即3年校园内基础医学教育，2年的医院基础临床教育，大多医学生对全科医学服务没有直接的感知和体验，而是把医院专科医生作为自己的角色楷模。国际的医学教育经验是让学生尽早接触全科医学，在大一就进入全科诊所见习，完善住院医培训，扎实毕业后的临床服务技能。毕业后住院医培训是成为医生的重要阶段，住院医培训对今后全科医生对专科的理解以及转诊服务，都是非常重要的。不过对于全科医生的住院医培训阶段，应同时着重启发住院医思考医学服务的连续谱，即按照各种疾病的病程规律在医院与社区之间衔接和配合。住院医和全科培训之间可以相互融合，避免明显的界限。全科教授可以在住院医期间指导年轻医生，住院医也可以去社区学习疾病的早期表现和发现及管理过程。强化全科职业化培训和通过考试的资质认定，参照国际比较成熟的全科医生职业培训大纲和考试标准，并结合我国的实际，进一步完善我国的全科医生的职业培训规范。开展以医生为中心的持续职业发展，跟踪和更新全科医生的知识和技能，并鼓励个人的专业兴趣和拓展能力，支持全科医生的终生学习，一方面要培养他们的自我学习的能力和习惯，另一方面要有针对性地提供个体化的支持。

成熟的卫生人力队伍，应该具有良好的自我保护安全机制。关注全科医学服务的质量和安全，从全科临床审计和发展性评价的角度，促进全科医生对自身服务质量的关注。要完善全科卫生人力资源的安全制度，实行安全的诊疗策略。从职业安全的角度，保障社区的医护人员的身心安全和健康。

（五）培养全科人才队伍的领导者

从全科学科发展和人才队伍建设的策略上，要关注全科领导者的发掘和扶持。他们可以是德高望重的全科带头人，但更可能是新成长起来的全科医生。应该在十年内，让这些全科骨干精英成我国全科医学和社区卫生服务的领导力量，使其具有全面的胜任力，成为更好的行医者、教育者、学习者、管理者以及研究者，成为未来全科医学工作者的角色楷模，带领年轻的医生们为我国的医疗卫生系统的全面发展作出贡献。

展望未来十年的全科医学发展，我们信心百倍地拥抱机遇和迎接挑战。相信通过医学教育和医学服务领域的共同努力，我国全科医学学科发展和人才队伍能更上一层楼。

（作者分别为《全科医生》杂志社主编、社长）

安徽省基层医药卫生体制综合改革的实践与探索

谢瑞瑾

推进基层医药卫生体制综合改革是由实施国家基本药物制度引发的一项重大改革，是重新构建基层医药卫生体制机制的重大创新实践。这项改革将基本医疗保障、基本药物制度、基层医疗卫生服务体系和基本公共卫生服务均等化等改革任务进行了有机衔接，在基层首先构建基本医疗卫生制度并作为公共产品向人民群众提供，对于逐步实现人人享有基本医疗卫生服务具有重要意义，对推动公立医院改革也具有重要的借鉴作用。

2009 年 11 月，安徽省政府出台《关于基层医药卫生体制综合改革试点的实施意见》（皖政〔2009〕122 号），在 32 个县（市、区）开展试点。2010 年 8 月，在总结试点经验基础上，《关于基层医药卫生体制综合改革的实施意见》（皖政〔2010〕66 号）在全省全面实施。2011 年 8 月，安徽省人民政府办公厅出台《关于巩固完善基层医药卫生体制综合改革的意见》（皖政办〔2011〕61 号），该项改革进入巩固完善阶段。2015 年 2 月，安徽省人民政府《关于印发安徽省深化医药卫生体制综合改革试点方案》（皖政〔2015〕

16 号）中，对基层医疗卫生机构提出全面推行财政经费定项补助，乡镇卫生院和社区卫生服务中心不实行收支两条线管理，进一步巩固完善各项改革政策。

一、安徽基层卫生体制综合改革回顾

2009 年 3 月，《中共中央国务院关于深化医药卫生体制改革的意见》（中发〔2009〕6 号）标志着新一轮医药卫生体制改革正式拉开帷幕，新一轮医改着眼于实现人人享有基本医疗卫生服务的目标，着力解决人民群众最关心、最直接、最现实的利益问题。坚持公共医疗卫生的公益性质，坚持预防为主、以农村为重点、中西医并重的方针，建设覆盖城乡居民的基本医疗卫生制度。2009 年 7 月，国务院办公厅印发《医药卫生体制五项重点改革 2009 年工作安排》（以下简称《工作安排》），部署了加快推进基本医疗保障制度建设、初步建立国家基本药物制度、健全基层医疗卫生服务体系、促进基本公共卫生服务逐步均等化、推进公立医院改革试点等五项工作。在五项重点改革工作中，加快推进基本医疗保障制度建设、健全基层医疗卫生服务体系和促进基本公共卫生服务逐步均等化三项工作主要是增量改革，实施起来相对容易，但初步建立国家基本药物制度、推进公立医院改革试点两项工作属于存量调整，难度较大。《工作安排》中提出，不迟于 2009 年 12 月份，每个省（区、市）在30%的政府办城市社区卫生服务机构和县（基层医疗卫生机构）实施基本药物制度，包括实行省级集中网上公开招标采购、统一配送，全部配备使用基本药物并实行零差率销售，但没有对实行零差率销售的路径、措施等做出安排。安徽省认真贯彻党中央国务院部署，结合基层医疗卫生机构回归公益性的原则，根据基层医疗卫生机构运行实际，创造性提出开展基层医药卫生体制综合改革。

（一）改革的背景及必要性

安徽省基层卫生体制综合改革的方案设计、试点先行到全面实施，起因在于贯彻执行国家基本药物制度以及基层医疗卫生机构实行药品零差率销售，但是取消药品加成后，改变了基层医疗卫生机构长期以来依靠药品利润维持运转的现状。如何使其健康、持续地生存与发展，决定了必须实施一揽子综合改革，从根本上解决一些长期以来制约基层医疗卫生机构生存与发展的体制与机制上的深层次问题。

1. 基层医改是贯彻国家医改政策的必然要求 《中共中央国务院关于深化医药卫生体制改革的意见》中明确要求，从 2009 年起，政府举办的基层医疗卫生机构全部配备和使用基本药物，其他各类医疗机构也都必须按规定使用基本药物，政府举办的基层医疗卫生机构按购进价格实行零差率销售。到 2011 年初步建立国家基本药物制度，保证群众基本用药的可及性、安全性和有效性，减轻群众基本用药费用负担。其主要内容包括统一基本药物目录、统一公开招标、统一采购价格、统一招标配送、统一零差率销售、统一提高报销比例、统一监督管理。因此，贯彻国家医改政策要求必须对基层医疗卫生机构进行改革。

2. 基层医改是基层医疗卫生机构生存与发展的必然要求 改革开放以来，基层医疗卫生机构的服务能力虽然有了很大的提高，但一些体制、机制问题日益突出，成为医疗卫生事业发展的"桎梏"，突出表现在以下几个方面。一是居民医疗费用负担日渐加重。2005

安徽省基层医药卫生体制综合改革的实践与探索

年，安徽省乡镇卫生院出院患者平均医药费用为412.8元，2009年增长至1034.6元，四年增长了251%。二是基层医疗卫生机构盲目进行扩张。一些基层医疗卫生机构为了追求医疗收入，超范围执业，超规模发展，导致公共卫生服务被削弱，并由此造成基层医疗卫生机构债台高筑，安徽省乡镇卫生院负债总额达14.6亿元。三是不合理用药成为普遍现象。高额的药品差价和药品回扣以及按处方金额提成的内部分配制度，诱导医生开大处方、开高价药，滥用药品的问题日益突出，特别是抗生素、激素的滥用，直接危害人民群众身体健康。四是卫生机构内部管理混乱。医务人员拿药品回扣现象逐渐扩展，一部分管理者因为失去约束机制，权力失控，违规违纪行为日趋严重，少数管理者已经走上了犯罪的道路。五是卫生技术队伍力量薄弱。2008年，在安徽省乡镇卫生院超编人员中，无执业资格、大专以下学历的达3000多人。一些在编的技术骨干长期离岗，而许多在医院发挥骨干作用的技术人员又长期不能入编，有些偏远的乡镇卫生院竟连1名助理执业医师都没有。上述问题产生的根源是体制和机制的缺陷，如果孤立地去处理一个个问题，只能是"按下葫芦浮起了瓢"，只有通过体制机制综合改革，才能从根本上解决问题。

3. 基层医改是确定科学补偿方式的必然要求　长期以来，国家对公立医疗机构实行以药养医政策，准许其在进购销售药品时享有一定的加成收益，以弥补财政补偿的不足，来维持自身运行和发展。这种补偿机制的负面效应造成了医疗机构及医务人员的逐利行为，加上药品生产流通领域竞争无序以及药品虚高定价，致使药品费用大幅增加，是造成群众看病贵的重要原因之一。在改革之初，本认为对基层医疗卫生机构取消15%的药品加成并将取消的药品加成款补给基层医疗卫生机构，就可以完成"基层医疗卫生机构基本药物实行零差率销售"改革任务。但通过调查发现，基层医疗卫生机构的药品加成比例非常高，乡镇卫生院普遍达到60%以上，村卫生室一般达到80%以上，并且是其主要收入来源，由此而带来一个两难的选择。如果仅按国家规定的15%药品加成率给予补偿，与药品实际加成差距很大，基层医疗卫生机构难以维持正常运转，群众得到的实惠也十分有限；如果按实际取消的药品加成给予等额补偿，由于各地差异很大，补偿标准很难确定，也不具备可操作性。同时，如果直接给予补偿，又易刺激多开药，群众感觉不到明显实惠，也难以从根本上切断利益驱动。因此，单纯进行补偿机制改革这条路行不通，必须探索新的路子，实行一揽子综合改革。

（二）改革的主要内容

安徽省基层卫生体制综合改革试点工作从 2009 年 11 月开始，首先在全省 32 个试点县（市、区）实施，经过 8 个多月的努力，基本完成试点任务，初步达到预定目标，实现预期效果。在试点"一主、三辅、五配套"政策体系的基础上，2010 年 8 月，安徽省政府总结完善形成了"一主、三辅、五配套、两规范"系列改革政策文件。"一主"，就是综合改革实施意见；"三辅"，就是乡镇卫生院、社区卫生服务机构、村卫生室改革方案；"五配套"，就是机构编制标准、分流人员安置办法、绩效考核办法、运行补偿办法、基本药物和补充药品使用采购配送试行办法；"两规范"，就是规范工作程序的指导意见，加强组织和纪律保障的意见，形成了一套较为科学、完整的改革政策体系。2010 年 8 月 10 日，安徽省委、省政府召开全省实施基层医药卫生体制综合改革工作会议，决定在全省全面实施改革。安徽基层卫生体制综合改革的指导思想就是紧紧围绕"保基本、强基层、建机制"的要求，彻底破除以药养医机制，推进基层医疗卫生机构管理体制和运行机制综合改革，加快建立一个坚持公益性、调动积极性、保障可持续性的充分活力的新体制机制，从而达到优化医疗卫生人员队伍结构，提高基层医疗卫生机构运行效率，增强公共卫生服务和基本医疗服务能力，满足人民群众基本医疗卫生服务需求，并从降低药品价格和改善服务中得到明显实惠的目标。基层卫生体制综合改革的主要任务就是管理体制、用人机制、考核分配机制、基本药物制度和保障制度改革。

1. 通过改革，建立政府主导、体现公益性的管理体制　一是政府主导。明确政府在每个乡镇、街道办事处及行政村分别建设 1 所政府举办的乡镇卫生院、社区卫生服务中心和政府支持的标准化村卫生室。二是机构定性。将政府举办的乡镇卫生院、社区卫生服务机构明确为公益性事业单位，由县级卫生行政部门统一管理。三是功能定位。基层医疗卫生机构的主要职责是为辖区居民提供免费的基本公共卫生服务和价格低廉的基本医疗服务。四是落实保障。政府负责保障按国家规定核定的基本建设、设备购置、人员经费和其承担的公共卫生服务的业务经费，使其正常运转。

2. 通过改革建立因事设岗、竞聘上岗、全员聘用的科学用人机制　一是核定编制、因事设岗。乡镇卫生院编制按乡镇户籍人口的1‰实行总量控制，并按山区、丘陵、平原分类核定到县（市、区），统筹使用。同时，逐院核编，报省备案，实行定编定岗不定人。二是竞争上岗、全员聘用。打破身份界限，建立因事设岗、竞争上岗、全员聘用、合同管理、能进能出、能上能下的灵活用人机制，并通过多种方式妥善安置分流人员。所有竞争上岗人员，不分编内编外，凡是符合竞聘条件的皆可公平参加岗位竞聘，按岗聘用，合同管理；卫生院院长、社区卫生服务中心主任公开选拔、择优聘任。通过人事制度改革，达到优化乡镇卫生院队伍结构的目的。三是妥善安置分流人员。为妥善安置落聘人员，确保平稳过渡，安徽省制定了《乡镇卫生院（社区卫生服务中心）分流人员安置办法》，明确要求分流人员在竞聘上岗工作完成后3个月内安置到位。《安置办法》充分考虑了各方面的利益，体现了以人为本的精神。对在编分流人员采取允许提前退休、三年过渡安置、鼓励自谋职业以及支持学习深造等办法妥善安置；对非在编分流人员采取给予经济补偿，落实相关保险，视情推荐聘用等办法，政策应该说是比较优惠的。

3. 通过改革，建立科学公平、体现绩效的考核分配机制 一是科学核定任务。基层医疗卫生机构承担的公共卫生服务任务，按照服务的人口数量、服务质量和服务半径核定；承担的基本医疗服务任务，根据前三年医疗服务平均人次数、收入情况，并综合考虑影响医疗服务任务的特殊因素核定。二是实行"两级考核"。建立以服务数量、质量、效果和居民满意度为核心，公开透明、动态更新、便于操作的，县级卫生行政部门对乡镇卫生院、社区卫生服务中心，基层医疗卫生机构对其职工的两级绩效考核机制。三是实行"两个挂钩"。基层医疗卫生机构的绩效考核结果与财政补助水平挂钩；建立按岗定酬、按工作业绩取酬的内部分配激励机制，对职工的考核结果与个人收入挂钩，体现多劳多得、优劳优得，充分调动基层医疗卫生机构及职工的积极性。

4. 通过改革，实施基本药物制度，实行药品零差率销售 建立国家基本药物制度，保障人民群众用药安全有效和价格低廉的最直接、最有效途径是实行省级统一招标采购配送。安徽省采取的是"两步走"的改革办法，实现基本药物和补充药品由省统一网上招标采购、统一配送到基层医疗卫生机构。试点过渡期间，利用新农合及社区卫生信息系统，对试点基层医疗卫生机构统一药品目录、统一采购平台、统一采购限价，统一确定生产企业及配送企业条件，以市或县为单位组织统一招标配送，取消药品加成，全部实行零差率销售。一体化管理的行政村卫生室、城市社区卫生服务站全部配备使用基本药物。乡镇卫生院和社区卫生服务中心使用安徽省补充药品不得超过药品总品种和总销售额的20%，中心卫生院不得使用超过30%。全面实施阶段，已于2010年9月1日前完成国家基本药物目录统一招标采购并实行省级网上集中统一招标采购，并由中标生产企业选择配送企业，负责药品配送。

5. 通过保障制度改革，建立科学合理的投入补偿机制　一是合理补偿。政府举办的基层医疗卫生机构，人员经费和业务经费等运行成本通过服务收费和政府补助补偿，政府按照核定任务、核定收支、绩效考核补助办法补助。基层医疗卫生机构收支由县级财政、卫生部门负责核定，县级国库支付中心按月预拨经费，保障其正常运转。二是保障待遇。基层医疗卫生人员工资水平与当地事业单位平均工资水平相衔接。在操作过程中，以义务教育教师工资水平作为参照系，将医务人员工资水平逐步向教师靠拢，努力保证其合理收入不低于改革前水平。离退休人员在事业单位养老保险制度改革前，其离退休费用由财政按规定核定补助。同时，按照不超过基层医疗卫生机构当年业务收入的1%比例计提医疗风险基金。

6. 通过改革推进村卫生室一体化管理，夯实基层医疗卫生服务网底　全面推进乡镇卫生院对所属行政村卫生室实行人员、业务、药械、财务、资产等一体化管理，逐步建立严格的乡医服务准入制度，提高服务水平。政府对其承担的基本公共卫生服务和实行药品零差率给予补助，按行政村农业户籍人口，每1200人每年补助行政村卫生室8000元，比改革前每个行政村卫生室每年补助1200元有了大幅提高。同时，明确各市、县也可根据实际情况，在此基础上适当增加补助。将一体化管理的行政村卫生室纳入改革，主要原因是自2007年以来，安徽省每个行政村均要求建设1所标准化村卫生室并推行一体化管理，2009年基本实现全覆盖。村卫生室为农村提供基本医疗及公共卫生服务发挥着极其重要的作用。如果仅在乡镇卫生院实施零差率销售，不仅改革的受益面窄，而且村卫生室也将难以维持生存，甚至"网底"就此破裂。因此，为扩大改革受益面，完善农村三级医疗服务网络，必然要将推进村卫生室一体化管理，村卫生室实行零差率纳入基层医改范围。

在上述改革中，推进管理体制改革，明确基层医疗卫生机构公益性事业单位的性质，使其真正回归公益性，是开展综合改革的基本前提；推进基本药物制度改革，取消以药养医，实行零差率销售，让人民群众得实惠，是检验综合改革成效的核心目标；推进人事制度改革，建立因事设岗、全员聘用的用人机制，妥善安置分流人员，保持社会稳定，是决定综合改革成败的关键环节；推进分配制度改革，建立科学公平、体现绩效的考核分配机制，是有效调动基层医疗卫生机构及医务人员的积极性，避免重回"大锅饭"体制的重要动力；推进保障制度改革，建立科学合理的补偿机制，保证基层医疗卫生机构的正常运转，是确保综合改革顺利实施的必要条件；推进村卫生室一体化管理，夯实基层医疗卫生服务网底，是扩大改革受益面，完善农村三级医疗服务网络的必然要求。

（三）改革的主要做法

安徽省基层卫生体制综合改革按照试点先行、稳步推开的原则进行。从2009年12月开始，先在全省32个县（市、区）政府举办的乡镇卫生院及其一体化管理的行政村卫生室、社区卫生服务机构开展为期半年的试点。2010年8月，在总结经验的基础上，全省全面实施。在试点及全面实施过程中，始终坚持从以下方面加以推进。

1. 建立强有力的组织领导体系　安徽省委、省政府高度重视，将医改纳入重大民生工程，成立了以省委常委、常务副省长为组长，三位副省长、两位政府副秘书长及卫生、财政、人社、食药等部门主要负责人为副组长，17 个部门分管负责人为成员的领导小组，统筹协调实施全省医药卫生体制改革工作。领导小组先后多次召开会议，及时研究解决改革中出现的新情况、新问题。相关部门分工协作，密切配合，各负其责，加强指导，平稳有序推进综合改革。

2. 明确改革工作的时间进度　在试点阶段，改革时间节点的确定，有力地推动了改革实施。全面实施阶段，首先明确由 2010 年 9 月 1 日开始，全省所有县（市、区）基层医疗卫生机构和一体化管理的行政村卫生室药品实行零差率销售。定编上岗、竞争上岗要求在 2010 年 10 月完成；人员分流、落实补助、绩效考核要求在 2010 年 12 月底前完成。同时，明确提出 2011 年 1 月评估总结，检查验收。

3. 强化县（市、区）政府的责任　县（市、区）是改革主体、责任主体，政府主要领导是第一责任人，常务副县（市、区）长总体负责，明确了医改办及领导小组各成员单位的职责，分工协作、形成合力。实行包保责任制，对每一个基层医疗卫生机构，全部落实一位县里的副局级以上干部包干负责，确保各项改革任务按照规定的工作程序和时间要求扎实推进，确保政策落实到位，确保体制机制顺利转型，确保社会稳定。

4. 加强综合改革政策的培训　安徽省级卫生、财政、人社等相关部门，积极组织对各市及县（市、区）有关部门及具体经办人员的机构改革、人事管理、财政保障、药品招标采购等改革政策的培训。各地也通过培训学习、政策公示等多种方式，让全体职工了解改革政策。同时，通过广播电视、报纸、网站等新闻媒体广泛宣传，使改革政策家喻户晓，形成支持改革的良好氛围。

5. 切实保障改革所需资金　安徽省财政通过调整支出结构，多方筹措资金，实行省级统筹、县级保障。政府举办的基层医疗卫生机构的正常运转经费，由同级国库支付中心根据核定的年度收支预算额度，采取按月预拨的方式拨付资金保障，并依据每半年一次绩效考核结果予以结算。对核定的经常性收入不足以弥补核定的经常性支出时，差额部分由当地政府在预算中予以足额安排。

6. 加强综合改革工作的督导检查　安徽省医改领导小组成立了由卫生、财政、发改、编办、人社、药监部门组成的 6 个督导组，确定对口联系的市及县（市、区），分别由 6 个部门负责人带队，每个月开展一次督查指导；及时召开改革推进会和现场交流会，对少数县（区）机构编制不足的情况进行调整，对竞聘人员资质条件及竞聘上岗程序进一步明确，对核定收支、集中支付管理、绩效考核，以及实行药品零差率销售等，统一政策口径。

7. 主动接受群众监督　始终注重调动人民群众参与改革的积极性，实行改革政策、程序、结果三公开，全方位接受群众监督。将群众评价与监督，作为基层医疗卫生机构和医务人员绩效考核的一个重要指标。特别是基本药物和补充药品改革前的销售价格、进价、改革后的新价格等在卫生院、村卫生室和社区卫生服务机构张榜公布。各级医改办、卫生、人社、物价等部门都设立举报投诉电话，建立 24 小时值班制度，实行信息零报告制度和院长负责制，定期排查并落实维稳措施，及时调查处理群众反映问题，确保改革政策落实到位。

二、改革的主要成效

安徽省基层卫生体制综合改革按计划平稳有序推进，长期以来的以药养医机制已得到转变，新的管理体制与运行机制已经形成。据 3200 份的抽样调查结果显示，群众满意率达到 93.4%，医务人员对改革的满意率达到 88.1%。

（一）新的体制机制初步建立

主要表现在五个方面：一是建立了公益性的管理体制。全省所有县（市、区）政府举办的乡镇卫生院、社区卫生服务中心纳入政府编制管理和财政保障，由县级卫生行政部门统一管理。基层医疗卫生机构按照功能定位，向辖区居民提供价廉的基本医疗服务和免费的基本公共卫生服务。二是建立了全员聘用的用人机制。32 个试点县（市、区）核编 1.9 万个，定岗 1.9 万个。通过公开选拔，考察选聘乡镇卫生院院长、社区卫生服务中心主任。通过考试考核，竞争上岗 1.6 万人，分流 7307 人，上岗人员全员聘用、合同管理。从上岗情况看，医务人员结构得到优化，专业技术人员达 85% 以上，具有初级以上职称的占 82.7%。三是建立了绩效考核的分配机制。制定了以服务数量、质量、效果和居民满意度为核心的基层医疗卫生机构以及医、护、技、公共卫生、后勤服务等岗位绩效考核细则，初步建立两级绩效考核制度。四是建立了基本药物制度。2010 年 9 月 1 日起，全省所有县（市、区）政府举办的基层医疗卫生机构及一体化管理行政村卫生室，全部配备和使用国家基本药物 307 种和安徽省补充药品 276 种，并实行零差率销售。通过集中招标采购，药品价格大幅下降，平均下降50%左右。五是建立了财政保障的补偿机制。将基层医疗卫生机构公共卫生经费、人员经费、经常性收支差额补助、离退休人员经费纳入财政保障。2010年上半年，32个试点县共计拨付财政补助资金4.4亿元，较上年同期净增2.8亿元，同比增长167%。改革后，政府补助补偿收入占总收入比重上升25.7个百分点。

（二）人民群众普遍得到实惠

一是群众医药费用负担显著下降。据原安徽省卫生厅卫生财务报表统计，乡镇卫生院2009年次均门诊药品费、次均住院药品费、次均门诊费、次均住院费分别比2008年增长了16.3%、33.6%、14.1%、25.2%。实施基层医改后，试点县（市、区）2010年上半年次均门诊药品费、次均住院药品费、次均门诊费、次均住院费分别比去年同期下降30%、27%、26%、12%，费用明显下降，惠及试点地区2000多万群众。二是群众基本医疗卫生服务得到保障。2010年上半年，试点地区乡镇卫生院门诊人次上升21.3%。同时，基层医疗卫生机构由改革前重医疗服务、轻公共卫生服务转变为基本公共卫生服务和基本医疗服务并重，充分体现了预防为主的方针。落实了公共卫生服务人员，并通过实施公共卫生服务项目考核评估与经费补助政策，免费向城乡居民提供基本公共卫生服务，服务更加公平、可及。

（三）卫生人员待遇得到保障

一是通过核定任务、核定收支、绩效考核补助的办法，将基层医疗卫生机构公共卫生经费、人员经费、经常性收支差额补助纳入财政保障。人员工资水平与当地事业单位工资水平相衔接，并通过经费预拨和绩效工资的实施，基本保障了医务人员的合理收入。统计显示，基层医务人员平均收入较改革前均有提高。二是离退休人员经费得到财政保障，解除了基层医疗卫生人员的后顾之忧。三是分流方式多，分流人员均能得到较好安置，没有出现不稳定、不和谐的因素，确保了改革顺畅、社会稳定。

（四）医疗卫生管理逐步规范

一是通过定编定岗不定人的方式，实行全员聘用、合同管理，明确了各类人员的岗位职责，规范了用人制度；二是实施绩效考核，奖勤罚懒，克服大锅饭，规范了基本医疗卫生服务管理；三是通过建立基本药物制度，药品实行零差率销售，从体制机制上切断了基层医疗卫生机构与药品销售之间的利益联系，遏制了医务人员开大处方、开高价药、滥用抗生素的现象，促进了药物的合理使用。2010 年上半年，基层医疗卫生机构抗生素使用比例同比下降 27.2%，门诊输液率降低了 2.2 个百分点。同时，部分医疗机构盲目扩大诊疗服务活动的势头也得到了控制，医疗服务行为进一步规范。四是建立国库集中支付制度，强化了基层医疗卫生机构的财务管理，促使其收支更加规范合理。

（五）基层医疗卫生机构回归公益性

全省建成了 1230 个政府办的乡镇卫生院，1.5 万个标准化村卫生室。2010—2012 年，安徽省各级财政对基层医疗卫生机构投入总量为 88 亿元，年均增长 32.4%。基层医疗卫生机构基本支出和基本公共卫生服务支出核定后纳入年度财政预算，从根本上保障了基层医疗卫生机构的正常运转。同时，政府举办的基层医疗卫生机构基本建设和设备购置等发展建设支出，由县财政根据发展建设规划足额安排，从制度层面保障了基层医疗卫生机构的健康运行。

三、改革中坚持的几个原则

（一）整体设计与重点突破的关系

在医改政策设计初期，主要的聚焦点是实行药品零差率。但调研发现，如果不对基层卫生机构的补偿制度、运行机制、管理体制等进行全面的改革，药品零差率制度就不可能得到真正的实施。实践表明，基层医药卫生体制改革已经到了再也不能回避机制体制问题的时刻，尽管改革要触及很多长期积压的矛盾，甚至短期内会引发某些冲突，但要想真的达到改革的目标，就必须迎难而上，在卫生改革的"深水区"里打一场攻坚战。

（二）改革与稳定的关系

长期以来，基层医疗卫生机构超编、非专业人员占岗、长期在岗不在编和在编不在岗等现象严重，实行人员分流，势必涉及相当大群体的切身利益问题。安徽省制定的分流办法，既坚持定编定岗、实行全员聘用制，又充分考虑了各方面的利益，坚持以人为本，成功分流了6802人，占试点县区2008年底实有人数的29%。

（三）公益与效率的关系

强调卫生服务的公益性，往往就要弱化基层卫生机构的利益需求。基层医疗卫生机构完全不讲服务收入，势必会影响提供服务的积极性，进而影响服务效率。为了解决既体现公益性又可保持效率的矛盾，在政策设计初期建立了所有权与使用权适度分离的制度，规定基层卫生机构的收入仍归机构所有，但由政府管理部门实行审核、监管，对基层卫生机构的资金使用，必须按照规定经过规范的审批程序，从源头上消除滥收的冲动，从制度上控制乱支的行为。

（四）编制管理与岗位管理的关系

传统的编制管理是把编制固化到人头，基础是身份管理，这种管理方式很容易衍化为铁饭碗、大锅饭。全员聘用制的基础是岗位管理，安徽省采取"编制跟着岗位走，人员跟着编制走，有岗即有编，有编才有人"的管理模式，为推行全员聘用制提供了政策保证。

（五）统一步调与鼓励创新的关系

安徽省范围的基层医药卫生体制综合改革是一项规模浩大的系统工程，必须有周密的政策设计，严格的督导制度，强调统一步调。在统一目标、原则和基本政策的前提下，安徽也给各县（市、区）保留了较大的操作空间，充分调动起改革的积极性。

四、经验与启示

（一）安徽基层医改是践行新时期卫生健康方针的具体体现

以基层为重点，是新时期卫生健康方针的第一条，安徽省基层医改对基层医疗卫生在体制机制上进行了一次"大洗牌"。路径就是"保基本、强基层、建机制"。"保基本"，就是着眼于提高全民健康水平，为基层群众的健康构筑安全有效的"第一道保障线"；"强基层"，就是增强基层医疗卫生机构的服务能力，健全基本医疗卫生服务网络，方便基层群众就医；"建机制"，就是以实现药品零差率销售为突破口，构建公益性的管理体制、竞争性的用人机制、激励性的分配机制、规范性的药品采购机制和长效性的补偿机制等。

（二）安徽基层医改是深化医药卫生体制改革的创新探索

虽然国家在确定医改五项重点改革任务中没有基层医改的要求，但安徽省从新一轮医改坚持公立医疗卫生机构公益性角度出发，从实行基层医疗卫生机构实行药品零差率为切入点，创造性地提出基层医药卫生体制综合改革的政策设计和改革路径方法，不仅在全国率先启动了基层医改，也丰富了我国深化医药卫生体制改革的理论和实际经验。

（三）安徽基层医改遵循问题导向和实事求是的改革路径

突出问题导向，解决实际问题，是改革的鲜明特征，也是改革的重要经验。安徽从解决基层医疗卫生机构零差率问题入手，系统涉及改革政策，针对回归公益性的基层医疗卫生机构存在的"鞭打快牛"和"鼓励后进"问题，采取了取消基层医疗卫生机构收支两条线管理的办法，是对基层医疗卫生机构运行补偿机制的调整完善，不是走回头路。

（四）安徽基层医改为建立基本医疗卫生制度和推进健康中国建设奠定良好基础

基层强不强，基层能不能解决城乡居民所需的基本医疗和基本公共卫生服务问题，是建立健康"守门人"的关键，安徽基层医改为建立中国特色的基本医疗卫生制度探索了经验，找到了路径，为健康中国建设丰富了内涵，奠定了基础。

（作者为安徽省卫生健康职业学院党委书记）

新医改以来我国分级诊疗制度建设情况的回顾与展望

魏子柠

分级诊疗制度建设是完善我国基本医疗卫生制度的必然选择，也是缓解群众看病难、看病贵问题的治本之策，是实现大卫生、大健康观念，实现以人民健康为中心的重要保障。2009 年新医改以来，特别是党的十八大以来，党中央、国务院高度重视分级诊疗制度建设。《中共中央国务院关于深化医药卫生体制改革的意见》（中发〔2009〕6 号）就明确提出，逐步实现社区首诊、分级医疗和双向转诊。在党的十九大和全国卫生与健康大会等重要会议上，习近平总书记多次强调要加强中国基本医疗卫生制度建设，努力在分级诊疗制度建设上实现新突破，解决好大医院处于"战时状态"、人满为患问题，推动医疗卫生工作重心下移、资源下沉，解决好基层群众看病难、看病贵问题。国务院总理李克强也多次强调要求继续深入推进医改，要合理把控公立医院规模，优化医疗资源布局，完善分级诊疗制度、实行双向转诊，为患者就近就医创造条件。2015年，国务院办公厅印发《关于推进分级诊疗制度建设的指导意见》（国办发〔2015〕70 号），2018 年，国家卫生计生委、国家中医药局印发《关于进一步做好分级诊疗制度建设有关重点工作的通知》（国卫医发〔2018〕28 号），明确提出到 2020 年基本建立符合国情的分级诊疗制度。十年来，我国在分级诊疗制度建设上取得了明显成效。

一、新医改以来我国分级诊疗制度政策体系基本建立

分级诊疗制度建设是我国医改工作的一项重要内容，也是当前深化医药卫生体制改革的五项制度之一。建立分级诊疗制度是对现有医疗机构职能、医疗卫生服务模式、群众就医理念、就医秩序的深刻调整与变革，是中国医改的基础性、长远性、系统性的制度设计，是全面深化医改的标志性工程，是中国医改成功的决定性战役。纵观新医改以来，我国分级诊疗制度建设在政策上经历了一个逐步建设、逐步完善的渐进过程。

（一）分级诊疗制度逐步建立阶段

新医改把探索和建立分级诊疗制度作为主要工作之一来抓。《中共中央国务院关于深化医药卫生体制改革的意见》（中发〔2009〕6 号）中明确提出要逐步实现社区首诊、分级医疗和双向转诊。《国务院关于医药卫生体制改革近期重点实施方案（2009—2011 年）》（以下简称《实施方案》）中也明确要求，健全基层医疗卫生服务体系，建立城市医院与社区卫生服务机构的分工协作机制，同时采取增强服务能力、降低收费标准、提高报销比例等综合

措施，引导一般诊疗下沉到基层，逐步实现社区首诊、分级医疗和双向转诊。为了加强基层服务能力建设，2009—2011年中央投入巨资重点支持2000所县级医院（含中医医院）建设，支持2.9万所乡镇卫生院建设，推进标准化村卫生室建设等，大力加强基层服务能力。《实施方案》中还明确要求鼓励地方制定分级诊疗标准，开展社区首诊制试点，建立基层医疗机构与上级医院双向转诊制度。历年医改工作都把逐步建立分级诊疗制度作为重要内容之一。

2010年3月，时任国务院总理的温家宝在《政府工作报告》中提出，开展社区首诊试点，推动医疗机构功能区分合理、协作配合的服务体系建设。《国务院医药卫生体制五项重点改革2011年度主要工作安排》要求，深化公立医院与基层医疗卫生机构的分工协作机制，提高医疗体系整体效率。着力提高县级医院服务能力，使县级医院成为县域内医疗卫生中心，带动乡村共同提高医疗卫生服务水平。进一步巩固和深化三级医院对口支援县级医院长期合作帮扶机制。重点帮助县级医院加强人才培养和能力建设。鼓励各地采取多种方式建立基层医疗卫生机构与县级及其以上医疗机构合作的激励机制，引导有资历的医师到基层医疗卫生机构开展执业活动。探索建立长期稳定、制度化的协作机制，逐步形成基层首诊、分级医疗、双向转诊的服务模式。组建医疗小分队，为边远地区提供巡回医疗服务。

2011年6月，国务院常务会议提出了全科医生制度建立和发展目标，要求到2012年，全国每个城市社区卫生服务机构和农村乡镇卫生院，都将有合格的全科医生。同年7月1日，国务院印发《关于建立全科医生制度的指导意见》（国发〔2011〕23号）提出，建立分级诊疗模式，实行全科医生签约服务，将医疗卫生服务责任落实到医生个人，是我国医疗卫生服务的发展方向，也是许多国家的通行做法和成功经验。建立适合我国国情的全科医生制度，有利于优化医疗卫生资源配置、形成基层医疗卫生机构与城市医院合理分工的诊疗模式，有利于为群众提供连续协调、方便可及的基本医疗卫生服务，缓解群众看病难、看病贵的状况。到 2020 年，在我国初步建立起充满生机和活力的全科医生制度，基本形成统一规范的全科医生培养模式和首诊在基层的服务模式。

2012 年 4 月 10 日，国务院办公厅印发《深化医药卫生体制改革 2012 年主要工作安排》（国办发〔2012〕20 号）提出，鼓励有条件的地方开展全科医生执业方式和服务模式改革试点，推行全科医生（团队）与居民建立稳定的契约服务关系。鼓励基层医疗卫生机构提供中医药等适宜技术和服务。建立健全分级诊疗、双向转诊制度，积极推进基层首诊负责制试点。

2013 年 3 月 18 日，国务院办公厅印发《深化医药卫生体制改革 2013 年主要工作安排》（国办发〔2013〕80 号）提出，要研究推进基层首诊负责制试点，建立健全分级诊疗、双向转诊制度和机制，增强医疗服务连续性和协调性。2013 年 11 月 9 日，党的十八届三中全会明确提出要完善合理分级诊疗模式，首次将分级诊疗制度建设写进了党的最高会议报告。

2014 年 3 月 5 日，李克强总理在政府工作报告中明确提出，巩固完善基本药物制度和基层医疗卫生机构运行新机制。健全分级诊疗体系，加强全科医生培养，推进医师多点执业，让群众能够就近享受优质医疗服务，首次将分级诊疗制度建设写进了政府工作报告。

从 2009 年新医改开始，经过五年的实践探索和广泛论证调研，2015 年 9 月 8 日，《国务院办公厅关于推进分级诊疗制度建设的指导意见》（国办发〔2015〕70 号）明确提出，到 2020 年，分级诊疗服务能力全面提升，保障机制逐步健全，布局合理、规模适当、层级优化、职责明晰、功能完善、富有效率的医疗服务体系基本构建，基层首诊、双向转诊、急慢分治、上下联动的分级诊疗模式逐步形成，基本建立符合国情的分级诊疗制度。标志着我国分级诊疗制度正式建立。

（二）分级诊疗制度建立完善阶段

继《国务院办公厅关于推进分级诊疗制度建设的指导意见》（国办发〔2015〕70号），国家卫生计生委、国家中医药管理局于2016年、2018年陆续印发了《关于推进分级诊疗试点工作的通知》（国卫医发〔2016〕45号）和《关于进一步做好分级诊疗制度建设有关重点工作的通知》（国卫医发〔2018〕28号），标志着我国分级诊疗制度的进一步完善。分级诊疗制度建设是一个系统工程，近年来不断从医疗机构功能定位、基层服务能力建设、家庭医生签约服务、全科医生制度建设、医疗联合体建设、信息化建设等多方面进行加强，完善分级诊疗政策制度体系。

一是进一步落实《规划纲要》，加强分级诊疗制度建设。2015年3月6日，国务院办公厅印发了《全国医疗卫生服务体系规划纲要（2015—2020年)》（以下简称《规划纲要》），在如何落实医疗机构功能定位、加强分级诊疗方面均有明确规定和要求。《纲要》在"目标"中明确提出，优化医疗卫生资源配置，构建与国民经济和社会发展水平相适应、与居民健康需求相匹配、体系完整、分工明确、功能互补、密切协作的整合型医疗卫生服务体系，为实现2020年基本建立覆盖城乡居民的基本医疗卫生制度和人民健康水平持续提升奠定坚实的医疗卫生资源基础。《规划纲要》在"上下联动"中提出，要建立并完善分级诊疗模式，建立不同级别医院之间，医院与基层医疗卫生机构、接续性医疗机构之间的分工协作机制，健全网络化城乡基层医疗卫生服务运行机制，逐步实现基层首诊、双向转诊、上下联动、急慢分治。以形成分级诊疗秩序为目标，积极探索科学有效的医联体和远程医疗等多种方式。充分利用信息化手段，促进优质医疗资源纵向流动，建立医院与基层医疗卫生机构之间共享诊疗信息、开展远程医疗服务和教学培训的信息渠道。控制公立医院普通门诊规模，支持和引导患者优先到基层医疗卫生机构就诊，由基层医疗卫生机构逐步承担公立医院的普通门诊、康复和护理等服务。推动全科医生、家庭医生责任制，逐步实现签约服务。《规划纲要》还要求，公立医院要通过技术支持、人员培训、管理指导等多种方式，帮扶和指导与之建立分工协作关系的基层医疗卫生机构，提高其服务能力和水平。允许公立医院医师多点执业，探索建立医师执业信息数据库并向公众提供在线查询服务，促进优质医疗资源下沉到基层。建立区域在线预约挂号平台，公立医院向基层医疗卫生机构提供转诊预约挂号服务，对基层医疗卫生机构转诊患者优先安排诊疗和住院；将恢复期需要康复的患者或慢性病患者转诊到患者就近的基层医疗卫生机构。

二是进一步推进家庭医生签约，推进分级诊疗落地。为加快推进家庭医生签约服务，2016 年 6 月 6 日，国务院医改办、国家卫生计生委、国家发展改革委、民政部、财政部、人力资源社会保障部和国家中医药管理局印发《关于推进家庭医生签约服务的指导意见》。2016 年，在 200 个公立医院综合改革试点城市开展家庭医生签约服务，鼓励其他有条件的地区积极开展试点。重点在签约服务的方式、内容、收付费、考核、激励机制等方面实现突破，优先覆盖老年人、孕产妇、儿童、残疾人等群体以及高血压、糖尿病、结核病等慢性疾病和严重精神障碍患者等。到 2017 年，家庭医生签约服务覆盖率达到 30% 以上，重点人群签约服务覆盖率达到 60% 以上。到 2020 年，力争将签约服务扩大到全人群，形成长期稳定的契约服务关系，基本实现家庭医生签约服务制度的全覆盖。2017—2019 年，国家卫生健康委连续三年下发通知，要求"签约一人、履约一人、做实一人"，对家庭医生签约服务工作做出了具体安排。

三是进一步深化基层综合改革，为分级诊疗奠定基础。2009 年以来，一直在保基本、强基层、建机制上下功夫，深化基层医疗卫生机构改革，管理体制、保障机制、药品供应保障制度、人事制度、分配制度等新的运行机制作基本建立，基层医疗卫生服务体系和服务能力得到明显提升。2018 年 9 月 21 日，国家卫健委印发《关于开展"优质服务基层行"活动的通知》（国卫基层函〔2018〕195 号），同时公布了《乡镇卫生院服务能力标准》（2018 年版）和《社区卫生服务中心服务能力标准》（2018 年版），对于基层医疗卫生机构的服务能力建设提出了"五提高、四优化"要求，基层分级诊疗能力明显加强。

四是进一步加强医联体建设，为推进分级诊疗创造条件。2017 年 4 月 23 日，国务院办公厅印发《关于推进医疗联合体建设和发展的指导意见》（国办发〔2017〕32 号），这是深化医改的重要步骤和制度创新，有利于调整优化医疗资源结构布局，促进医疗卫生工作重心下移和资源下沉，提升基层服务能力，有利于医疗资源上下贯通，提升医疗服务体系整体效能，更好实施分级诊疗和满足群众健康需求，为全面实行分级诊疗制度奠定了基础。

五是进一步加强全科医生队伍建设，提升基层服务能力。2011 年印发《国务院关于建立全科医生制度的指导意见》（国发〔2011〕23 号），2017 年国务院办公厅印发《关于深化医教协同进一步推进医学教育改革与发展的意见》（国发〔2017〕63 号）；

2018 年国务院办公厅印发《关于改革完善全科医生培养与使用激励机制的意见》（国发〔2018〕3 号），全科医生制度不断完善，人才培养力度不断加大，培养机制不断健全，进一步促进了分级诊疗制度建设。

六是进一步加强信息化建设，为分级诊疗提供了更多便利。2018 年 4 月 25 日，国务院办公厅印发《关于促进"互联网＋医疗健康"发展的意见》（国办发〔2018〕26 号），明确要求医疗联合体要积极运用互联网技术，加快实现医疗资源上下贯通、信息互通共享、业务高效协同，便捷开展预约诊疗、双向转诊、远程医疗等服务，推进基层检查、上级诊断，推动构建有序的分级诊疗格局。为贯彻这一文件精神，2018 年，4 月 21 日，国家卫生健康委办公厅印发《全国医院信息化建设标准与规范（试行）》（国卫办规划发〔2018〕4 号）；同年 7 月 17 日，国家卫生健康委和国家中医药局联合制定了《互联网诊疗管理办法（试行）》《互联网医院管理办法（试行）》以及《远程医疗服务管理规范（试行）》等政策措施，为分级诊疗制度建设和分级诊疗落地提供了强大支撑和保障。

二、新医改以来我国在分级诊疗制度建设方面主要探索

在国家相关政策的指导下，各地因地制宜，积极探索分级诊疗的不同模式，积累了一定的经验，为完善我国分级诊疗体系发挥了重要作用。由于各地经济社会发展状况不同，分级诊疗的实施模式有所差异。2017 年，中共中央办公厅、国务院办公厅表彰了一批深

化医改中的重大典型经验，其中分级诊疗制度方面的典型有 8 个，分别是上海市的"1+1+1"拓展家庭医生签约服务，浙江省杭州市政策联动改革，福建厦门的"三师共管"，江苏盐城大丰的个性服务包，北京月坛社区卫生服务中心家庭医生牵手医联体，深圳罗湖的医疗集团，安徽省天长市建设县域医共体，甘肃省庆阳市用医保杠杆作用撬动分级诊疗。综合各地探索和做法，比较典型的有以下 9 种模式。

（一）以家庭医生签约服务为主的分级诊疗模式

此种模式以上海和杭州为代表。家庭医生签约服务式分级诊疗模式是使全科医生与辖区内居民通过签订协议，为签约家庭提供综合的、全方位的健康管理服务。上海从 2011 年开始启动家庭医生签约试点，加大家庭医生培训和激励力度，优化签约服务内涵，提升服务能力，引导居民逐步了解和接受家庭医生服务。2015 年上海在原有基础上发展形成了"1+1+1"医疗机构组合签约试点，居民在与 1 位家庭医生签约的基础上，再选择 1 家区级、1 家市级医院签约。签约居民在就诊流程、配药种类和数量等方面均可享有一些优惠政策，在签约组合内可任意选择一家医疗机构就诊，若需要到组合外医疗机构就诊必须由家庭医生转诊，形成了"1+1+1"签约服务组合。在保障居民享受签约服务的同时，逐步引导居民改变就医习惯，形成合理就医秩序。居民签约率、基层首诊率逐年提高。

（二）以慢性病管理为主的分级诊疗模式

以慢性病管理为重点带动分级诊疗，典型代表是福建省厦门市。厦门市由大医院专科医师、基层家庭医师和健康管理师共同组成的"三师共管"团队开展家庭医生签约服务，以慢病为突破口，带动其他一般常见病、多发病等普通疾病下沉到社区，优先覆盖老年人、慢病患者、结核病患者、计生特殊家庭等重点人群，着力完善签约服务方式、内容、收付费、考核、激励机制、技术支撑和家庭医生职业保障措施等。建立健全签约服务的内在激励与外部支撑机制，为群众提供综合、连续、协同的基本医疗卫生服务。大医院接诊压力得到缓解，基层服务能力、百姓信任度、满意度进一步提升。2018年高血压、糖尿病签约患者在基层就诊比例超过90%，家庭医生签约覆盖率超过40%，重点人群、中老年人签约覆盖率为75%左右。厦门"三师共管"模式下的分级诊疗，在促进患者基层首诊、增强慢性病防控效果等方面取得突破性进展。

（三）以医疗保险政策引导为主的分级诊疗模式

利用医疗保险政策引导患者合理流向，典型代表是青海省。青海省率先在全省范围内开展分级诊疗制度，在实施过程中紧密结合双向转诊制度、医疗费用控制以及医疗保险支付方式改革，全面推动分级诊疗。通过简化转诊的办理手续、明确转诊的程序，进一步完善相关政策。充分发挥医疗保险的调控作用，严格控制医疗机构转诊情况，将其转诊的落实情况与医疗保险定点资格联动，同时全面开展总额控制付费。通过完善医疗保险差别化支付制度，规定不同等级医疗机构不同报销比例和服务价格，促使医疗机构调整自身功能定位，从而引导患者合理就医。

（四）以组建医联体为主的分级诊疗模式

医联体模式主要以北京和江苏为代表。通常由区域内的三级医院、二级医院和社区卫生服务机构（乡、村两级）联合组成，医联体内部实行资源共享、信息互通、双向转诊。北京在 2013 年正式开展医联体建设工作，探索推广医联体式分级诊疗。截至 2018 年，北京市组建了约 60 个区域联合体，由 50 多家核心医院和 500 多家合作机构组成，基本实现了服务人群的覆盖。近年来，医联体内双向转诊患者明显增加。江苏省镇江市 2009 年底就开始探索以资产、技术为纽带，在市区组建实体整合和虚拟整合的两大医疗集团，均以三甲医院为核心，纳入二级医院（专科医院）和社会卫生服务中心，满足了市区大部分居民的基本医疗卫生服务需求。

（五）以诊疗病种为主的分级诊疗模式

诊疗病种是以常见病、慢性病、多发病为切入点的分级诊疗模式，以安徽省为代表。安徽从以下两方面入手：一是分步实施分级诊疗病种。制定高血压、糖尿病、冠状动脉粥样硬化性心脏病、脑卒中、股骨颈骨骨折、腰椎间盘突出症等 6 种常见病的分类指南并形成规范，明确各级医疗卫生机构诊疗目录、转诊标准以及用药目录等；二是完善基层用药衔接。对医联体内的用药范围进行统一规定，确保转诊患者能够连续用药。目前，安徽省分级诊疗的标准和办法正逐步完善，基本形成以医疗、医疗保险、价格为手段的综合保障机制，大医院人满为患的现象得到有效缓解，合理有序的就医格局基本形成。

（六）以针对不同人群服务包为主的分级诊疗模式

此种模式的代表是江苏省盐城市大丰区。大丰区在分析不同群体的健康需求基础上开展乡村医生签约服务，针对老年人、儿童、慢性病患者等不同人群，遴选针对性强、认可度高、实施效果好的个性服务项目，形成梯度结构、种类合理、特色明显、内容丰富、适应不同人群的健康包。签约服务通过服务包价格折扣一部分、新农合补偿一部分、农民缴费一部分形成较为合理的筹资机制，并通过竞争机制促进乡村医生提高签约服务质量，提高村医积极性。

（七）以组建医院集团为主的分级诊疗模式

此种模式以深圳罗湖为代表。罗湖区秉承"以治病为中心"向"以健康为中心"转变的服务理念，成立医院集团形式的紧密型医联体，将医院集团打造成为利益共同体、责任共同体、健康共同体。以医院集团打包整体支付为纽带，建立"总额管理、结余留用、合理超支负担"的激励机制，使医院集团各级医疗机构成为紧密的利益共同体。通过落实政府主体责任，打破行政层级，落实医院集团自主权，建立权利和责任清晰的责任共同体。通过优化资源配置，加强基层能力建设，实行家庭医生签约服务，建立健康共同体。

（八）以县域内医共体为主的分级诊疗模式

此种模式以安徽省天长市为代表。天长市以天长市人民医院、天长市中医医院和天康医院（社会办医）3 个县级医院为牵头单位，分别与基层医疗机构签订结对协议，组建 3 个县域医共体。医共体内由牵头医院统一人、财、物资源管理和业务管理，依托县级医院，建议区域 HIS、影像、检验、心电、病理五大中心，整合区域信息平台，实现医共体内信息互通。大力推进医保支付方式改革，对医共体实行按人头总额预付，由牵头医院负责统筹管理，结余由县医院、卫生院和村卫生室按比例分配。

（九）以托管为主的分级诊疗模式

此种模式以甘肃省庆阳市为代表。庆阳市采取人、财、物整体托管或医疗业务托管等多种模式，在市县、县乡两级形成较为紧密的医联体，促进资源纵向流动、上下转诊。同时，合理确定县级、乡（镇）级和村级医疗卫生机构的分级诊疗病种，要求符合分级诊疗病种诊断标准的新农合患者，原则上首先在参合地相应级别定点医疗机构就诊，实行逐级就医转诊，越级诊疗大幅降低报销比例。对分级诊疗病种实行"总额包干、限额预付、超支不补"的支付制度，推动各级医疗卫生机构提升自身诊疗服务能力。

通过多年实践探索，我国分级诊疗制度建设得到了全面加强，不断推进医联体网格化布局建设，优质医疗资源进一步下沉，区域内医疗资源得到有效共享。2018 年中央财政投资 42 亿元，支持 664 个医疗卫生机构建设，县级医院门诊与住院人次明显增长。2018 年 9 月，在山西运城召开了县域综合医改现场会；2018 年 10 月，国家卫生健康委员会发布了《2018—2020 年大型医用设备配置规划》，启动了新一轮改善医疗服务行动，开展"优质服务基层行"活动，在 10 个省份开展社区医院建设试点；2019 年 4 月，在浙江省湖州市召开了医疗卫生共同体建设新闻发布会，推广山西省和浙江省改革做法。进一步明确保障和引导机制，完善基层医疗卫生机构绩效工资政策，实现县级强、乡级活、村级稳、上下联、信息通，推动县乡、乡村医疗卫生机构一体化改革。22 个省份建立省级远程医疗平台，远程医疗协作网覆盖所有地级市和 1800 多个县。2018 年新招收住院医师 10.8 万人，紧缺专业人才约占 1/4，培养全科医生 4.3 万人。加强各层级医疗卫生机构之间药品目录的衔接，放开医务人员在城市医疗集团和县域医共体内执业限制，推动上级医疗机构下转患者数量持续增长。2019 年再建设 100 个城市医疗集团和 500 个县域医疗共同体。

三、当前我国分级诊疗制度建设遇到的主要困难

我国分级诊疗制度政策体系已经建立起来，各地也探索出了相对比较成熟的模式，收到了明显成效。但是由于分级诊疗制度建设牵涉面较广，资源分布不均衡，基层服务能力较弱，人才培养周期长，制约因素较多等多方面影响，我国分级诊疗制度建设仍然存在着较多的困难和阻力。

（一）基层服务体系薄弱，服务能力明显不足

分级诊疗，强调的是"分"，但实质是上下级医疗机构之间的合作。然而由于基层医疗卫生机构的服务能力较弱，大大影响了分级诊疗制度的实施，影响了人民群众对基层医疗卫生机构的信任。数据显示，2011 年我国社区卫生服务中心（站）和乡镇卫生院门诊量占医疗卫生机构门诊总量的比重较 2010 年下降了 1.2 个百分点。根据《2016 年我国卫生和计划生育事业发展统计公报》数据显示，占全国医疗卫生机构总数 94.2% 的基层医疗卫生机构，提供的诊疗人次为总诊疗人次的 55.1%；而占医疗机构总数 3% 的医院，提供的诊疗人次占比为 41.2%，同时乡镇卫生院的病床使用率是 60.6%，而三级医院高达 98.8%。由此可知，我国基层卫生服务能力低，基层资源利用不充分，专业素质较高的技术人员容易受基层医疗卫生机构的工资水平较低以及发展前景不大的影响，到基层工作的意愿和积极性不高。因此，我国基层卫生机构的资源匮乏、人才不足，服务能力较差，从而使患者对基层医疗卫生机构缺乏信心。

（二）医疗机构功能定位不明确，信息不能互通共享

目前，我国医疗机构功能定位不合理的问题比较突出。一是拥有较强实力的大型医院将绝大部分工作和主要精力放在常见病、多发病的诊治上，分流了基层医疗卫生机构的患者群，未能将较多医疗资源用在疑难杂症的研究、救治与处理中。二是基层优秀医务人员少，群众不信任，大量卫生资源闲置，资源浪费现象严重。三是临床医院与教学医院定位、区分不清。此外，各级医疗机构之间各自为战，缺少完善的信息共享平台和良好的沟通与交流，转诊困难。同时，各个医疗机构均追逐自身的经济利益与影响力，使得这种互通共享更加困难；由于缺乏信息共享平台，患者在不同医院的检测结果不能得到互认，加重了患者的负担，也影响了救治效率。

（三）缺乏统一明确的转诊标准，是否转诊凭医生判断

我国分级诊疗制度还处于建设阶段，各省各地区的诊疗标准不一，没有明确的上转或下转的标准，标准的缺失导致我国转诊系统比较混乱，成为转诊的一大难题。患者是否转诊基本上靠主治医师的个人想法，不能较为理性地进行，容易造成不规范的医疗行为。而且医生不同代表着个人转诊的标准不同，可能造成不合理的转诊，这样既增加了患者的经济负担，也容易引发医疗纠纷。

（四）缺乏激励约束及监管考核办法，医生转诊没有动力

目前我国缺乏清晰地监督管理和绩效考核制度，在很大程度上难以约束医、患、保三方的行为，由此引发的一系列问题阻碍着分级诊疗制度的实施。实际上，分级诊疗制度的顺利实施需要一定的

条件，必须要有明确的制度保障，如有效的激励措施及监管制度、考核办法。虽然国家已出台了许多相关文件，但是并没有规定具体的操作细则，也没有相应的机制来加快分级诊疗工作的推进。

（五）患者基层就诊率有所降低，影响了分级诊疗

《2016年我国卫生和计划生育事业发展统计公报》显示，基层医疗机构门诊量所占比重由2015年的56.4%下降到2016年的55.1%；2018年基层医疗卫生机构诊疗人次占比更是下降到53.1%。根据2019年5月国家卫生健康委员会公布的《2018年我国卫生健康事业发展统计公报》显示，2018年总诊疗人次中，医院为35.8亿人次，占43.1%，比2016年增加近两个百分点，而基层医疗卫生机构为44.1亿人次，占53.1%，比2016年下降两个百分点，其他医疗机构为3.2亿人次，占3.9%。与2017年相比，2018年医院诊疗人次增加1.4亿人次，而基层医疗卫生机构诊疗人次减少0.2亿人次。基层就医比重有所减少，患者基层就诊率不高，说明分级诊疗制度作用不够明显。

四、其他国家在分级诊疗制度方面的主要做法

分级诊疗制度在英国、美国、日本和中国香港、中国台湾等地区已经比较成熟，值得我们学习和借鉴。

（一）英国的国家医疗卫生服务体系模式

英国是世界上最早建立分级诊疗体系的国家之一。英国的国家

医疗卫生服务体系（national health system，NHS）是许多国家学习效仿的典型模式，其于1948年建立，经过多年发展和完善，积累了许多先进经验，已经比较成熟。

英国的分级诊疗制度基于以下几个关键要素：一是有分工明确的三级医疗服务网络，分别为社区全科诊所、地区综合医院、专科医院和教学医院。二是严格的"守门人"制度。在基层医疗服务中，英国非常重视对全科医生的培养，每一位全科医师只有经过严格规范的培训考核之后才能在社区全科诊所为居民提供诊疗服务。三是规范的转诊制度。居民需要接受一名指定的全科医生，除了急诊危重病症之外，患者必须经过全科医生转诊才能去上级医疗机构就诊，否则医院不会收纳治疗，医疗保险也不会予以保障。

（二）美国的管理式医疗保健体系

美国的分级诊疗萌芽于18—19世纪，至20世纪中期逐渐发展起来。美国主要通过多样化的医疗保险来建立医疗保障体系，即管理式的医疗保健体系，由保险公司和医疗机构双方共同建立并维持，采用商业保险、社会保险并用的模式。美国分级诊疗的实现，离不开以下几个关键要素：一是两级医疗服务体系，家庭医生负责常见病症的诊治；二是医院负责家庭医生无法诊治的疾病。美国的两级医疗服务体系层级清晰、章程明确，为分级诊疗的顺利实施奠定了坚实的基础；三是美国的疾病诊断治疗分类标准（DRGs）为转诊的实施做出了明确可行的具体规划，并规定各种疾病住院指征和住院时间，超过规定时间的医疗费用由患者自行负担。多年的实践表明，这种疾病诊断治疗分类标准能够兼顾多方面的权益，有效地规范患者的就医行为，同时也对双向转诊顺利实施发挥着重要作用。美国的医疗保健管理以对卫生服务供给进行监督为主，同时对参加者的权益进行严格控制，引导患者在网络内的社区就诊。

（三）日本的社会保险模式

日本作为亚洲唯一的发达国家，1961 年就建立了覆盖全民的健康保险，是典型的社会保险型医疗体制，国民医疗费用主要来源于社会保险。20 世纪 80 年代后期，日本制定了社区医疗保健计划与家庭医师制度，家庭医师主要负责对所在社区居民进行健康管理，广泛承担常见病、慢性病的诊疗，负责为必须转诊到专科医院或综合医院诊疗的社区患者办理转诊，并提供后续的医学观察、诊疗服务等。同时充分发挥社会保险的作用，政府对各级医疗机构的双向转诊情况给予监控，对双向转诊的合理性、便捷性进行监督指导。目前日本卫生系统绩效水平较高，国民享受高水平的健康保健服务，80% 左右的患者可以实现在社区就诊。

（四）中国台湾的全民健康保险制度模式

1988—1994 年是全民健康保险制度的酝酿探索阶段，1995 年逐步建立了全民健康保险制度。2005 年，针对患者直接到大医院看病、资源浪费严重等问题，我国台湾地区开始确立分级诊疗制度。2011 年第二代"全民健康保险法"正式公布，2012 年颁布《全民健康保险转诊实施办法》，转诊制度成为至关重要的一环。转诊是作为健保制度的一部分进行实施的，充分考虑到患方、保方、医方的利益，将健保报销比例的激励作用与基层医疗资源的有效配置、医疗服务信息透明化有机地结合了起来，有力推进了分级诊疗制度实施。

五、对我国分级诊疗制度建设的思考与建议

与英、美、日和我国台湾地区的分级诊疗体系相比，我国分级诊疗制度建设依然任重而道远，建议如下。

（一）加强基层服务能力建设，夯实分级诊疗基础

加强基层医疗服务能力是分级诊疗制度能够顺利实施的基础。首先，要加大对基层全科医生的培养力度，建立相应的全科医生培养体系，打造一批具有高素质的医学人才，同时鼓励医生多点执业，充分发挥医务人员的作用；其次，增加政府对基层基础设施建设的投入，改善基层医疗资源配备，改善基础医务人才的生活待遇；最后，扩大基层用药范围，允许其配备一定数目的非基本药物目录药品，满足患者多种用药需求。

（二）以建立机制为路径，完善分级诊疗政策

一是明确各级医疗机构的功能定位和诊疗范围。政府部门应注重相关政策的细化和落实，制定详细的操作细则以及严格的规章制度，避免为推卸责任而导致消极面对患者以及一些纠纷问题。二是完善双向转诊标准。应促进双向转诊标准的规范化、合理化，要有严密的流程，尽量避免出现主观臆断的情况。三是明确具体的考核指标，建立严格的监督管理机制，对落实不好的机构采取适当的惩罚措施。

（三）以医疗保险调控为关键，引导患者分流

严格的医疗保险调控对分级诊疗的顺利实施起着关键性作用，可以利用医疗保险制度的约束手段，引导患者就医流向。一是加大各层级医疗服务机构之间的医疗保险报销比例差距，采取经济手段来纠正患者无序的就医行为。二是充分发挥门诊统筹基金的引导作用，只有在基层医疗机构就诊才能报销门诊费用。三是医疗保险管理部门要积极进行医疗保险付费机制的改革，探索建立以临床路径为基础的付费方式，促使医院和医生下转患者。

（四）以信息化建设为重点，打造信息共享平台

各级医疗机构之间不能互通医疗信息，严重阻碍了分级诊疗的推进。加强信息化建设，一是要加大对医疗机构的资金投入，建立机构之间的信息共享平台，实现医疗信息共享，不仅方便医院对转诊患者的后续诊治，也有利于患者对医疗信息的整体掌握，减少不必要的花销。二是加强顶层设计，实行统一的信息系统管理标准，实现多层次、多地区患者信息以及技术信息的无障碍对接，达到真正的信息共享。与此同时，也要加强网络监控，防止信息泄露造成对医患双方不必要的麻烦。

（五）以完善利益分配制度为动力，推进分级诊疗进程

根据分级诊疗制度的内涵可以得知，基层医疗机构主要负责常见病、多发病的诊治，而大医院则是以解决疑难杂症和高技术科研项目为主。现如今造成小医院人员稀少，大医院门庭若市现象的关键还是利益的分配问题。因此，建立好利益分配制度，是促使分级诊疗能够良好运行的动力。当利益分配问题得到解决时，基本可以

实现"基层能接，高层能转"的良好现象，与此同时，通过不断调整利益分配机制，调动医疗机构的积极性，为分级诊疗制度稳步发展保驾护航。

（六）将分级诊疗制度建设上升到法律层面

借鉴英、美发达国家的分级诊疗制度经验，制定符合国情的分级诊疗制度，将分级诊疗制度建设以法律形式固定下来，上升到法律层面，使分级诊疗制度逐渐成熟起来。

（作者为医改界总编辑、中国医药教育协会专家委员会委员）

深圳市罗湖区以人民健康为核心的医疗卫生服务体系改革实践与探索

孙喜琢

2019 年是中华人民共和国成立 70 周年，也是深圳市建市 40 周年，作为中国设立的第一个经济特区，改革开放 40 年来，深圳从一个仅有 3 万多人口的小城镇，发展成为一座拥有 1300 余万人口的国际化城市，成为中国三大全国性金融中心之一，并被全球化与世界级城市研究小组（GaWC）评为世界一线城市。罗湖区作为深圳市十大区之一，创造了举世瞩目的"深圳速度"，辖区面积为 78.36 平方公里，2018 年末辖区常住人口近 104 万人。作为深圳最老的城区，辖区 60 岁以上老年人口占比较高，人口老龄化较为严重。罗湖区毗邻香港，医疗资源在覆盖辖区居民的同时，还为来罗湖旅游、居住、就业、就医的香港市民提供服务。

一、发展历程

2015 年，罗湖区将公立医院改革列入工作报告，明确提出要争当医疗卫生改革发展排头兵，推进区人民医院法人治理试点改革，探索公立医院集团化，整合医疗资源，规划建设消毒供应中心、医学检验中心、医学影像中心等。同年，罗湖区委全面深化改革领导小组印发《关于罗湖区 2015 年五项重点改革专项小组设置方案的通知》，明确由区委书记担任公立医院改革专项小组组长，确保政府成为改革强大的后盾。为保障改革方案的科学性和可行性，同年 4 月，区政府组织了首轮公立医院改革论证会，邀请国内同行业的专家和院长共同对改革方案进行论证，之后区卫生健康局又组织了10 余次论证，不断完善改革方案。同年 6 月，区政府正式印发了《深圳市罗湖区公立医院综合改革实施方案》（罗委函〔2015〕24号），确定了改革目标是让居民少生病、少住院、少负担、看好病，全面推进罗湖区公立医院改革。2015 年 8 月 20 日，罗湖医院集团正式成立，罗湖医院集团第一届理事会和监事会同时成立，由区长担任理事长。自此，罗湖区医疗卫生服务体系改革稳步推进。2016年 8 月 19 日，第一次全国卫生与健康工作大会召开，习近平总书记明确提出了新时期卫生与健康工作方针，以基层为重点，以改革创新为动力，预防为主，中西医并重，将健康融入所有政策，人民共建共享。罗湖区坚定改革方向，全力推进改革各项工作。

二、主要举措

（一）落实政府主体责任，凸显办医公益性

落实领导责任，坚持新时期卫生与健康工作方针，以"强基层、促健康"为目标，深化医药卫生体制改革，由区委书记任医改

小组组长，全面加强区委对卫生与健康工作的领导。落实管理责任，由区长出任罗湖集团理事长，构建协调、统一、高效的政府办医决策机制。落实保障责任，打破"以编定补"财政补助方式，实行"以事定费、购买服务、专项补助"，落实政府对医疗卫生机构的各项投入责任，建立以服务绩效为导向的补偿机制，形成了以基层为重点的差异化补偿标准：社区健康服务中心（以下简称社康中心）每诊疗人次政府补偿 37.0 元，三级医院每诊疗人次政府补偿 30.9 元，从而形成集团向社康中心分流患者的正向激励。

（二）组建唯一法人代表的医院集团

2015 年 8 月 20 日，罗湖区整合辖区所有公立医疗机构（罗湖区人民医院、区中医院、区妇保院、区康复医院、区医养融合老年病医院和 23 家社区健康服务中心），挂牌成立唯一法人代表、紧密型一体化的罗湖医院集团，罗湖医院集团院长为集团内所有医疗机构的法定代表人，实现了责、权、利的一体化和资源的充分流动。改革后，按照人员编制一体化、运行管理一体化、医疗服务一体化的原则，全面整合区属医疗卫生机构的资源，以加强基层基础能力建设、推进分级诊疗、打造健康罗湖为目标，错位配置集团内各医疗卫生机构的功能，构建区域医疗卫生服务共同体。

集团成立后，对各医院的功能进行重新定位，整合各医院的重点学科、特色专科资源，集中人财物等资源优势推进学科建设、开展人才培养和医学研究，形成发展各有重点、服务各有特色的差异化发展新格局，改变了过去学科资源重复配置、力量分散的弊端。整合集团内部运营支持体系的同类资源，成立医学检验、放射影像、消毒供应、信息、健康管理和物流配送 6 个资源共享中心，成员单位仅保留少量技术人员，不再重复设置上述科室，在减少资源浪费的同时，提升医疗资源利用率和医疗质量。除此之外，中心还面向社会提供专业的第三方服务，最大程度发挥有限医疗资源的效益。对各公立医院行政后勤整合同类资源，成立人力资源、财务、质控、社康管理、科教管理和综合管理6个管理中心，降低了医疗服务体系运营成本，政府于公立医院的投入产出比得到优化。

（三）建立现代医院管理制度——理事会领导下院长负责制

成立理事会，实行管办分开。理事会由区领导、区政府相关部门代表、社会知名人士代表、医院集团代表等人员组成。区政府履行出资人职责，委托理事会履行决策权和管理权，监事会负责监督。集团管理层由集团院长、副院长、总会计师组成。集团的理事会、监事会和集团管理层，形成决策、监督和执行既合理分工又相互制衡的运行机制。

落实集团独立法人地位，赋予集团院长和管理层运营管理自主权。集团各下属单位班子成员由集团院长提名，理事会通过后由集团院长任命或免职。制定理事会和集团章程，规范内部治理结构和权力运行规则。改革后，区卫生行政部门转为强化行业监管。推行去行政化，取消医院集团行政级别和领导职数。实行评聘分开改革，可高职低聘、低职高聘。

（四）加强医院集团党建工作，充分发挥医院集团党委的领导作用

2016年4月27日，中共深圳市罗湖医院集团委员会成立，同时设立中共深圳市罗湖医院集团纪律检查委员会，完善医院集团党组织架构和工作机制，加强基层党建工作，发挥基层党员的先锋模范作用。坚持党委把方向、管大局、作决策、促改革、保落实的作

用，支持院长依法依规独立负责地行使职权。细化党委议事决策流程，加强对权力行使的规范和限制，让权力在阳光下运行，确保权力既高效运转又正确行使。全面落实《关于加强公立医院党的建设工作的意见》，全医院集团自上而下各级公立医院党委均实行党委书记、院长分设，各级纪委均配置专职书记，配强党建力量。

（五）推行以健康效果为导向的医保支付方式改革

目前，我国基本医疗保险支付方式以按项目付费为主，医疗保险机构根据定点医院所提供的医疗服务项目和服务量拨付医保基金。在这种支付方式下，医院收治患者越多则效益越好，加之医保以保住院、保大病为主，导致大医院人满为患，医院办院方向也是在治疗更多的患者上。

针对上述问题，2016 年深圳市人力资源和社会保障局、深圳市卫生和计划生育委员会、罗湖区人民政府联合印发《深圳市试点建立与分级诊疗相结合的医疗保险总额管理制度实施方案》（深人社发〔2016〕52 号），以罗湖区为试点进行医保支付方式改革。将所有签约居民住院医保发生的总额加上年度市平均增长率打包给罗湖医院集团，年终结算节余部分全部支付给集团。同时，改革规定居民可自由选择就医机构，居民在其他医院就医花费的医保费用，社保部门统计后从集团的总额中支付，有效规避了美国健康维护组织长期为人诟病的问题（推诿患者、个人就医负担加重、就医体验差），倒逼集团只能通过优质的医疗卫生服务引导居民自愿留在社康中心。这种医保支付方式改革极大地激发了健康产出的积极性，促使办医导向从保疾病转向保健康，实现医患、医保三方利益和目标趋同。

（六）做实、做强、做优、做大社康中心

罗湖医院集团成立的目的不是打造一家独大的航空母舰，而是要做强社康中心，建立守卫老百姓健康的舰队。

1. 优化社康中心布局，加强标准化建设　罗湖区按人口10万以上、区域优质医疗资源是否均衡、方便居民就医的原则，优化全区社康中心规划布局，计划在每个街道各设立一家规模在2000平方米以上的区域社康中心，每个区域社康中心平均管理6个普通社康中心、服务约16万人口。辖区现有社康中心55家，其中集团举办30家，社会资本办21家，市属及驻区医院办4家。

2. 改善社康中心就医环境　改革以来，区委、区政府加大财政投入，集团举办社康中心就医环境逐步改善，平均业务用房面积由495平方米增加至831.4平方米，增长近68%。同时，区政府每年安排专项经费用于改善社康中心的硬件条件，完善社康中心医疗设备配置目录，区域社康中心除标准配置外，还可配置CT、胃镜、眼底照相等设备，不断提升社康中心医疗配置水平。

3. 破解基层"缺医"的难题　①引进与培养相结合，全国公开高薪招聘优秀全科医生，鼓励集团内专科医生参加转岗培训，下沉到社康中心。②定期聘请国外优秀的全科专家，现已有澳大利亚、美国霍普金斯大学、丹麦全科医学专家等到社康中心坐诊、带教和培训，将国外先进的全科医学理念和技术引入团队。③率先建立专科医生工作室，鼓励优秀专科医生到社康中心坐诊，已有57名集团内专家率先到社康中心设立了专科工作室。④公卫人员编入社康中心家庭医生服务团队，工作职责由原来的收集数据业务为主，转变为直接为居民提供健康促进服务，区属公共卫生机构（区疾控中心和区慢病院）选派36名公共卫生专业人员驻点社康中心。⑤医院

集团出台《罗湖医院集团社管中心医疗专业技术人员享受在编人员同等待遇的暂行规定》，符合规定在岗的优秀全科医生享有在编人员同等待遇，提升基层医务人员的薪酬待遇水平。罗湖辖区社康中心全科医生配置由改革前的 131 人增加至 418 人，平均辖区每万人口全科医生配置由 1.4 名提升至 4.1 名。

4. 破解基层"少药"的难题　①社康中心药品目录与医院药品目录一致，达到 1333 品规（改革前约 500 品规），罗湖医院集团还承诺，只要居民需要的药物，如果社区无药，符合处方要求的，集团在 24 小时内配送到家。②实行慢病长处方。对于诊断明确、病情稳定、需要长期服用治疗性药物的慢性病患者，每次可开具相关治疗性药物 1~3 个月的常规用量处方。③建立医联体药学服务模式，立足于社区，以居民健康管理为核心，运用信息化手段，不仅对社区医师进行用药指导、干预，更重要的是对社区居民用药进行指导、干预和药品健康保健，实现从医院病区（门诊）到社区（居家）用药的全程化管理。

5. 破解基层"没检查"的难题　集团成立后整合同类资源，成立了医学检验、放射影像、消毒供应等资源共享中心，集中为医院集团所有成员提供便捷、高效、高质的服务，各单位不再重复设置上述科室，最大程度发挥有限医疗资源的效益。打造"基层检查、医院诊断"模式，依托放射影像远程诊断中心，抽调安装了移动 DR 和便携 B 超的社区流动诊断车，到社康中心提供检查拍片服务，并通过远程系统即时传送至远程诊断中心，30 分钟内居民便可即地拿取诊断报告。

（七）提供全社会、全人群、全生命周期的健康服务

按照 4 + X（全科医师、全科护士、社区临床药师、公共卫生

医师＋X）模式组建316个家庭医生团队，累计签约52.7万人（占辖区常住人口的52.4%），家庭病床累计建床4592张。家庭医生团队以居民健康需求为导向，提供基本服务包、个性化服务包和单位整体服务包服务，包括免费体检服务、优先挂号、预约和转诊服务（可协助转诊国家、省、市专家）、24小时家庭医生热线服务、个性化健康教育服务、社区临床药师专业用药咨询与指导服务等，满足居民多层次、多元化的健康需求。

坚持全民健康的理念，通过建设功能社康站的形式将服务的触角延伸到全社会，目前集团功能社康站已入驻学校、企业、机关事业单位、广深港高铁香港西九龙站和其他场所（宗教、拘留所、看守所、戒毒机构等），取代了原有的医务室、校医室，家庭医生团队为机构人群提供健康管理、疾病预防、基本诊疗、健康教育、慢病管理和中医药等服务，同时还能根据服务对象特点量身定制服务内容，深得服务对象满意。

（八）树立大卫生、大健康理念：全社会动员，预防为主，防治结合

1. 教卫融合，让学生身体更健康、心理更健康 拓展社康中心的功能定位，托管学校医务室9家。家庭医生走进校园，协助开展晨检工作。开展宝宝手卫生计划，医院集团主动为学校更新洗手设施设，组织集团内各专业的优秀骨干组建百人讲师团，通过讲师团授课，倡导正确洗手方法，培养学生良好的卫生行为习惯，通过创作推广《洗手歌》、开展洗手竞赛等活动，让学生将健康生活知识带回家，引导家长共同养成良好的手卫生习惯，从根源上减少经手传染疾病的发生。目前已开展345场次培训，共有近2.0万名师生和家长参加。

开展健康少年行动计划，医院集团聘请营养学、心理卫生学的专家加入百人讲师团，开设"健康大讲堂"系列活动，其中包括面向学生的"健康少年学堂"，围绕心理、饮食、护眼、护齿、安全意识等内容开展健康讲座，促进学生健康相关知识、态度、行为的改变，提高学生个人保健技能。同时开展面向家长的"家长健康学堂"，围绕家庭的生活习惯、健康意识对学生的影响，针对家长开展讲座，提升家长的健康素养。目前已开展129场讲座，约有1.5万名学生及5500名家长参与。开展儿童口腔保健计划，普及口腔保健知识，为4.1万名学生提供口腔健康检查。邀请全国著名心理学专家为学生和家长提供主题为"调整考试焦虑，伴你考试成功"的专题讲座，帮助大家顺利排解考前焦虑情绪和考后挫折应对，网易视频同步直播，共13.9万人参与。流感高峰来临前，免费为学生接种流感疫苗、发放中药流感汤。集团急诊科医生走进校园开展急救知识技能培训，普及急诊急救知识，提高中小学生的急救能力。

2. 医卫结合，预防为主、防治结合　罗湖区卫生健康局出台标准，指导社康中心合理设置公共卫生服务岗位，要求罗湖辖区每个区域社康中心的公卫人员配置不少于2名，普通社康中心公卫人员配置不少于1名，区疾控中心和慢病院选派36名公卫人员驻点社康中心，同时面向全国招聘优秀公卫医师，全面提升公共卫生服务能力。街道、社区的计生专干和网格员培训合格后转型为居民健康促进员（以下简称健促员），编入家庭医生服务团队，开展健康科普和健康促进工作，提升居民健康素养。建立慢病管理首席专家制，推动高血压、糖尿病、脑卒中等重点慢性病早期筛查和专业管理，打造防、治、管一体化的慢性病综合防治模式，力争慢性病发病率尽早出现拐点。加强重大疾病防控，努力实现辖区居民不得晚期癌症的终极目标，提高癌症患者的五年生存率。加强流行性疾病防控，为重点人群免费接种流感和肺炎疫苗，开办广东省首家专业服务于成人的疫苗接种门诊。为 756 户老年家庭安装防跌倒扶手、照明装置等，降低跌倒伤害。通过"公共卫生（免费婚前孕前健康检查等）＋基因检测"手段，预防或干预地中海贫血、先天性耳聋等出生缺陷，降低出生缺陷率。

3. 医养融合，提升老人生命和生活质量　打破民政办养老、卫生管健康的行政分割格局，养老和医疗服务由一班人群提供。创新养老一体化，医院集团选派社康中心优秀医务人员赴日本、澳洲等国家培训，学习专业的养老服务知识与技能，在社康中心原有医疗功能基础上，与养老功能相结合，为老人提供长期托养、短期入住、日间照护、上门服务和家庭病床等多种形式服务，服务内容涵盖治疗期住院、康复期护理、稳定期生活照料和临终期关怀，形成接续性、整合性、全周期的养老服务体系。同时，集团成立罗湖医养融合培训学校，培养专业的养老管理人员和技术人员，助力养老事业可持续发展。重视老年人退行性疾病的健康筛查干预和指导，累计为 2.7 万名 60 岁及以上老人提供认知障碍筛查，其中 120 余名老人已确诊，并在老年性认知障碍病房接受治疗。同时，引进瑞典卡罗琳斯卡医学院邦特·温布拉德教授的阿尔茨海默病治疗团队，合作建立阿尔茨海默病诊断指南及标本库。制定《医养融合服务规范》，成为深圳市医养融合服务的地方标准。与社会资本合作举办医养融合养护中心，提供了符合中国养老传统、老年人在本村集中养老的解决方案。

（九）以健康为核心，共建共享，智能便利——"互联网＋医疗健康"

1. "互联网＋"健康服务　自主研发健康罗湖 APP，整合辖区百姓近 15 年在集团内产生的诊疗数据，并实现智慧门诊、慢病管理、签约与转诊管理等功能，注册用户数超过 50 万。

2. "互联网＋"家庭医生签约服务　依托信息化手段，设计 5 种工具、15 个场景、37 种签约形式，提高签约效率和家庭医生服务可及性。

3. "互联网＋"双向转诊服务　通过健康罗湖 APP 打通社康与医院之间的转诊环节，接诊医生可获取转诊患者全景的诊疗信息，确保医疗服务的准确性和安全性。

4. "互联网＋"健康扶贫　罗湖云医疗 APP 实现机构间远程诊断、远程查房及多学科实时在线视频会诊，为西藏、新疆、贵州和广西等医疗资源匮乏地区提供免费的替代式诊断服务，有效提高优质医疗资源的便利性、快捷性和覆盖面。

三、主要成效

（一）罗湖模式登世卫公报，中国式整合医疗引全球瞩目

2018 年 12 月，世界卫生组织通报刊发 "People-centered integrated care in urban China"，详细描述了罗湖模式的核心行动领域及相应的实施策略，文章摘要被翻译为 6 种语言向全球展示，这意味着罗湖模式正式走入世界视野。文章发表后，有官方人士表示，广东省罗湖医改经验为解决医改这一世界性难题贡献了"中国方案"和"中国智慧"，有利于提高广东省医改试点工作对于全国和国际卫生改革的影响力。

（二）为全国医联体建设提供了广东样板，并在全国全省推广

李克强总理点赞罗湖医改，刘延东副总理给予书面批示，肯定改革思路和做法。罗湖医改模式分别在全国、省、市的卫生计生工作大会上做主题经验交流，并成功入选国家35项深化医改重大典型经验。2017年9月，全国医联体建设现场推进及培训会在深圳召开，时任国家卫计委主任李斌，副主任、国务院医改办主任王贺胜出席，"罗湖模式"向全国同行推广。同年10月，广东省综合医改暨医联体建设推进及培训会在罗湖召开，全面推广罗湖医联体建设经验。罗湖医院集团获评"全国卫生计生系统先进集体"，是深圳市唯一获此殊荣的单位。截至2018年底，罗湖医院集团接待来自全国各地考察调研人员共453批次，约6500人。

（三）做好预防保健，让居民少生病

辖区居民健康素养水平由2016年的13.6%提高至2018年的35.5%，宝宝手卫生项目预防效果显现。2018年，罗湖区手足口病发病例数较2017年降低10%，占全市病例总数比例由6.4%降至5.8%。水痘发病例数较2017年降低27.5%，占全市病例总数比例由8.5%降至5.5%。

（四）做强社康中心，分级诊疗水到渠成，让居民少住院

百姓信赖社康中心，"首诊在基层"观念逐渐形成。罗湖区社康中心基本诊疗量由2014年的173万人次增加至2018年的326万人次，平均增长率为22.3%，其中，集团办社康中心基本诊疗量由2014年的53万人次增加至2018年的172万人次，平均增长率为34.2%。

在集团办社康中心基本诊疗量快速增长的背景下，2014—2018年，医院集团诊疗量平均增长率为9.3%，但集团所属医院诊疗量呈缓慢下降趋势，平均增长率为−1.5%，分级诊疗水到渠成。集团办社康中心基本诊疗量占集团总诊疗量比值由2014年的21.0%上升至2018年47.9%。

信息化助力双向转诊，打通集团医院和社康中心信息系统，实现病历信息共享，优先挂号、优先检查、优先治疗、优先住院，有序双向转诊。2018年，集团内累计上转患者2.1万人，下转患者2.5万人，分级诊疗效果显著。

（五）改革医保支付方式，让居民少负担

2018年，集团药占比为26.1%，同比2017年下降3.4%；药品与耗材占比为33.9%，同比2017年下降2.2%。

（六）集团综合实力提升，让居民看好病

1. 加强医院学科建设，提升集团综合实力　2017年11月1日，罗湖区人民医院正式晋级为三级甲等综合医院，成为深圳市第13家三级甲等综合医院。2018年7月4日，罗湖区妇幼保健院成功晋级三级妇幼保健院。2018年，罗湖区中医院莲塘新院建成开业，并于12月27日举办了罗湖区中医院开业暨上海中医药大学深圳医院揭牌仪式。

2. 集团技术水平提高，处理疑难重症能力提高　改革以来，集团三四级手术例数由2014年的2980例提升至2018年的1.1万例，平均增长率达37.3%，CD型病历数由2014年的1.2万例提升至2018年的3.2万例，平均增长率达29.8%。

3. 引进专家团队，打造优势学科　获批 7 个"三名工程"团队：郎景和院士妇科盆底疾病团队、孙颖浩院士前列腺癌精准治疗团队、顾东风院士心血管病防治团队、王广基院士精准药学团队、梁廷波教授肝胆胰外科团队、府伟灵教授检验医学团队、瑞典卡洛琳斯卡医学院 NVS 系邦特·温布拉德教授阿尔茨海默病团队。

4. 科研能力不断提升，实现多领域零突破　集团于 2016—2018 年分别获批 4 项、7 项和 5 项国家自然基金，国自然数量位居深圳市所有医院前三名。2017 年，集团牵头申报并成功获批 1 项国家科技部重点专项，参与申报并获批 3 项国家重点专项。

四、思考与启示

（一）医疗改革的检验标准只能是人民健康

无论是公立医院综合改革，还是医疗卫生服务体系改革，检验其方向是否正确的唯一标准只能是人民健康。

（二）把预防为主落到实处提高人民健康水平

中国曾经是基层卫生服务和传染病预防与控制的先驱者，新一轮医改的探索与实践及许多发达国家的经验表明，公共卫生是实现全民健康的基石，我国应重塑预防为主的工作理念，加大医疗卫生领域的投入，尤其是在公共卫生、预防保健和基层医疗机构建设等方面，重新建立以居民健康为中心的防治网络，提高人民的健康水平。

（三）医联体建设应以打造健康服务体系为方向，不能做成医疗服务体系

现今我国医疗卫生的绝大部分资金投向了大医院，医院拼命扩张，医院数量多了，床位增加了，可居民的健康水平并没有显著改善，这其实是医疗供给侧的结构性错位，我们不能简单地把医疗当成健康，把医院当成医疗，最后把建设大医院等同于提升国民健康，而应该从目前的医疗服务体系改革转移到健康服务体系改革上来，将更多的医疗卫生投入到健康服务体系上，投入到加强基层医疗服务体系、疾病预防控制体系建设上。根据罗湖区的实践经验，医联体在组建过程中，应该考虑将区县级疾控中心与基层医疗卫生机构融合发展或建立联动机制，切实做到预防为主、防治结合、联防联控、群防群控。

（四）医保支付方式必须从以医疗为主逐步向以健康为导向转变

我国现阶段主要推行按病种、按人头、总额预付等复合型付费方式，并在按病种支付的基础上，积极开展疾病诊断相关组（DRGs）付费试点，在一定程度上有效遏制了医疗费用的上涨，但医疗机构的诊疗量越高、医院和医生的收益越大的局面并没有改变。因此，只有把区域居民健康水平的改善程度与医保付费相结合，才能从根本上解决住院人次和医疗机构床位数越来越高的问题。医疗保险支付体系改革在未来的医疗改革中起着导向作用，是医改的源动力。

（五）建立能系统、全面的评价区域卫生健康工作水平和效果的指标体系是分级诊疗工作的必然选择

对于区域内卫生健康工作是否对该区域人群健康状况改善作出

贡献，尚缺乏一套整体、系统、有机的指标体系进行评价。现有的各类评价指标，并不能系统和准确地反映当前健康发展的需要，没有将居民健康这个最终目的与当前的政府卫生工作有机相结合去评价区域政府卫生工作的优劣，不能全面、有效、敏感的反映国家健康策略的核心问题，因此建立一套系统、全面的健康评价体系势在必行。应根据习近平总书记在中国共产党第十九次全国代表大会及全国卫生与健康大会上的讲话精神，以人民健康核心开展新的区域卫生健康评价体系建设工作，丰富卫生评价体系内涵，构建以"百姓更健康"作为主要指标的区域卫生健康评价体系。

（六）医生待遇一定要提高

不大幅度提升医生薪酬的医改肯定走不长。如果医生的薪酬在降，必要的费用在降，这种改革短时间内也许可以看到效果，但长远看是不可持续的。在不过多增加财政医疗投入的情况下，我们应该将资源投向医生，而非不停扩建大医院、增加住院床位。

（作者为深圳罗湖区医院集团院长）

福建省尤溪县县域综合
医改的实践与探索

邱华务　李明立

尤溪县地处闽中，总人口为44.5万人，共有医疗卫生机构416个、床位1353张、医技人员1606人。2012年以来，按照三明市统一顶层设计，尤溪县作为全市县级公立医院改革的先行试点县，率先全面取消药品加成，实行药品零差率销售，开启"三医联动"改革之路；2013年，尤溪县开始实行薪酬制度改革；2014年，开始推进基层医疗机构第二轮改革；2016年，实行乡村卫生服务一体化管理，实施县乡村三级联推改革；2017年4月，完成资源优化整合，在全省率先组建县域紧密型总医院医共体。

尤溪医改一路推陈出新，成效显著。2016年4月，我县被国务院医改办确定为4个全国县级公立医院改革示范县之一，并获得2015年全国县级公立医院综合改革效果复核评价第一名。2017年，受到国务院"真抓实干成效明显地方"表扬奖励。2017年8月25日，时任中央政治局委员、国务院副总理刘延东到尤溪县视察医改工作并给予了高度肯定："尤溪县坚持问题导向，理顺管理体制，同步推进药品招标和公立医院等相关改革，闯出了三医联动改革的新路子"。形成了"中国医改看福建、福建医改看三明、三明医改看尤溪"的改革效应和三明医改"尤溪样板"。现将七年来的县域综合医改的实践经验、主要成效及面临的挑战与建议介绍如下。

一、主要工作

坚持问题导向，直击政府管理体制不顺、药品流通混乱、药价虚高、基金使用效益不高、医务人员不正确医疗行为和医疗医药信息不对等、不公开、不透明等问题，以医药改革为突破口，进行医药、医保、医疗"三医联动"整体改革。

（一）尤溪医改之前提保障——落实政府办医责任

在推进过程中，坚持以落实政府办医责任引领医改工作。

1. 强化领导责任　县委、县政府高度重视医改工作，党政"一把手"挂帅，成立县医改领导小组、公立医疗机构管理委员会，把分散在编办、卫计、人社、药监等部门的相关职能进行整合，承担领导改革、政府办医、监管公立医院资产运行等责任，形成高效的改革决策和推进机制，奠定了三医联动的基础。

2. 强化保障责任　建立科学财政投入机制，政府负责公立医院的基本建设和设备购置、重点学科发展、公共卫生服务的投入。近年来，全县医疗卫生支出 11.1 亿元，年均增幅为 6.6%。同时，对两家公立医院改革前的债务进行调查摸底、核实锁定，对符合规划要求、经确认的债务纳入政府性债务统一管理，分年度偿还。

3. 强化监管责任　建立现代公立医院管理和总会计师制度，实行"管办分离"、全口径目标预算管理和全成本核算；建立一套 6

大类 40 项的院长考评体系，考核结果与院长年薪和医院工资总额核定挂钩，促使院长主动加强医院的科学化、精细化管理；县政府将医改工作纳入部门、乡镇绩效考核；实行"廉政廉医、纠纷投诉和测评末位"三预警，加强对医务人员诊疗行为、医疗质量、医疗安全、处方点评分析、用药量排名等全方位监管，促进合理检查、合理用药、合理治疗。

（二）尤溪医改之根本路径——实施三医联动改革

从医药改革破题入手，逐步跟进医疗、医保改革，通过降药价、堵浪费、腾空间、调价格，挤压医药价格虚高水分，提高医院可支配收入，实现公立医院回归公益性质、医生回归看病角色、药品回归治病功能转变。

1. 改革医药腾空间　全面取消药品（含耗材、器械）销售加成，重点监控辅助性、营养性、高回扣的 129 个品规药品；按照为用而采、去除灰色、价格真实的原则，在保证质量的前提下，实行最低价采购，严格执行"一品两规""两票制"和"药品采购院长负责制"。2016 年，将县级公立医院在用的医用耗材（试剂）按类别、分批次进行联合限价采购，从源头上堵住药价（耗材）虚高问题，奠定"腾笼"基础。

2. 改革医疗堵浪费　严格控制大处方，加强次均门诊和住院费用监管；严格医师诊疗行为，建立医保医师数据库，实行医保医师代码管理；严格执行抗菌药物分级管理制度，县级医院每月公布抗菌药物用药量前 10 名的品规及开具处方的医生，对于连续使用 3 个月前 3 名的抗菌药物，暂停使用并约谈责任医生；严格控制大检查，要求县级公立医院大型设备检查阳性率不低于 70%，检查费用占比控制在 3.5% 以内；加强输液管理，确定了 53 种无须输液治疗的疾病目录。通过医疗改革，建立控费和堵浪费机制，促进"三合理"，实现"腾笼"目标。

3. 改革价格调结构　在实现堵浪费和控制医院总收入增幅 8% 左右的基础上，按照总量控制、小步快走、有升有降、逐步到位的原则，同步推进医疗服务价格改革，先后 6 次动态调整 5000 多项医疗服务价格，2017 年新增门诊、住院药事服务费项目和小儿静脉输液等 5 个医疗服务项目收费标准，进一步优化医院收入结构，提高医务性收入占比，实现"换鸟"目标。

4. 改革医保增效益　在做好"三保合一"改革、城乡居民医保扩面提标工作的同时，促进参保补助与住院补偿双提高、住院预缴与住院费用双下降、报销政策与大病统筹双统一、合理就医与便民诊疗双加强。实行医保服务站进驻县级医院和在线监控审核，杜绝违规违纪行为，实现基金平稳运行。2016 年，重点实行定额包干、超支自付、结余归己的全病种付费改革（630 种疾病诊断相关分组）；2017 年，试行住院费用按疾病诊断相关分组（796 项）收付费改革，2018 年 1 月 1 日起正式执行，不设起付线，取消封顶线，按 C-DRG 分组收费标准结算，参保患者在县级医院、基层定点医疗机构实际住院医疗费用，分别按病种由医保基金定额报销 70%、80%，患者自付费用的 30%、20%，实现同级别医疗机构"同病、同治、同价"；同年 6 月，对 C-DRG 分组又进行调整，新增 27 个、调整定额收付费标准 24 个。

（三）尤溪医改之关键环节——建立行业薪酬制度

立足医疗行业特点，坚持效率优先兼顾公平，稳步推进薪酬分配制度改革，打通薪酬制度改革"最后一公里"。

1. 实行医院工资总额制度　从 2013 年起，打破县级公立医院绩效工资按医疗总收入提取的办法，明确公立医院工资总额以不含药品耗材成本、检查化验、床位收入和不计费耗材支出的医务性收入为基数，直接与院长年薪制考核得分挂钩，切断医务人员工资与药品耗材、检查化验、床位等收入的直接联系，促进医疗行为回归医学本质。工资额度按医生、护理、后勤5∶4∶1比例分配，每年度进行适当调整，执行不得突破核定的工资总额、不得亏损兑现工资"两条红线"政策，允许剩余的工资总额结转下年度使用。

2. 实行全员目标年薪制　在2013年率先实行院长、医生（技师）目标年薪制的基础上，2015年将在职在岗的护理、药剂、行政后勤等人员全部纳入目标年薪管理，按照不同系列、岗位和职级实行目标年薪。2017年对住院医师、主治医生、副主任医生、主任医生封顶年薪核定上浮10%，分别为11万元、16.5万元、22万元、27.5万元，护理（药剂）、行政后勤人员的最高年薪比例按照不超过医生的70%和50%标准核定。

3. 实行年薪计算工分制　2015年，率先在全市研发运用年薪工分制计算软件系统，工分值依据总工分和工资总额设定。实行量化质化双考核分配机制，量化考核工分由定性工分、定量工分和奖惩工分三部分构成，其中：定性工分占30%（职称占20%、工龄占8%、职务占2%），定量工分占70%，奖惩工分依据科室成本核算、患者满意度、新技术新项目、驻乡驻村、应急救援等项目予以兑现。质化考核以科室为单位，由9个考核小组分别对医生技师团队的医疗质量、药占比、医德医风等9大类41项指标和护理、药剂、行政后勤团队的行为规范、服务质量、安全生产、科室管理等4大类15项、27项、25项指标进行考核，考核分值与年薪发放关联。年薪计算工分制被国医办列为全国典型案例之一，在全国复制推广。

（四）尤溪医改之延伸应用——激活基层运行活力

在借鉴公立医院改革经验指导基层医疗机构"三医联动"改革的同时，建立直管、定补、薪酬、分类、延办等管理机制，促进县乡村三级同步发展。

1. 明确"直管制"　优化整合基层医疗资源，由总医院直管基层医疗机构的人、财、物，建成责任共担、利益共享、优势互补的紧密型医联体，促进优质医疗资源下沉及检验、心电、影像、远程诊断等信息系统互联互通，实现资源共享、分级诊疗和转诊预约协同服务，县域内就诊率达90.9%。

2. 实行"定补制"　精准编制乡镇卫生院收支预算，实行人员经费财政定补机制。2018年，县财政分别给予在岗未入编经费定补53人共278.8万元，促进基层医疗卫生机构在编和非在编所有人员同工同酬。

3. 执行"薪酬制"　2016年，委托信息软件公司研发基层奖励性绩效分配工分制计算软件系统，执行绩效薪酬总额控制制度，强化基本诊疗、公共卫生、计生技术等服务质量和数量的绩效考核，根据考核分值兑现院长和医务人员薪酬。

4. 实施"分类制"　按照常住人口、地理位置、历史基础、服务工作量、人员结构等要素，按一二三类划分15个乡镇卫生院，实行差别化分类管理和扶持政策，在项目、资金、设备、奖励等方面重点扶持薄弱卫生院，依托总医院的人才、技术、管理、服务、信息等医疗资源，抓好薄弱卫生院的建设发展和较好卫生院的规范管理，推动全县乡镇卫生院均衡发展，缩小医务性收入和人均薪酬差距。

5. 推行"延办制"　按照筑牢网底、基层守门、开通医保、签约服务、预防为主、医养结合的目标，以一延伸、六统一、三规范、三加强的"1633"模式，延伸举办公建、公管、公益性质的村卫生所212个以及社区医养结合卫生服务站7个，推进村（社区）卫生所（站）的规划建设、人事管理、业务管理、药械管理、财务管理、绩效考核"六统一"，实行场所建设、诊疗行为、收费标准"三规范"，实施财力保障、业务指导、监督评价"三加强"，进一步办好"老百姓家门口的医院"，让老百姓能够看方便病、及时病和便宜病。

（五）尤溪医改之模式转变——拓展医疗服务路径

坚持以习近平新时代中国特色社会主义思想为指导，牢固树立以人民为中心、以健康为根本的服务理念，从促进全民健康的高度，贯彻预防为主、医防结合的方针，努力为群众提供全生命周期的卫生与健康服务。

1. 组建县域紧密型医共体，重构医疗卫生服务体系　一是按"一体化"的思路抓组建。按照"一套班子、两块牌子、两套财务、一体管理"的模式，以县级公立医院为骨干，保持县中医医院、三级乙等中医医院相应功能体系，联合基层医疗卫生机构，组成总医院紧密型医共体，于2017年4月挂牌运行，促进了县乡村医疗机构一体化管理和医疗资源共享。二是按"紧密型"的内涵强管理。在县级层面，实行总医院院长负责制，充分放活人事、分配、经营及财务自主权。在乡镇层面，设立乡镇分院，由县总医院直管分院人、财、物，托管基层办医职责、管理职能、公共卫生服务等工作。在村级层面，由乡镇卫生院在行政村延伸举办卫生所，实行信息、人事、业务、药械、财务、绩效"六统一"管理。三是按"科学化"的标准优化配置。按照"大专科、小综合"的功能定位，优化整合 2 家县级医院行政后勤职能科室和 120 急救中心等机构。做强做特县总医院外科、儿科、妇科、重症医学科和中医医院中医骨科、肛肠科、康复理疗科等专业科室。同时进一步优化空间布局，启动肿瘤治疗、介入治疗、疼痛学科等短板空白学科建设，提升总医院医疗技术水平。

2. 推行全民健康四级共保，重塑卫生健康服务模式 树立大卫生、大健康的观念，率先开展全民健康四级共保工程试点工作，服务模式实现了三个转变。

一是工作理念从"以治病为中心"向"以人民健康为中心"转变。以医保支付方式改革为切入点，实行医保总额打包，建立"统筹包干、超支自负、结余归己"的预付机制和"一组团、一包干、两确定"的基金结余分配机制，年终结余基金直接纳入总医院医务性收入，由总医院自主分配，主要用于医联体内各级医疗机构医务人员薪酬、事业发展、人才引进、健康促进与教育等项目，撬动各级医疗机构从事健康促进与教育工作的积极性。

二是工作重心从"重医轻防"向"医防并重"转变。设立健康促进中心、全民健康管理部等机构，建立市、县、乡、村四级医疗卫生机构联动机制，配齐配强全民健康协管员队伍，全面落实基本公共卫生服务和重大公共卫生服务，推进家庭医生签约服务和健康扶贫，促进疾病预防控制的关口前移、重心下沉，改变过去重医疗、轻预防保健的以医疗为中心的服务理念，由被动医疗向主动健康转变。

三是工作模式从松散管理向一体管理转变。从以代管制、托管制为主的非紧密型医联体整合组建为总医院紧密型医共体，拥有直管县域公立医疗机构人事、财务、物资的权利，改变原有县域内三级医疗卫生机构彼此分设、各自运行的局面，实现县域公立医疗机构一体化管理。

3. 建立部门协同服务机制，重建全民健康管理体制　全面践行把健康融入所有政策理念，加快推进健康尤溪建设。一是理顺职能部门责任。明确在医改领导小组统筹协调下，医管委负责全县医药卫生改革与发展规划，协调落实重大事项和解决重大问题，协助市里开展县级公立医院（院长）绩效考核等工作。卫计部门承担医管委办公室职责，全面履行行业综合监管责任，监督指导医疗卫生行业工作和政策法规、行业规划、标准规范的制定，承担医改相关配套政策、总医院考核办法的研究制定和组织落实。医保部门作为医管委成员单位，履行派驻医保服务站、稽核稽查、在线监管、医师处方资格等服务管理工作，杜绝套保骗保等违规违纪行为。总医院由医管委直接领导，代表履行政府办医、公立医院国有资产保值增值运营和服务供给"三个主体"的责任。

二是强化行业综合监管。利用信息化手段对所有医疗机构门诊、住院诊疗行为和费用开展全程监管和职能审核。健全完善基本医保基金监管制度，强化对医疗服务行为的稽核和监管。建立专门的稽核队伍，加大对医疗行为的监管与约束，规范临床诊疗行为。整合卫生计生综合监督行政执法资源，推进乡镇卫计办综合监督协管，加强村（社区）卫生计生监督信息收集职能，构建县、乡（镇）、村（社区）三级卫生计生监督网络。

三是推进六项行动计划。坚持调动发挥服务合力，强化部门配合协作，实现全民健康工作由卫计部门单打独斗向部门齐抓共管的转变，分别由卫计、市场监管、农业、住建等部门牵头，推动健康教育普及、健康行为促进、服务能力提升、全民健康管理、科学饮食推广、生态环境宜居等健康尤溪六项行动开展，进一步倡导健康生活方式，提升全民健康素养。2018 年，共推出健康讲堂 24 期，制作《健康尤溪》电视栏目24期，《人口健康之声》栏目240期，"健康尤溪"微信公众号发布96期共385条信息，印发《建设健康尤溪营造健康家园》《健康宣传手册》各10万份，征集并解答"我的健康——我做主"健康问题100个。

二、主要成效

通过7年的改革实践，我县公立医院综合改革取得初步成效，主要体现在"一提升、五形成"。

（一）提升县域服务能力

县级医院优质医疗资源有效下沉。2018年，乡镇分院（含村所）接待门急诊115.8万人次，同比增长12.1%，基层门急诊量占比为60.8%；县级医院门急诊量为74.7万人次，同比下降0.1%；县外转诊为1020人次，同比下降35.6%；县总医院主治及以上医师驻乡、驻村共1957人次，下乡开展门诊7019万人次、手术80台次、授课73次，以人才下沉带动病种下沉11个，县级医院下转患者9472人次。

（二）形成政府办医体系

坚持公立医院公益性的基本定位，落实政府办医责任，建成政府对公立医院经费保障、行业监管和内部管理体系。坚持把卫生作为重点项目，新建一批基础设施和配置一批医疗设备，改善就医环境，增加百姓医改获得感。

（三）形成三医联动模式

先后制定出台资源配置、医保支付等15类100多份医改利好配套政策，构建一套可复制、可借鉴、可推广的制度体系，探索出一条具有尤溪特色的"三医联动、三级联推、一体管理、四级共保"医改路子，为全国深化医药卫生体制改革和创新驱动发展提供样板。

（四）形成行业薪酬制度

医务人员年薪较改革前翻了一番多，2018年，县级医院医务人员平均工资从2011年的4万元增至8.9万元，主任医师、副主任医师、主治医师、住院医师人均年薪分别为22.9万元、17.9万元、13.5万元、8.9万元；2017年，基层医务人员薪酬待遇明显提高，乡镇卫生院院长（主任）人均年薪达17.2万元，最高达25万元，其他医务人员人均年薪达9万元，最高达21.9万元，平均年薪分别是2013年的2.6倍和1.8倍，有效缓解了基层难招人、难留人的问题，调动了医务人员工作积极性。

（五）形成多方共赢格局

群众就医难、就医贵问题有所缓解。2018年，县级医院城镇职工住院费用个人次均自付1702.9元，同比基本持平，自付比例为29.3%；城乡居民住院费用个人次均自付1346.3元，自付比例为28.4%，同比分别下降10.6%和5.9%。基金运行平稳实现结余，2018年总医院包干县域医保基金2.9亿元，结余633万元。医院收入结构趋于合理。2018年，县总医院和基层医疗卫生机构医务性收入占比分别为40.4%、33.3%，为保障医院发展和薪酬制度改革奠定基础。

（六）形成全民健康导向

慢性病得到规范管理和治疗，居民健康状况得到初步改善。高血压、糖尿病、严重精神障碍患者管理率和结核病管理率、控制率均有所上升，其中严重精神障碍患者管理率上升了4%，高血压控制率上升了6.4%。

三、存在问题

任何一种改革都不是十全十美的，都有利与弊的两面性，需要不断的克服并解决弊端，我县医改工作虽然取得一定的成效，但在改革过程中也碰到一些问题和挑战，需要进一步加以解决。一是基本国情下的医改及医疗服务与多元化的需求存在矛盾；二是分级诊疗的上下合力还需进一步整合，推进任重道远，强基层政策措施需要不断强化；三是管办分开、分级管理的体制机制还不够完善，职责界限还需进一步厘清。同时，总医院医共体行政管理和精细化管理也面临挑战，需要通过建立现代公立医院管理制度来完善。

四、经验启示

（一）顶层设计、强化领导是推进县域综合医改的保证

尤溪的县域综合医改能够率先推进，得益于上级党委政府的顶层设计和坚强领导，也得益于有关部门的鼎力支持、协同作战。只

有按照中央和省市全面深化改革的部署，树立一盘棋思想，紧抓关键、突破重点、带动全局，攻难点、化焦点，抓落实、抓运作，才能够取得成功和突破，改革才能落到实处。

（二）政府主导、三医联动是推进县域综合医改的核心

公立医院要公建、公办、公管，必须发挥政府主导作用，落实政府办医责任，加大基本建设和公共卫生服务投入保障；同时要统筹推进医药、医疗、医保联动改革，才能使医院从赚钱逐利中解脱出来，集中精力加强科学管理、提高医技水平、提升服务质量，实现"三大回归"。

（三）医院主为、医生参与是推进县域综合医改的基础

医院和医生是改革的主体之一，他们的积极参与是县域综合医改成功的基础。只有医院主动承担起社会责任，遵循公益性质和社会效益原则，驱动医疗服务供给侧改革，建立健全现代医院管理制度和内部运行机制，充分调动医务人员的积极性，发挥其医改主力军作用，才能有力推动医药卫生体制综合改革。

（四）办医为民、群众满意是推进县域综合医改的目标

医改的出发点和目的就是以服务人民群众为中心，方便群众就医，降低看病负担，让群众成为改革的最大受益者。只有牢固树立办医为民理念，坚持公立医院公益性质，让广大人民群众共享改革红利，提升全民健康水平，人民群众的获得感和满意度才会增强。

五、下一步工作

（一）完善"三医联动"改革

按照新政策，不断调整新思路、新举措，适应新变化，保持与时俱进，确保改革节奏与改革需求、群众需求、医学发展相适应。

（二）完善总医院医共体建设

深化"放管服"改革，加快转变政府职能，探索医管委领导下的法人治理机制结构，健全总医院工作机制、内部运行机制，促进总医院行政管理和精细化管理。

（三）建立现代公立医院管理制度

以尤溪县总医院被国家列入建立健全现代医院管理制度试点医院为契机，按照刘延东副总理视察时的指示精神，围绕医院治理、组织、运行、保障、发展5个体系、33项重点任务，着力构建权责清晰、管理科学、治理完善、运行高效、监督有力的现代医院管理制度。

（四）推动社会多元化办医

加大对社会办医的支持力度，优先支持社会资本举办非营利性医疗机构，优化医疗机构的布局结构、专业结构和所有制结构，形成公立医疗机构为主导、社会力量办医为补充的多元化办医格局，满足群众多层次的医疗需求。

（五）加强人才和学科建设

营造尊医重卫氛围，建立人才招引机制，出台一些好的人才培养政策，通过引进、委托培养和"不求所有、但求所用"的灵活用人机制，解决人才制约问题；加强与福建医科大学、福建中医药大学高校合作，依托高校的先进技术、高层次人才及科研教学等，致力推广新技术、开展新项目，加强重点学科建设。

（六）构建全民健康工作格局

努力实现"以治病为中心"向"以健康为中心"转变，注重预防为主、关口前移，关注生命全周期、健康全过程，实施医药卫生、体育健身、环境保护、食品药品安全、心理干预等综合治理，构建全民健康工作格局。

（作者分别为福建省尤溪县医保局局长、尤溪县人民政府副县长）

河北省故城县紧密型医疗共同体的实践与探索

居艳梅

故城县位于河北省东南部，与山东省德州市隔京杭大运河相望。县域总面积为941平方公里，辖11镇2乡538个行政村，总人口为53万（其中，农业人口为42万），耕地91万亩。

2017年初，衡水市委、市政府确定故城县为全市医联体工作试点县，同年列为河北省试点。医联体建设和乡村一体化管理是深化医改的重要内容，是构建分级诊疗制度的有力抓手，是围绕"两不愁、三保障"，打赢健康扶贫攻坚战的坚实基础，是推进卫生健康领域民心工程的重中之重。两年多来，在省、市党委政府的正确领导下和卫健部门的指导支持下，故城县以建设卫生健康强县为目标，以创建县级医院牵头、涵盖乡卫生院和村卫生室、人财物统一管理的紧密型医联体（即县域医疗共同体，以下简称医共体）为重要抓手，坚持共建、共通、共享的原则，坚持资源布局上抓整合、服务功能上抓延展、医疗水平上抓提升的思路，积极进行探索，有力地支撑和促进了全县卫生健康工作水平的整体提升。

2019年5月14日，河北省卫生健康领域民心工程现场推进会暨医共体建设现场会在故城召开，来自省直、全省各市及试点县的卫健、医保及相关部门主管领导共 200 余人参加，对故城县医共体工作取得的成效给予了充分肯定。

一、主要做法

（一）提高站位，全力推进，建立党政一把手负总责的推进机制

坚持把医共体建设作为一项重大民生工程和卫生健康强县的基础工程来抓，成立了以县委书记、政府县长为双组长，卫健、人社、医保、财政等相关部门主要负责人和县级医院院长为成员的医共体工作领导小组。市卫健委主任、主管县长两次带队外出参观学习全国医共体典型——安徽省天长市。县委、县政府多次研究部署，不断突破思想、体制、机制等层面的各种障碍，因地制宜，综合考量，整体布局，纵向整合，先后制定下发了《故城县医共体建设实施方案》《分级诊疗、双向转诊实施办法》《医共体成员单位绩效考核细则》等 13 个配套文件，把医共体工作扎扎实实推向深入。

（二）借鉴先进，明晰路径，围绕核心目标抓好顶层设计

借鉴安徽天长经验，聚焦建设紧密结合型医共体，把握"3567"工作思路，建设"五联五统一"运行机制。"3567"即分别以县医院、中医院、妇幼医院为龙头建设 3 个各具特色的医共体，围绕实现 5 个主要目标，把握 6 个基本思路，做好 7 项重点工作。

三个医共体：县医院医共体下辖 10 个乡镇、16 所乡镇卫生院；中医院下辖 2 个乡镇、3 所卫生院；妇幼医院下辖 1 个乡镇、2 所卫

生院。

五个主要目标：方便群众就医、降低医疗费用、提升医疗水平、用足用好基金、促进全民健康。

六个基本思路：以三个提升（县级医院管理提升、乡镇卫生院能力提升、村级卫生室服务提升）为基础；以责权利一体为纽带；以信息化建设为支撑；以政策价格调整为导向；以提质降费、控外转为当前目标；以提高居民大健康水平为长远方向。

七项机制建设：构建权责清晰的责任共同机制；加强牵头医院对乡镇卫生院、乡镇卫生院对村卫生室的业务指导工作机制；推进家庭医生签约服务制度；建立分级诊疗、双向转诊机制；强化信息化上下连接机制；强化政策激励导向机制；构建利益共同机制。

五联五统一："五联"即靠自愿联接、靠理事会联接、靠责任联接、靠利益联接、靠信息化联接；"五统一"即统一人事管理、统一行政管理、统一绩效管理、统一医疗质量管理、统一财务管理。

打破传统体制壁垒，建立县乡村三级医疗机构纵向联接体制，实现人才、资源、管理的共通共享。实现医共体县域全覆盖、医疗卫生资源全整合、群众自主便捷就医全畅通。

（三）搭建平台，以县带乡，以信息化建设提高县级医院优质医疗资源利用效能

为发挥县级医院诊疗设备先进、诊疗技术高超、业务管理规范的优势，实现让群众在基层乡镇卫生院就近诊治的目标，牵头医院着力加强信息化建设，加强县乡医院的信息连接。两年来，以县医院为主，累计投入400多万元，统一建设了远程会诊、远程影像诊断、远程心电诊断、病理诊断、医学检验、消毒供应六大中心，依

河北省故城县紧密型医疗共同体的实践与探索

托现代信息化平台，让信息多跑路，让群众少跑腿，基层群众不出乡镇就能便捷享受县级医院的诊治服务。以远程心电诊断中心为例，在乡镇卫生院做心电图后，1分钟内可将图上传至县医院诊断中心，5分钟内中心将诊断结果传回打印，既准确又便捷。

（四）资源下沉，疑难上转，提高基层能力促进分级诊疗局面形成

落实分级诊疗，提升乡镇卫生院诊疗能力是关键，县级优质医疗资源向乡村下沉是途径。县卫健局协调各部门积极争取专项资金，向医共体建设倾斜，力争补齐乡镇卫生院诊疗设备短板，推进基层设备更新换代。三个牵头县级医院在设备调剂、技术培训、管理理念转变等各方面对乡镇卫生院进行全方位的帮扶、指导。医共体建立两年来，每个乡镇卫生院都有一名县级医院高年资医师常驻，每年一轮换；逢乡镇大集还应卫生院需求派遣不同学科的专家当日坐诊；乡、村医师轮流免费去县级医院进修学习；县级医院医师领衔家庭签约医师团队，使家庭签约服务技术力量更雄厚。目前县、乡、村三级医务人员已组建74个家庭医生签约团队，已签约7.3万户、服务22.5万人，签约服务覆盖率达45.2%，建档立卡贫困户签约覆盖率为100%。县级医院专家的长期坐诊、带教，使一些原本需要去县级医院的患者在乡镇即可就诊，同时也带动提高了基层卫生院的技术水平，为承接上级医院下转患者打牢基础。"小病不出村，一般疾病不出镇，疑难大病不出县"的局面初具雏形。

（五）总额预付，杠杆调控，转变经营理念规范诊疗行为

2018年3月份开始，县医保在对前三年医保基金使用情况细致核算分析后，留足一定比例的风险金、奖励基金、民营医院医保

金，剩余的分季度按医共体辖区人头计算打包预付到各医共体账户，明确"按季拨付，年底算账，结余留用，超支合理分担"的原则。此举能够发挥医保基金杠杆的调控作用，一是倒逼各医共体管理理念要转变。在对待医保基金的理念上，必须由过去多开展项目去赚钱向减少不必要的支出去节省转变，由过去关注疾病本身、治好病向关注生命全周期的健康转变，预防发病，推迟发病，减少大病。工作重心逐步转向预防。二是运行模式要改变。医保基金是医院的成本，必须规范医疗行为，科学合理降低医疗费用，实现少花钱看好病。

（六）细化标准，严格考核，保障基金定额下的医疗质量与效率

为防止出现片面压缩医保基金支出、降低医疗质量的问题，由县卫健局、医保局等部门牵头研究制定了医共体单位绩效考核办法，科学设定指标体系，建立严格的监督管理和考核评价机制。《故城县医共体考核细则》是涵盖了依法执业、医疗质量、护理质量、感染控制、药事管理、患者满意率、合理治疗监控指标等16大项、100分细致的考核体系，明确了奖励项目和违规骗保、传染病漏报等一票否决项，划分了达标分值、扣分分值，都与基金奖惩挂钩。县政府医共体领导小组每半年组织卫健、医保、财政等部门对各医共体进行监督检查和考核评价，严格落实奖惩，发现问题及时处理，防止了基金总额预付后有可能出现的医疗不到位问题。

（七）着眼预防，提前用力，多举措强化健康意识防控慢病

医共体建立的初衷与医共体医保基金总额预付制度的设计，无不在贯彻习总书记在党的十九大报告中关注全民健康的理念。县政府落实中央、省、市医改会议精神，出台具体措施，引导医共体牵

头医院医生团队走向基层开展预防和公共卫生工作，让群众不生病、少生病、晚生病。目前，县级医院下乡巡诊、义诊、宣教已成常态。2018年至今，医共体牵头医院已对全县142个贫困村开展了3轮巡诊、义诊工作，对396个非贫困村进行了2轮。此外还利用国际护士节活动周、全国义诊周、疾病日等各种机会下乡村去社区义诊、宣教，印制发放"健康素养66条""降压降糖常识""预防脑卒中黄金6小时"等各类宣传品，宣传了健康常识，强化了健康理念，增强了防病意识。今年，县医院医共体还进行了慢病管理试点。以三朗镇南镇村为试点，利用远程会诊的信息平台，由乡镇延伸至村，对该村10名高血压、糖尿病患者免费发放血压计、血糖仪，定时进行检测，检查结果通过手机自动传输到村医和县医院会诊中心。村医根据检查结果提示指导慢病治疗，对于疑难病症则由县医院调整治疗方案。

（八）体检筛查，早查早控，建立惠民体检中心强化健康管理意识

早检查、早发现、早诊断、早治疗，是预防疾病、减少治疗花费、提高愈后生活质量的有效手段，而且事半功倍。建设规范的专业体检中心，搭建筛查平台，是防病所必需的。故城县依托县医院的人才、装备、技术、管理优势，于2018年10月建设了现代化的体检管理中心，添置了高精尖设备，选派高年资医师，规划设置高中低档体检套餐，实施一站式惠民检查。综合分析检查结果，专家出具权威治疗意见或健康生活建议，永久保存健康档案，个人手机APP随时查阅，关注"故城健康体检"公众号后还会接收体检中心定时推送的健康信息，以最大优惠服务人民。2019年3月份还开展了免费的妇女检查项目。

（九）适应需求，拓展服务，试点建设多功能医养中心

结合脱贫攻坚工作实际，着眼提升健康扶贫水平，故城县依托医共体，由卫健与民政、医保等多部门结合，用足适应老龄社会的养老惠民政策，在适宜的乡镇卫生院积极探索创建医养中心，按照"有病治病、无病养老"的模式，为失能、半失能贫困孤寡老人提供照护服务。首选交通便利、基础设施完备、诊疗特色不明显的乡镇卫生院试点转型，建设成为以养为主、以医为辅的医养中心。目前，距县城15公里的三朗卫生院医养中心试点已经投入使用，设立养老病房12间，共20张床位，已收住全县13名五保贫困失能老人入住。每月县民政局给每位老人向医院拨付1450元，用于护工工资和老人伙食费。入住老人需治疗的，办住院手续报销。同时，设置100张床位、以医为主、以养为辅的县医院医养中心今年也列入县重点项目规划，目前正在加紧建设，入冬前将投用。

（十）培训技能，提高待遇，建设技术过硬数量充定的村医队伍

村卫生室是保障基层群众健康的桥头堡，乡村医生是搞好基层慢病防控和公共卫生工作的先锋官。近几年利用国家专项资金进行了标准化村卫生室建设，基础设施硬件基本达标，但村医人员素质、队伍稳定性亟待提高。故城县利用医共体平台，促进县乡医疗技术人才交流，通过"以县带乡、以大带小、以强带弱"，加大对乡、村医疗人才队伍的培训力度。同时谋划将村级卫生室全部纳入医共体，以政府购买服务的方式，将村医全部纳入统一管理，提高薪酬待遇，缴纳养老保险，打造一支能够适应群众卫生健康需求的村医队伍。

二、取得的成效

（一）县级医院层面：诊疗中心更强化，带动能力更突出

规范胸痛、卒中中心，推行慢病防控措施，县乡联防急慢分治更加高效。以故城县医院为例，医院建设了标准化的胸痛中心、卒中防治中心，2018 年均通过国家卫健委权威机构认证，在治疗心梗、急性心律失常、脑梗死等急性疾病上建立了一套快速反应机制，救治效率和成功率大幅提高。心梗患者从入院到溶栓的时间最快达到 15 分钟，脑梗发病 6 小时以内溶栓完全不留后遗症，社会效益非常显著。远程网络心电诊断中心，覆盖全县所有 21 个乡镇卫生院，自 2018 年 4 月建成后不仅为乡镇卫生院出具心电诊断报告，还以快速诊断机制和与胸痛中心联动，一年来已成功抢救患者 78 人次，其中心梗患者 56 人次，挽救了患者生命，受到群众的好评。

建立智慧诊疗平台，县域医疗中心形成，医疗信息上下联动更加密切。以远程会诊中心、远程影像诊断中心、远程心电诊断中心为代表的信息化建设完成后，群众在乡镇就医就能享受到县级医院的优质医疗服务，以信息化为媒介，补齐乡镇卫生院的辅助检查短板，发挥县医院的带动作用。截至 2019 年 5 月，通过远程会诊中心进行会诊 656 例；远程心电中心出具心电诊断报告 4.1 万份，其中诊断异常 1.2 万例、心律失常 8672 例、心梗 360 例、急性心梗 56 例；影像中心接收乡镇卫生院影像信息 1746 例，会诊 X 线、CT 片共计 2877 次。

（二）乡卫生院层面：服务能力大提升，诊疗水平更高超

通过县级医院大力扶持，乡镇诊疗水平得到了大幅提升，承接基层群众就诊能力获得质的飞跃。以前乡镇卫生院设备十分缺乏，无法承担一些常见病基本的诊查需要。医共体建立后，县级医院进行了设备调配，2017年以来为乡镇卫生院下拨各类设备共计投入500余万元。县级医院心电图、放射科、检验科等检查科室业务骨干经常去乡镇卫生院做操作指导、设备校准、结果质控，提高检查准确性，方便医联体内检查结果互认，达到县乡同质化医疗。2018年，3家县级医院共安排189名科室主任、业务骨干到乡镇卫生院坐诊，下乡诊治8342人次，手术360人次，开展适宜技术390次，多次举办业务讲座。至2019年5月底已开展培训600余次，参训人员达3100余人，接收乡镇进修人员23人次，培训乡村医生260余人次。县级医院职能科室主任经常下乡帮助乡镇卫生院进行各项业务流程标准化建设、医疗质量控制、院感防控、设备维护、财务管理等指导。同时还选拔了13名技术精湛、业务能力强的骨干医师到各乡镇卫生院定点帮扶，挂职副院长，协助院长抓好行政管理、业务提升工作。几项举措使乡镇卫生院得到了装备、检查、质控、技术、管理的同步提升，医疗服务能力获得质的飞跃。2018年21个乡镇卫生院全年门诊量比上年同期增长3万多人次，增长率为7.2%。

（三）村卫生室层面：县院乡医做支撑，慢病公卫更出色

慢病防控中，县级医院主治以上医师领衔家庭签约服务，团队中包括乡卫生院两名医师和一名村医，县政府拨付资金扶持村医去

河北省故城县紧密型医疗共同体的实践与探索

县级医院进行短期进修，提高了技能，加强了联系，有县级医院做后盾，乡卫生院做指导，村医在慢病防控和公共卫生工作中不仅理念得到更新、获取更多内容，同时更有方向，效果也更好。南镇村试点的高血压、糖尿病等慢性患者的指标监测，与村医、县医院会诊中心联网，让慢病防控更加精准、及时，效果显著。

（四）基层群众层面：基层首诊更放心，双向转诊更顺畅

随着医共体平台的搭建，县乡医院业务联系的日益密切，基层医院诊疗水平的提升，县级医院下乡坐诊帮扶的机制日益完善，群众到乡卫生院就诊的积极性得以调动，一般疾病先去乡镇卫生院的意识日渐强化，分级诊疗和上下转诊的效果日益显现。2018年实现乡镇卫生院上转1442人次，县级医院下转920人次，县乡医院均有专门科室和人员负责上下转诊的接洽，转诊非常顺畅。

（五）政府医保层面：总额预付严考核，医保基金更安全

医共体建立后实行的医保基金总额预付、医保对牵头医院进行定期考核、牵头医院对成员单位开展定期考核以及全员全程控费制度，使基金安全更有保障。结余分成，超支合理分担，倒逼医疗机构自主规范医疗行为，从源头上抓起，在环节过程中控制，避免了医保基金超支的风险。

2018年，全县各医共体百元收入药占比为29%，同比下降5.5%；每百元收入中耗材收入为25.9元，同比下降0.8元；百元收入的服务性收入占比为25%，同比上升1.9%；全县门诊次均费用175.9元，同比下降18.7元。2018年全县医保资金首次出现盈余，结余939.9万元。

（六）全民健康层面：预防观念入人心，全民防病更高效

在"预防大病降低成本，少生疾病共享健康；预防省钱见效快，治病费钱见效慢"的态化宣教下，县乡村一体管理，齐心防病意识更加强化。县级医院定期到乡村进行巡诊、义诊，健康科普经常入户，在县电视台开设"健康360"等节目，每周一期；在各类疾病日去街头、社区进行广泛宣传；季节传染病高发期，在电视台做科普讲座。注重手卫生、适龄儿童全部接种疫苗，使手足口病、秋季腹泻等疾病发病率明显下降。以县医院为例，2018年收住脑出血患者399人，比2017年的减少了20人；2018年儿科收住院5857人，比2017年减少了1530人，降低了20%。

三、困难和阻力

（一）乡镇卫生院基本医疗设备短缺

各乡镇卫生院发展不均衡，在必要的仪器设备配置上有较大的差距。2018年初，县医院医共体内16所乡镇卫生院仅有6所配备了CR（数字化X线摄影），其余如彩超、生化分析仪等设备大部分乡镇卫生院虽然有，但是新旧不一，功能参差不齐，甚至个别卫生院没有配备。许多必备检查做不了，辅助检查对上级医院依赖严重。

（二）村医队伍老化严重，后继乏人

由于体制原因，村医不是公职人员，不挣工资，没有退休，许

多村里甚至没有村医。有的人员不稳定，有的年老了无人接替。目前，全县538个村，有77个村没有卫生室，公共卫生、家庭签约、慢病防控工作只能依靠乡镇卫生院来做。全县共777名村医务工作者，其中有223名执业助理医师，没有执业医师。这些村医中，60岁以上的有320人，占33.3%；25～34岁的仅49人，占5%。从学历上看，最高为大专学历，共63人，仅占6.4%。村医队伍老龄化严重、学历低下的状况，反映出村医对年轻高知一代极度缺乏吸引力，村医队伍稳定性、可持续性差，已经到了急需解决的地步。

（三）医共体信息化建设滞后

医共体内部尤其是基层卫生院信息化建设缺乏统一规划，基础设施建设薄弱，"条块"分割、"孤岛"丛生，整体上还处于非常初级的阶段。无法实现区域卫生资源、信息资源和服务资源共享。县级医院虽然情况相对要好很多，但是信息化方面仍存在着不系统、不融合、版本低、升级困难等问题。医共体报送相关数据还需要通过传统的统计报表方式，效率十分低下。信息化水平低，远程诊疗无法进行，精细核算精准考核无法完成。

（四）医共体管理机制急需理顺

医共体属于新生事物，全国各地没有完全成熟的经验可以借鉴，故城县作为省级试点边探索边前进，两年的医共体实践中发现医共体运行管理机制很不健全，许多举措因机制体制原因没有进行或进行缓慢，运行时有阻碍。如医共体之间患者住院报销费用相互结算、医保中心与医共体之间结算、卫健局与医共体之间管理权限划分、牵头医院与成员单位之间管理权限划分、向外转诊的批准权限、异地报销基数比例设置等，既涉及人事管理、财务管理、相互结算、绩效考核、资金拨付等方面，也涉及医保中心、卫健局、财政局、人社局等各部门，需县政府统一领导，明确分工，合力推进。目前，存在卫健部门力度大、其他部门力度小的现象，县里双组长制没有完全发挥应有的作用，各有关科局还没有适应新要求，消极配合，在医改和医共体工作中主动性差。

四、经验与启示

围绕把国家这项医改的新举措落实好的目标，我们集思广益，勇于探索，力求努力为全省、全国提供可借鉴、易复制的医改经验。在推进医共体建设的过程中，形成了八点粗浅的认识和体会。

（一）凝聚为民共识是基础

没有全民的健康就没有全面的小康，推行医共体、促进分级诊疗，是建设小康社会的关键一环。提高政治站位、树牢以人民为中心的发展思想，是破除各相关部门本位主义、摒弃部门利益羁绊、深入统一思想、汇聚工作合力的思想基础。

（二）坚持群众主体是核心

医共体工作中必须突出群众的主体地位，尊重群众意愿、满足群众需求、方便群众就医、减轻群众负担，一切以人为本，切实维护和发展群众的健康权益。人民群众对美好生活的向往就是我们的工作目标，建设医共体等一切工作都要遵循这一原则，统筹规划，兴利除弊。

（三）加强顶层设计是先导

医共体是推进分级诊疗、解决群众看病难看病贵问题的载体。坚持问题导向，针对以往医疗资源分布不均导致扎堆看病的问题、基层群众看病不方便的问题、医保基金透支的问题、医疗行为不规范的问题、群众看病负担重的问题，全面衡量，通盘考虑，设计出清晰的路线图，制定切实可行的方案，是一切工作之先。

（四）高层强力推进是途径

医共体改革是医疗工作中的格局大变动，涉及工作流程、管理机制、部门利益等全面的变化，是责权利的重新划分。单靠卫健系统、政府各个平级部门之间的协商，永远无法解决这一矛盾，必须有区域内最高党政首脑思想重视、统筹协调、明确分工、严格督促和持之以恒的强力推进，才会见效和最终完成。

（五）实现深度整合是方向

只有从根本上突破体制壁垒，将与医院、医疗、医保等相关的管辖权充分整合，逐步实现人、财、物管理的行政职能深度整合，才能真正算是建设紧密型医共体。上下贯通，内外畅通，才能真正达到实现县域医疗卫生服务均等化的目标。

（六）完善利益激励是关键

创新利益分配机制，探索医共体内科学的考核激励奖惩机制，多劳多得，优劳优酬，公开公正，合理透明，深入调动激发医共体各成员单位和各级医务人员的积极性、主动性，是确保医共体健康运行和发展的关键所在。

（七）提升服务品质是保障

保证医疗质量，拓展服务职能，牵头医院发挥县域诊疗中心的业务指导和疑难大病救治作用；乡镇成员单位在保证常见病治疗和指导好村卫生室工作的基础上，要打造自己的特色，错位发展；村卫生室主要是公共卫生、家庭签约和慢病防控。明确职责，提升品质，实现医共体内资源利用集约化、服务功能差异化、社会效益最大化，是医共体健康可持续发展的重要保障。

（八）保证财政投入是必然

县域医共体着眼于县、乡、村医疗一体化，但县级医疗单位是差额拨款、乡镇卫生院是县财政全额拨款，村卫生室没有拨款。现在三者统一，必须得保证财政不能缺位，以前固定投入的财政资金仍然不能断供，还有县、乡、村三级医疗机构的基础设施、大型设备、学科建设需要投入；乡镇医务人员工资也需解决；村医要稳定队伍，也仍需加大投入。

五、努力方向

按照省、市要求，学习借鉴发达地区经验，结合本地特点，继续探索，进一步提高医共体水平。

（一）做大、做强县级牵头医院，增强医共体的带动能力

牵头医院自身发展的快慢与好坏，直接影响到医共体的建设。故城县三个县级医院在全市同级同类医院中都是名列前茅，故城县

也因此提出打造卫生医疗区域品牌的目标。县级医院利用京津冀一体化的契机积极承接京津优质资源，以创建三甲医院、全国中医药强县、妇幼工作强县为目标，提升管理水平。借势引进优秀人才和智力，借力培育特色专科，借智培训队伍，全面提高县级医院医疗技术水平，全力打造区域品牌，提升牵头医院的带动能力。

（二）加大向乡镇、村级延伸力度

在进一步做深、做实县级公立医院与乡镇卫生院紧密结合型医共体的同时，力争在总结村级试点经验的基础上，尽快将全县村级卫生室全部纳入医共体范围，全面推动医疗优质资源和诊疗下沉。重点是加大投入，实现村医政府购买服务全覆盖，建设一支素质高、人员稳定的村医队伍，主要做好家庭签约、公共卫生、慢病防控工作，兜牢医共体网底。

（三）加大服务创新力度

进一步拓展推广医共体医养中心建设，全面提高贫困孤寡老人供养医疗和救助水平；固化下乡巡诊、义诊机制；宣教健康常识，筛查早期疾病，探索慢病防控，只要是有利于全民健康的都要试行。

（四）进一步理顺政府各部门之间的权责关系

该放权的放权，该承接的承接，打破壁垒，建立起高效的服务体系。另外，作为省、市试点县，应在政策上进一步放宽，比如将村医纳入编制、县乡人才自由流动、县级医院人才自主招聘、编内编外同工同酬及退休待遇一致等。既然是试点就要允许大胆闯大胆试，围绕全民健康这个核心，不能与非试点一样统的死死的。

（五）加大财政资金投入力度

努力克服财政困难，增置和更新医疗设施设备，加大信息化建设力度，不断提高均等化服务水平，促进医共体发展壮大。

（作者为河北省故城县医院院长）

河北省故城县紧密型医疗共同体的实践与探索

新医改以来我国医保制度改革现状与展望

褚福灵

自 20 世纪 90 年代探索建立城镇职工基本医疗保险制度以来，尤其是 2009 年新一轮医药卫生体制改革以来，我国医疗保障事业取得了巨大成就，也面临诸多问题与挑战。应当审时度势，破立并举，深化改革，构建更高质量、更有效率、更可持续的医疗保障体系。

一、我国医疗保障制度改革历程

随着社会主义市场经济体制的建立，我国逐步改革公费医疗、劳保医疗制度，建立了以基本医疗保险为主体的医疗保障体系。从 20 世纪 90 年代探索建立职工基本医疗保险制度算起，我国医疗保障制度改革经历了以下历程。

（一）探索建立城镇职工基本医疗保险制度时期（1994—2003年）

1994年4月14日，国家体改委、劳动部、卫生部、财政部联合印发《关于职工医疗保险制度改革的试点意见》（体改分〔1994〕51号），并选取江苏省镇江市、江西省九江市进行试点，探索建立职工基本医疗保险制度。

1996年5月5日，《关于职工医疗保障制度改革扩大试点的意见》（国办发〔1996〕16号）发布，试点范围从"两江"扩大到全国40多个城市。

1998年12月14日，《国务院关于建立城镇职工基本医疗保险制度的决定》（国发〔1998〕44号，以下简称"44号文件"）出台，标志着实施了40多年的公费、劳保医疗制度成为历史。

1999年6月30日，《关于印发城镇职工基本医疗保险诊疗项目管理、医疗服务设施范围和支付标准意见的通知》（劳社部发〔1999〕22号）发布，在基本医疗保险诊疗项目与服务设施利用与支付方面提出了统一规范。

随着国发"44号文件"的出台，全国各省份陆续建立了职工基本医疗保险制度，推进了我国由单位医疗保障走向社会医疗保障的历史性转型。

（二）建立全民医疗保障制度时期（2003—2016年）

2003年1月16日，《关于建立新型农村合作医疗制度意见的通知》（国办发〔2003〕3号）出台，医疗保险制度由覆盖职工扩大到覆盖农村居民。

2003年11月18日，民政部等部委联合下发《关于实施农村医疗救助的意见》（民发〔2003〕158 号），建立了面向农村居民的社会医疗救助制度。

2007 年 3 月 28 日，《国务院关于开展城镇居民基本医疗保险试点的指导意见》（国发〔2007〕20 号）出台，在试点的基础上，城镇居民基本医疗保险逐步覆盖了全体城镇非从业居民。

2009 年 3 月 17 日，《中共中央国务院关于深化医药卫生体制改革的意见》（中发〔2009〕6 号）发布，提出了建设覆盖城乡居民的公共卫生服务体系、医疗服务体系、医疗保障体系、药品供应保障体系的改革框架。

2010 年 10 月 28 日，《中华人民共和国社会保险法》出台，标志着包括医疗保险在内的社会保险制度从试验阶段走向法治阶段。

2012 年 8 月 24 日，国家 6 部委联合发布《关于开展城乡居民大病保险工作的指导意见》（发改社会〔2012〕2605 号），进一步减轻了城乡居民的大病负担。

2015 年 4 月 21 日，《国务院办公厅转发民政部等部门关于进一步完善医疗救助制度全面开展重特大疾病医疗救助工作意见的通知》（国办发〔2015〕30 号）发布，进一步完善了重特大疾病的医疗救助制度。

2016 年 1 月 3 日，《国务院关于整合城乡居民基本医疗保险制度的意见》（国发〔2016〕3 号）出台，实现了城镇居民基本医疗保险制度与新型农村合作医疗制度的整合，提高了制度的规模效应。

2016 年，人社部办公厅出台《关于开展长期护理保险制度试点的指导意见》（人社厅发〔2016〕80 号），决定在部分城市启动试点，实现了医疗保障向长期护理保险制度的拓展。

至此，我国"职工＋居民"的全民医疗保障制度基本建立，基本形成了以基本医疗保险为主体、其他多种形式补充保险为补充、社会医疗救助托底的全民医疗保障格局。

（三）全面建成中国特色医疗保障体系时期（2017 年至今）

2017 年，党的十九大报告提出，按照兜底线、织密网、建机制的要求，全面建成覆盖全民、城乡统筹、权责清晰、保障适度、可持续的多层次社会保障体系。以党的十九大报告精神为指导，中国进入全面建成中国特色医疗保障体系的新时期。

2017 年 6 月 20 日，《国务院办公厅关于进一步深化基本医疗保险支付方式改革的指导意见》（国办发〔2017〕55 号）发布，为更好地保障参保人员权益、规范医疗服务行为、控制医药费用不合理增长提供了制度保障。

2018 年 3 月 13 日，根据党中央《关于深化党和国家机构改革的决定》，国务院机构改革方案出台，决定组建国家医疗保障局，开启了医保改革新征程。

2019 年 3 月 6 日，发布《国务院办公厅关于全面推进生育保险和职工基本医疗保险合并实施的意见》（国办发〔2019〕10 号），为强化基金共济能力、提升管理综合效能、降低管理运行成本、实现两项保险长期稳定可持续发展创造了条件。

二、我国医疗保障体系建设成效巨大

自 1998 年 12 月 14 日发布《国务院关于建立城镇职工基本医疗保险制度的决定》（国发〔1998〕44 号）以来，尤其是 2009 年 3 月 17 日发布《中共中央国务院关于深化医药卫生体制改革的意见》

（中发〔2009〕6号）以来，我国医疗保障制度逐步健全，医疗保障覆盖面逐步扩大，取得了巨大成就。

（一）实现基本医疗保障制度全民覆盖

建立了覆盖职工和城乡居民的基本医疗保险制度框架，建立了贫弱群体由政府资助缴费以及重特大疾病的医疗救助制度，在制度上基本实现了"应保尽保"。

1. 建立了社会统筹与个人账户相结合的职工基本医疗保险制度 根据《中华人民共和国社会保险法》："职工应当参加职工基本医疗保险，由用人单位和职工按照国家规定共同缴纳基本医疗保险费。无雇工的个体工商户、未在用人单位参加职工基本医疗保险的非全日制从业人员以及其他灵活就业人员可以参加职工基本医疗保险，由个人按照国家规定缴纳基本医疗保险费和享有职工基本医疗保险待遇。"

2. 建立了政府补贴与个人缴费相结合的城乡居民基本医疗保险制度 根据《国务院关于整合城乡居民基本医疗保险制度的意见》（国发〔2016〕3号），城乡居民医保制度覆盖除职工基本医疗保险应参保人员以外的其他所有城乡居民。

3. 建立了重特大疾病救助制度 2015年4月21日发布的《国务院办公厅转发民政部等部门关于进一步完善医疗救助制度全面开展重特大疾病医疗救助工作意见的通知》（国办发〔2015〕30号）规定："最低生活保障家庭成员和特困供养人员是医疗救助的重点对象，并逐步将低收入家庭的老年人、未成年人、重度残疾人和重病患者等困难群众以及县级以上人民政府规定的其他特殊困难人员纳入救助范围。对重点救助对象参加城镇居民基本医疗保险或新型农村合作医疗的个人缴费部分进行补贴，对特困供养人员给予全额资助，对最低生活保障家庭成员给予定额资助，保障其获得基本医疗保险服务。"

（二）实现医疗保障运行广泛覆盖

2010 年以来我国基本医疗保险参保（合）率基本稳定在 95% 以上，实现了基本医疗保障运行广覆盖。根据 2009 年以来的统计数据显示，多数年份的参保（合）率在 90% 以上，表明基本医疗保险（包括职工基本医疗保险与城乡居民医疗保险）实现了广覆盖，但 2013 年和 2016 年的数据出现异常。2013 年全国的基本医疗保险参保（合）率超过了 100%，表明城乡分割的医疗保险制度存在重复统计问题。2016 年的基本医疗保险参保（合）率为 74%，出现显著下降，可能与 2016 年城乡居民基本医疗保险制度整合中的数据报送中断、报送不及时或报送不准确有关，也可能与参保（合）落实工作不到位有关。

2018 年的基本医疗保险参保（合）覆盖率在 95% 以上。根据 2018 年的统计数据，基本医疗保险参保人数约为 13.5 亿人，参保（合）覆盖率在 95% 以上。其中参加职工基本医疗保险人数约为 3.2 亿人，比上年末增长 4.5%；参加城乡居民基本医疗保险人数约为 9 亿人，比上年末增长 2.7%；参加新型农村合作医疗人数约为 1.3 亿人。职工基本医疗保险参保人员中，在职职工为 2.3 亿人，退休人员 8373 万人，分别比上年末增加 1012 万人和 339 万人。以上数据表明，我国基本医疗保险基本做到了"应保尽保"，取得了巨大成就。

（三）初步构建了多层次医疗保障体系

我国建立了公务员医疗补助制度和职工大额医药费用补充医疗

保险制度。《国务院关于建立城镇职工基本医疗保险制度的决定》（国发〔1998〕44号）规定："国家公务员在参加基本医疗保险的基础上，享受医疗补助政策；允许建立企业补充医疗保险，企业补充医疗保险费在工资总额4%以内的部分，从职工福利费中列支。"

我国建立了城乡居民大病保险制度。《关于开展城乡居民大病保险工作的指导意见》（发改社会〔2012〕2605号）规定："大病保险主要在参保（合）人患大病发生高额医药费用的情况下，对城镇居民医保、新农合补偿后需个人负担的合规医药费用给予保障；高额医药费用，以个人年度累计负担的合规医药费用超过当地统计部门公布的上一年度城镇居民年人均可支配收入、农村居民年人均纯收入为判定标准；各地也可以从个人负担较重的疾病病种起步开展大病保险，大病保险对超出规定标准的高额医药费用的实际支付比例不低于50%。"

（四）实现基本医疗保险基金总体平稳运行

基本医疗保险基金结余基本保持在合理区间。根据人力资源和社会保障部《关于进一步加强基本医疗保险基金管理的指导意见》（人社部发〔2009〕67号）规定："基本医疗保险统筹基金累计结余原则上应控制在6～9个月平均支付水平，职工基本医疗保险统筹基金累计结余超过15个月平均支付水平的，为结余过多状态，累计结余低于3个月平均支付水平的，为结余不足状态。"根据近10年的统计数据显示，职工基本医疗保险基金的平均累计结余系数在1.5年左右（1.5年=1.5×12=18个月），居民基本医疗保险基金的平均累计结余系数在0.35年左右（0.35年=0.35×12=4.2个月）。分析认为，职工基本医疗保险基金结余金额在高位运行（近10年的历年基金结余系数为17～21个月），基金比较充裕，可持续性较强。城乡居民基本医疗保险基金结余在中位运行（近10年的历年基金结余系数为2~8个月），基金结余总体适中。

（五）社会保障成就得到国际社会认同

2016年11月14—18日，国际社会保障协会在第32届全球大会上，将"国际社会保障协会社会保障杰出成就奖"授予中华人民共和国政府，以表彰中国近年来在扩大社会保障覆盖面（包括医疗保险）工作中取得的卓越成就。

国际社会保障协会对中国政府的评语是："在过去的10年里，中国凭借强有力的政治承诺和诸多重大管理创新，在社会保障扩面工作方面取得了举世无双的成就。这个过程的特点不仅仅体现在中国人民的社会保障水平显著提升，而且还体现在连续性的采用不同类型的（社会保障）计划和分阶段按部就班推进的举措，使成就得以持续，并使之适应不断演变的需求和重点工作。"

三、我国医疗保障制度存在的主要问题

尽管我国医疗保障制度建设取得巨大成效，但同党的十九大报告提出的全面建成覆盖全民、城乡统筹、权责清晰、保障适度、可持续、多层次社会保障体系的总体要求还存在较大差距，同建成更高质量、更有效率的医疗保障治理体系的要求还存在较大差距，同切实解决看病难、看病贵的目标要求还存在较大差距。

（一）重特大疾病的医疗保障问题尚未得到有效解决

1. 重特大疾病的概念存在医学和经济学两种解释　医学上以病

种为划分标准，将恶性肿瘤等对人体健康损害相对严重的疾病认定为重特大疾病；经济学上以医药费用为划分标准，当患病后的医药费用超过患者的经济承受能力，进而严重影响患者及家庭的正常生活时，即可认定为重特大疾病。综合以上解释，当出现某些特定病种或者花费的医药费用超过某一标准时，均认定为发生了重特大疾病。

2. 我国现行的医疗保障制度尚难以有效化解重特大疾病的医药费用支付风险　不论我国的职工基本医疗保险制度，还是城乡居民基本医疗保险制度，不同统筹地区对医药费用的支付均设立了起付线与封顶线。比如有些地区规定住院起付线为 2000 元，这 2000 元需要由个人自付，超过 2000 元部分由医疗保险基金按比例报销；还有些地区规定，年度内基本医疗保险医药费用报销的最高限额为 30 万元，超过 30 万元以上的医药费用将由个人支付。同时，我国基本医疗保险规定了一定比例的自付费用，比如规定三级住院目录内的医药费用报销 80%，自付 20% 等。我国对医疗保险药品目录、诊疗项目目录与服务设施项目目录也均作了规定，目录内的项目按规定比例报销，目录以外的项目由个人自付。分析表明，在现行医疗保险制度框架下，个人需要自付的医药费用包括起付线、封顶线以上部分、按比例自付的医药费用以及目录外自负的医药费用。

3. 我国现行的各类补充医疗保险制度难以给予充分的医药费用补偿　包括城乡居民大病保险、职工大额医药费用互助、企业补充医疗保险、公务员医疗补助在内的各类补充医疗保险，往往是对目录内医药费用的补偿（目录外的不补偿），或者是对所发生医药费用的限额补偿（如补充报销的额度为 10 万元等），导致重特大疾病患者的医药费用仍然难以充分补偿，使重特大疾病患者面临灾难性医疗支出与因病致贫的风险。

4. 我国现行的医疗救助制度在化解重特大疾病医药费负担方面的作用有很大局限性　现行医疗救助的对象十分有限，往往限定在特困人员和低保家庭。同时，医疗救助的额度也有一定限制，如对于符合条件的家庭统给予 3 万元的救助等。虽然医疗救助可以在一定程度上缓解贫困家庭医药费用支付的困境，但对于重特大疾病患者而言，有限额度的救助往往杯水车薪。当然，还有慈善捐助、社会互助等举措，但这些办法是否有效，具有一定的不确定性，有时往往难以真正发挥作用。

综上，我国重特大疾病保障制度并未有效建立，这是导致看病难、看病贵问题依然为社会广泛关注的重要原因。

（二）基本医疗保障制度体系有待完善

尽管我国建立职工基本医疗保险、城乡居民基本医疗保险、医疗救助等制度，构建了基本医疗保障体系的基本框架，但同满足人口流动化、就业形式多样化的要求相比，还存在较大差距。尤其在灵活就业人员参加基本医疗保险、病假工资、关停并转企业职工医保待遇、职工基本医疗保险缴费年限认定等方面，全国缺少统一规定，各地做法不同，出现攀比与矛盾，影响了社会和谐稳定。

1. 灵活就业人员参加职工基本医疗保险办法不统一　尽管 2003 年 5 月 26 日劳动和社会保障部办公厅发布了《关于城镇灵活就业人员参加基本医疗保险的指导意见》（劳社厅发〔2003〕10 号），但各地执行存在明显不同。有些地区为灵活就业人员建立基本医疗保险个人账户，有些地区只建立基本医疗保险统筹基金，导致基本医疗保险缴费年限衔接存在困难。

2. 基于户籍的城乡居民基本医疗保险参保办法不适应流动人口需要　尽管城乡居民基本医疗保险从制度上覆盖全体居民，国家也出台了异地就医结算办法，但由于该制度往往按户籍人口进行覆盖，使流动人员在居住地就医存在诸多不便，降低人民群众的获取医疗服务的获得感。

3. 病假工资的规定不够统一规范　尽管《中华人民共和国劳动保险条例》对病假工资做出了规定，1994 年 12 月 1 日，发布了《劳动部关于发布企业职工患病或非因工负伤医疗期规定的通知》（劳部发〔1994〕479 号），并且广东、上海、浙江等地出台了实施办法，但各地规定有明显差距，引致攀比与社会不和谐。应当提高立法层次，进一步统一规范病假工资规定，切实保障病患职工的病假权益。

4. "关停并转"企业职工医保待遇规定需要完善　在企业转型升级过程中，一些濒临破产企业无力缴费，职工医保待遇中断，鉴于仍为职工身份无法参加居民医保，导致职工的基本医疗保险待遇得不到相应保障，需要采取措施加以应对。

（三）医药费用保障水平总体偏低

医药费用保障水平是指医药费用报销水平和医保基金补偿水平的总称。医疗保障主要解决医疗服务的资金保障问题，主要通过保险等方式化解病患的医药费用支付困难。因此，为医药费用提供资金保障是医疗保障的基本功能。分析认为，我国存在医药费用实际报销率、医保基金补偿水平总体偏低的问题。

1. 我国医药费用实际报销水平总体偏低　医药费用实际报销水平是指有医疗保险基金支付的医疗费用占总医疗费用的比率。医药费用的实际报销率不同于制度规定的报销率。我国职工基本医疗保险和居民基本医疗保险在报销住院医药费用方面均规定了报销比例，比如报销住院医药费用的 80% 等，该报销率称为制度报销率，是指政策范围内的报销率（即医药费用开支在规定的药品目录、诊疗目录、服务项目目录范围内，且在封顶线内）。由于受封顶线、药品目录等因素影响，医药费用的实际报销率会明显下降（如报销率不再是制度规定的80%，因为住院期间要用一些目录外的自费药等，医药费用实际报销率可能仅为60%），与制度报销率之间存在一定差距。根据2009—2017年的统计分析数据显示，基本医疗保险医药费用实际总体报销率均值在50%左右（职工基本医疗保险与居民基本医疗保险一并测算），职工基本医疗保险医药费用实际报销率均值在62%左右，城乡居民基本医疗保险医药费用实际报销率均值在33%左右。分析认为，医药费用的实际报销率总体偏低，与制度规定的报销率之间有较大差距，需要采取措施提高医药费用实际报销率，以便有效缓解重大疾病患者的医药费用负担。

2. 基本医疗保险基金补偿率有待提高　基本医疗保险基金补偿率是指当年的基本医疗保险基金支出占当年基本医疗保险基金收入的比率。用公式表示：基本医疗保险基金补偿率＝当年基本医疗保险基金支出/当年基本医疗保险基金收入×100%。按照国际经验，医疗保险基金补偿率应当在85%以上，并确保基金的结余在合理区间。测算表明，我国职工基本医疗保险基金补偿率在80%左右，总体偏低，可以适当提高；城乡居民基本医疗保险基金（包括新农合）补偿率有一定波动，平均在90%左右，总体可行。

（四）基本医疗保险筹资机制需要完善

1. 基本医疗保险缴费是医疗保障基金的主要来源　要实现一定的医疗保障水平，必须有相应的筹资水平。我国职工基本医疗保险总体筹资水平相对较高，但一些地区将过多的统筹基金划入到个人账户，导致统筹基金支付能力减弱。我国城乡居民基本医疗保险筹资水平总体偏低，这也是导致居民医药费用报销率偏低的重要原因。当前，职工基本医疗保险是按工资的一定比例筹资，具有相应的筹资增长机制，确保了一定的医保待遇水平。但居民基本医疗保险是定额筹资，虽然每年的筹资额度也有所提高，却缺少客观的筹资增长机制。城乡居民基本医疗保险应当由定额筹资过渡到定比筹资，与职工基本医疗保险一样按工资的一定比例筹资，随收入水平的提高，逐步提高居民个人的筹资比例，把国家的筹资水平控制在总筹资金额的50%～60%，使居民基本医疗保险逐步回归到保险属性，形成国家与个人之间合理的筹资分担机制。

2. 职工基本医疗保险缴费与居民基本医疗保险缴费存在较大差距　数据表明，职工基本医疗保险的缴费率大致为城乡居民基本医疗保险缴费率的 10 倍。当然，我国职工基本医疗保险是权益积累制，在职期间缴纳基本医疗保险费，退休后达到规定缴费年限不再缴纳基本医疗保险费并享受基本医疗保险待遇，因此在职期间设定相对较高的缴费费率具有一定的合理性。我国居民基本医疗保险是终生缴费制度，即期缴费即期享受待遇，因此缴费费率相对偏低也具有一定的合理性。但职工基本医疗保险与居民基本医疗保险费率均要按照以收定支、适度保障原则合理确定，不能过高或过低。

3. 过低的居民基本医疗保险缴费可能会虹吸职工参保人员　由于我国发展不平衡问题突出，职工与居民之间的收入差距较大，职工基本医疗保险与居民基本医疗保险这两个制度可能长期并存。当居民基本医疗保险的个人缴费过低，而医疗待遇相对不低的情况下，职工参保人员（尤其是灵活就业人员）可能会放弃参加职工基本医疗保险而参加居民基本医疗保险，这可能会对职工基本医疗保险制度的可持续性带来冲击。因此，需要进一步完善职工基本医疗保险与居民基本医疗保险筹资机制，协调好二者本医疗保险缴费水平与待遇水平，实现基本医疗保险长期持续健康发展。

（五）居民基本医疗保险基金结存不平衡问题比较突出

尽管全国范围内基本医疗保险基金有一定结存，可持续能力较强，但各国省份之间的居民基本医疗保险基金结存不平衡问题仍然突出。

根据2015—2017年的统计数据，全国有两个省份的居民基本医疗保险基金累计结余为赤字，分别是西藏和青海。同时，上海的居民基本医疗保险基金累计结存低于3个月，浙江居民基本医疗保险基金累计结存在3个月左右，处于基金亏空的边缘。2017年居民基本医疗保险基金结存超过15个月的省份只有8个，其余省份的居民基本医疗保险基金结存在3~15个月。根据2015—2017年的统计数据显示，上海、山东、西藏、山西、青海、宁夏的城乡居民医疗保险基金出现当年收不抵支的情形，居民基本医疗保险基金的收支形势并不乐观。

综上分析表明，全国城乡居民基本医疗保险基金收支存在结余，但各省份基金收支存在失衡问题。

四、我国医疗保障制度改革展望

在中国特色社会主义进入新时代的背景下，在社会主要矛盾转为人民日益增长的美好生活需要与不平衡不充分发展之间矛盾的新的历史时期，应顺应人民由温饱型的基本生活需要转向小康型的高质量生活需要的历史趋势，实现医疗保障事业由提供基本保障向提供更高质量保障的历史转型，努力构建更高质量、更有效率、更可持续的中国特色医疗保障体系，奋力推进医疗保障事业现代化，确保人民群众对医疗保障有更强的获得感、幸福感与安全感。

（一）健康为本，防病为先，建成防治并举的重特大疾病保障体系

1. 防范与化解重特大疾病风险是医疗保障的基本功能　尽管我国已经建立了覆盖职工和居民的基本医疗保险制度，建立了针对困难群体的医疗救助制度，建立了针对部分群体的补充医疗保险制度，使绝大多数医疗风险得到化解，但仍有因病致贫、因病返贫现象出现，甚至出现"卖血治病"等传闻，影响了医保制度的公信力，也影响了社会的和谐稳定。

2. 以健康为导向从源头上化解重特大疾病风险　根据近20年的甲乙类法定报告传染病发病率和死亡率统计，发病率从1998年的204.4/10万上升到2017年的222.1/10万，死亡率从1998年的0.4/10万上升到2017年的1.4/10万，总体呈现上升趋势，防范重特大疾病的情势不容乐观。应将防控重特大疾病风险的关口前移，采取"疫病预防、妇幼保健、环境改善、提高食品药品质量、健康体检、全民健身、健康生活"等综合措施，为防控与化解重特大疾病风险创造条件。

3. 由医保基金"支付医疗费用封顶"到参保人"自负医疗费用封顶"，发挥基本医疗保险保大病的主体作用　基本医疗保险的"保基本"应当是"保生存、保大病"，通过报销较大比例的住院费用与大额门诊费用，有效化解参保人的医疗支出风险。保障生命的延续所需要的医药费用因人因病而异，不应当确定一个基本的费用额度作为保基本的标准。建议改革现行城镇职工基本医疗保险和城乡居民基本医疗保险制度，取消其中有关统筹基金最高支付限额的

规定。可以考虑根据家庭的不同收入水平，设定不同水平的个人自付医疗费最高限额（家庭收入水平高的个人自负医药费用限额相对较高），即按照年度计算，政策规定范围内的个人自付医药费用超过本人或家庭可支配收入的一定比例后，医药费用由统筹基金全额支付。

4. 建立重特大疾病专项补充保险基金，为罕见病等重特大疾病的医疗费用补偿提供专门保障　在基本医疗保险提供自负医疗费用封顶保障的基础上，可以使绝大部分灾难性医疗费用支出风险得以化解。但由于基本医疗保险是对政策范围内个人自负医疗费用的封顶，目录外的费用由个人承担，仍然可能致使个别罕见病等重特大疾病患者陷入因病致贫的困境。为此，建议整合现存的城乡居民大病保险、职工大额医疗费用互助、企业补充医疗保险等各类补充医疗保险制度，建立全国统一的重特大疾病补充保险基金。该补充保险作为基本医疗保险的附加险种，原则上自愿参加，参保（合）人、单位、政府分摊缴费，形成全国性专项保险基金，由非营利的保险机构提供经办服务，为罕见病等重特大疾病的医疗费用提供相应补偿。

通过以上综合改革，力求形成健康至上、防病为先、政府市场分责、多层次的重特大疾病保障的制度性安排与运行机制。

（二）完善立法，优化制度，建成全覆盖的医疗保障体系

医疗保障是重大民生工程，应当完善立法，优化"职工＋居民"制度的顶层设计，建成覆盖全民、覆盖各类医疗风险、覆盖各生命周期医疗风险的医疗保障体系。

1. 完善医疗保障立法，优化"职工＋居民"的基本医疗保障制度框架设计　由于我国基本医疗保险实行地区性统筹等原因，存在

制度不统一、立法层次偏低等问题，需要采取有效措施加以解决。在明确改革思路和总结实践经验的基础上，提高立法层级，尽快出台医疗保障条例，为医疗保障事业更高质量、更可持续发展奠定法律与制度基础。

2. 改革现行职工基本医疗保险制度，建议实行门诊大额医疗费用统筹制度　按照现行规定，职工基本医疗保险个人账户由个人缴费与统筹基金划拨构成，主要用来支付门诊等自费费用，并实行封闭管理。由于一些地区职工基本医疗保险个人账户实行通道式管理等原因（通道式管理是指把个人账户积累用尽后才由统筹基金报销医药费用），用个人账户基金在药店购买日用品等现象时常发生，这一方面增大了监控管理成本，另一方面老百姓对这种管理办法也颇有微词。既然个人账户是用来看门诊的，就没有必要过度监管，应当交由参保人自主支配。北京地区在 2001 年建立基本医疗保险制度之初，按照参保人能自我管理的政府就放手的原则，没有实行个人账户封闭管理，而是将个人账户发到个人手中用来支付一般门诊费用，并同时建立了大额门诊费用统筹制度（当门诊费用超过一定额度时由统筹基金支付）。于是形成了"一般门诊费用由个人账户支付，大额门诊费用统筹基金支付"的运行模式，并取得了成功。建议借鉴北京地区做法，在适当调整统筹基金向个人账户划拨比例的基础上（按现行规定，统筹基金划入个人账户的比例为 30% 左右，在放开个人账户的情况下，该比例可通过测算适当下调），放开基本医疗保险个人账户，实行"一般门诊费用个人账户支付，大额门诊费用统筹基金支付"的新型统账结合的制度模式，为实现职工基本医疗保险更高质量、更有效率发展奠定制度基础。

3. 改革城乡居民基本医疗保险制度，由定额缴费向定比缴费转变，形成缴费的稳定增长机制　我国城乡居民基本医疗保险的定额缴费制度，缺少统一规范的筹资增长机制。当前，已经有若干省份城乡居民基本医疗保险基金收不抵支，应当与筹资增长力度不够有关。应当在充分考虑居民收入水平与财政负担能力的基础上，以各省平均工资为基数，制定居民基本医疗保险缴费费率，从而形成城乡居民基本医疗保险缴费的适度增长机制，进而为提高居民基本医疗保险待遇水平创造条件。

4. 实现医疗保障由户籍覆盖到居住覆盖，确保医疗保障的全民覆盖　在制度设计之初，城乡居民基本医疗保险按户籍参保具有一定合理性，但随着人口流动规模的加大，基于户籍的参保规定影响了人民群众的便捷就医。医疗保障是公共产品，是基本公共服务的重要组成部分，应与时俱进，改革现行城乡居民基本医疗保险以户籍人口为参保对象的规定，同时完善财政预算体制机制，建立起面向常住居民提供基本医疗保障的制度体系。

5. 实现医疗保障由申请覆盖到自动覆盖，确保医疗保障的全生命周期覆盖　城乡居民基本医疗保险在制度建立之初实行自愿参加具有一定必要性，但随着全民医保制度的普遍建立，应当实现城乡居民医疗保险由申请参保到自动参保的转变。在自动参保下，如果居民没有声明不参保，或者没有被职工基本医疗保险所覆盖，将自动纳入参保范围，不用再专门申请。通过自动参保，可以实现全生命周期保障，尤其是有利于覆盖所有的新生婴儿参保，进而有效化解新生婴儿的疾病风险。

6. 实现医疗保障由服务覆盖到现金覆盖，确保医疗保障的全风险覆盖　我国现行的医疗保障制度改革，很大程度上局限在医疗服务供给与医药费用报销上，或者说，解决的仅仅是"实物"待遇问题，没有或者很少顾及以"病假工资"为代表的"现金"待遇问题。根据国际劳工组织 1952 年发布的《社会保障最低标准公约 102

号》以及 1969 年发布的《医疗与疾病待遇公约 130 号》，疾病患者面临治疗费用与收入损失两大风险，医疗保障应当包括医疗服务保障与现金收入保障（即病假工资）两方面的内容。根据以上公约规定，提供的现金保障标准为：支付定期待遇，待遇标准至少为参照工资的 60%；当受益人死亡时，包括丧葬费待遇。《中华人民共和国劳动保险条例》以及有关政府文件，对病假工资进行了规定，但总体来看这些规定原则性较强，需要进一步完善与细化。建议全方位推进医疗保障制度改革，实现职工医疗服务保障与病假工资保障并重，以确保患病职工得到相应的现金收入保障。

（三）加强管理，提质控费，建成更高质量、更有效率、更可持续的医疗保障体系

"三分制度，七分管理"。应当强化管理，提质控费，把有限的医保基金用到刀刃上，实现医疗保障事业更高质量、更有效率、更可持续发展。

1. 由按数量付费到按价值付费，抑制医疗资源浪费，实现基本医疗保险基金高质量运转　衡量医疗保障事业高质量发展有不同的维度，但应当主要体现在医保基金所购买的医疗服务物有所值上。如果医疗机构和医师提供的医疗服务好、价值高，医保基金就给予较高额度支付；如果医疗机构和医师提供的医疗服务不好、价值低或没有价值，医保基金就给予较低额度支付或者予以拒付。由此形成医疗服务好、医保基金多支付，医疗服务不好、医保基金少支付或不支付的运行机制，把有限的医保基金花到刀刃上，进而实现医保事业的高质量发展。医疗服务的优劣或者说医疗服务价值是高还是低，可以通过对医疗服务的数量质量和医师的医疗行为进行量化评估加以实现。因此，应当深化医保支付制度改革，建立健全医保

支付标准，完善药品招标采购制度，有效抑制医疗资源浪费，确保医保基金购买的医疗服务物有所值。

2. 由注重结存基金向注重用好基金转变，确保医疗保险基金安全高效运转 基本医疗保险基金是补偿医药费用的基金，是老百姓的救命钱，必须加强监督，确保安全。要加强对医疗保险基金使用的监督评估，开展医保智能监控工作，打击各类骗保行为，防止截留挪用医保基金，确保医保基金专款专用。基本医疗保险基金是现收现付性质的基金，不应当有过多的基金结余。在确保合理结余的基础上（结余 3～9 个月为正常），要把当年基金收入的 90% 以上用到医药费用补偿上，确保用足用好基金，提高医保基金使用效率。

3. 实现医疗保险由个人参保到家庭参保，提高医保基金征缴效率 我国职工参加基本医疗保险的人数大概有 3 亿，居民参加基本医疗保险的人数大概为 10 亿，职工以单位作为参保单元，居民以个人作为参保单元。由于居民人数众多，每年对参保个人征收 100～200 元不等的基本医疗保险缴费，往往需要较高的工作成本。鉴于每一个居民往往是职工家庭的一员，可以通过打通职工基本医疗保险与居民基本医疗保险缴费渠道，由职工为家属代缴基本医疗保险费。通过实现居民基本医疗保险由个人参保缴费向家庭参保缴费转变，可以提高规模效应，确保居民基本医疗保险筹资的稳定。

确保按时足额筹措医疗保障基金，为医疗保障事业可持续发展奠定物质基础。依法缴纳基职工本医疗保险费是参保单位与参保个人的法定义务，社会保险费非因法定事由不得减免。基本医疗保险费率与费基应当在国家政策指导下由省级政府规定，其他地方政府不能各行其是，更不能以开发区、高新区等名义减少医疗保险费的征缴。各级政府要依法筹措城乡居民基本医疗保险费，并按预算及时拨付到位。各级政府要为医保事业发展提供经费支持，注重医保人才培养，为医保事业可持续发展奠定物质与人才基础。

（四）改进技术，提升服务，建成人民更有获得感、幸福感和安全感的医疗保障体系

人民满意度是衡量医保事业成败的唯一标准。应当采用大数据、云计算、物联网、移动网、人工智能等先进技术，改进服务方式，提高服务水平，建成人民更有获得感、幸福感和安全感的医疗保障体系。

1. 建成全国统一的社会保险公共服务平台，实现包括医疗保险在内的各类信息共享共用 医疗保险数据是记录参保（合）人一生的数据，是随参保（合）人变化而变化的数据，应当将医疗保险数据纳入全国统一的社会保险公共服务平台，做到与其他社会保险数据共享共用，进而提高规模效应与服务水平。当前来看，由于医疗保险统筹层次低、各个统筹地区制度差异、全国缺少统一的技术规范等原因，各地的医疗保险数据记录、数据格式、数据编码、数据语言等不够规范统一，网络不兼容，导致医疗保险权益记录不准、转接不畅，在异地就学、就业、居住时，出现重复参保（合）、应保未保、异地就医困难等问题，影响了人民群众对医疗保障的获得感、幸福感与安全感。通过建成全国统一的社会保险公共服务平台，可以实现包括医疗保险在内的各类数据集中共享，进而为及时参加医疗保险、无缝衔接医疗保险权益、即时得到相应医疗服务提供技术支撑。

2. 建成城乡社会保障一卡通机制，解决人人覆盖和终生保障问题 所有城乡居民均持有全国通行的、唯一的社会保障卡（册），该卡记录着每一个参保人员的医疗保险缴费信息和医疗保障待遇享

受等基本信息。社会保障卡（册）由参保（合）人持有，工作转移或改变居住地，就凭此卡（册）参加当地的医疗保险项目，并享受参保（合）地的医疗保障待遇。当持卡人发生疾病风险并需要在非参保（合）缴费地享受医疗保障待遇时，持卡人的参保（合）缴费地区有义务向医疗待遇提供地转移支付相应的费用，以资助该持卡人化解所遭遇的风险。通过一卡通制度的确立，可以实现"人人有卡，全国通用，终生保障"，使人民群众在医疗保障方面有更强的获得感、幸福感与安全感。

（作者为中央财经大学中国社会保障研究中心主任）

新医改以来我国基本公共卫生服务的现状与展望

李士雪

2009 年新医改以来，我国把基本公共卫生服务作为医改的"四梁"之一，重点突出的是促进基本公共卫生服务均等化。目前，国家基本公共卫生服务项目实施已近 10 年，我国基层服务水平和能力得以提升，健康效益逐渐显现，逐步实现服务"均等化"，区域、城乡、人群间差距逐渐缩小。随着社会经济发展，基本公共卫生服务在实施过程中面临着新的机遇与挑战，本文通过对目前我国基本公共卫生服务所取得的成效、面临的问题以及下一步的展望进行分析和梳理，为接下来我国基本公共卫生服务的发展提供科学参考。

一、新医改以来我国基本公共卫生服务所取得的主要成效

国家与政府对社会公民的一项重要职责就是提供均等的基本公共卫生服务。为解决我国面临的主要公共卫生问题提高居民获得基

本公共卫生服务的公平性及可及性，推动完善基层医疗卫生机构运行新机制，我国根据居民的主要健康问题以及影响居民健康的主要危险因素，从社会发展状况、经济发展水平等制订了以儿童、孕产妇、老年人、慢性疾病患者为重点人群的国家基本公共卫生服务项目，通过城乡基层卫生服务机构向全体居民免费提供最基本的公共卫生服务。

2009 年 4 月 6 日中共中央正式发布的《中共中央国务院关于深化医药卫生体制改革的意见》（中发〔2009〕6 号）指出，建设覆盖城乡居民的基本公共卫生服务体系，促进城乡居民逐步享有基本公共卫生服务。这一改革意见的正式发布使得基本公共卫生服务事业的实施有了政策支持，各项国家基本公共卫生服务项目在各级基层医疗卫生机构中全面开展。这是中华人民共和国成立 70 年来覆盖范围最大、受益人群最广的一项公共卫生干预策略，是促进基本公共卫生服务逐步均等化的一项长期制度安排。

（一）国家基本公共卫生服务包内容逐年增加

2009 年，卫生部、财政部、国家人口计生委联合印发《关于促进基本公共卫生服务逐步均等化的意见》，针对重点人群、重大公共卫生问题，由基层医疗卫生机构为全国城乡 13 亿居民免费提供 9 大类基本公共卫生服务，包括建立居民健康档案、健康教育、预防接种、0～36 个月儿童健康管理、孕产妇健康管理、老年人健康管理、慢性病患者健康管理（包括高血压患者健康管理和 2 型糖尿病患者健康管理）、重性精神病患者管理。

2011 年增加卫生监督协管服务、传染病和突发公共卫生事件报告和处理；2013 年增加中医药健康管理服务（包括老年人中医药健康管理、0～6 岁儿童中医药健康管理）；2015 年增加结核病患者健康管理服务。

2017 年《国家基本公共卫生服务规范》（第三版）确定的服务包为 12 类 46 项。2017 年 9 月，国家在巩固与提高原有的 12 类基本公共卫生服务项目的基础上，将免费提供避孕药具和健康素养促进纳入国家基本公共卫生服务项目，确立服务内容为 14 大类 55 项。十年来，基本公共卫生服务覆盖人群和服务范围不断扩大，服务质量和数量逐步改善，基本公共卫生服务提供和管理日趋规范。

（二）财政投入保障不断加强

自 2009 年国家基本公共卫生项目实施以来，项目人均经费补助标准从 2009 年人均 15 元增长到 2018 年人均 57.6 元，除新疆生产建设兵团的基本公共卫生项目资金全部由中央下拨外，各省（市、自治区）的基本公共卫生服务项目资金由中央、省（市）、市（县）按不同比例分摊。在历年基本公共卫生筹资来源构成中，中央补助占比最高，呈先增加后降低趋势，稳定在 40% 以上，省级筹资占比呈下降趋势，由 2009 年的 24.7% 下降至 2016 年 16.7%，市及以下筹资占比呈逐年上升趋势，由 2009 年的 27.4% 增加至 2016 年 34.4%，是同年省级筹资占比的两倍。2017 年中央财政补助地方的基本公共卫生服务项目 374.5 亿元，较 2016 年增长了 11.4%。国家基本公共卫生项目采取完全依赖公共财政筹资的方式提供有关服务经费，9 年来中央财政累计补助 1126.4 亿元。"中间小，两头大"的筹资模式，反映出筹资责任下放的趋势，市及以下政府部门承担更多的服务提供责任，肩负相应的筹资责任，符合财政事权的改革要求。然而对于部分财政弱、筹资能力差的地市区县，可能会造成一定的筹资压力。财政部资金拨付采取"先预拨、后结算"的方式，确保资金及时足额到位，县（区）级（含直辖市的区、县，下同）财政部门承担基本公共卫生服务补助资金安排、拨付及管理的主体责任。补助资金先到县区，经考核后下拨至基层医疗卫生机构，拨付资金量按照基层医疗卫生机构辖区内服务人口数与人均补助标准计算，补助资金可用于相关的人员支出以及开展基本公共卫生服务所必要的耗材等公用经费支出，不得用于基层医疗卫生机构的基础设施建设、设备配备和人员培训等。

（三）基层医疗卫生机构收入增加

基本公共卫生服务项目开展以来，我国基层医疗卫生机构总收入逐年上升，由 2009 年的 2000 余亿元上涨到 2016 年的近 5000 亿元，其中财政补助收入逐年上升，由 2009 年的 200 余亿元上涨到 2017 年的 1700 余亿元，增长百分比为 471.5%。基层疗卫生机构财政补助收入占比逐年增长，由 2009 年的 13.7% 上涨到 2017 年的 32.5%。2009—2017 年，国家对基层医疗卫生机构财政补助总额超过 9000 亿元，已成为基层医疗卫生机构财政的主要支柱，对于探索基层医疗卫生机构运行新机制有重要意义。

（四）基本公共卫生服务覆盖面不断扩大

经过政府、各级卫健部门、基层医疗卫生机构的共同努力，基本公共卫生服务在我国得到普遍实施，截至 2016 年底，我国健康档案建档率已达到 88.9%，较 2015 年增长 18.3%；预防接种率超过 95%；老年人健康管理率达 71.8%，较 2015 年增长 10.9%；高血压患者规范管理率为 70.3%，2 型糖尿病患者规范管理率为 65.6%，较 2015 年分别增长 2.4%、2.7%；重性精神病患者管理人数为 478.9 万人，较 2015 年增长 13.8%；老年人中医药健康管理率为 55.3%，0～36 个月儿童中医药健康管理率为 59.4%，较

2015 年分别增长 7.3%、8.12%；肺结核患者健康管理率超过 98%，传染病疫情报告率和卫生监督协管信息报告率均达到99%。

在国家基本公共卫生服务包内容不断扩增的同时，各服务项目开展率也逐渐提高，工作指标逐年改善，服务人群逐步扩大。《2017 年国家基本公共卫生服务项目有关工作及要求》对各项服务工作指标进行明确规划，提出基层卫生机构要以老年人、慢性病患者、孕产妇、儿童等为重点，扩大基层公共卫生服务覆盖面。

（五）传染病得到有效控制

自 2009 年开展国家基本公共卫生服务以来，预防接种、传染病疫情报告等作为项目服务内容，有效控制了主要传染病的发生与流行。数据显示，2007—2017 年，我国与预防接种相关主要传染病发病率总体呈现下降趋势，肺结核发病率呈持续下降趋势，由 2007 年的 88.6/10 万降到 2017 年的 60.5/10 万，流行性脑脊髓膜炎发病率持续降低，病毒性肝炎发病率由 2007 年的 108.4/10 万降低至 2017 年的 93/10 万，麻疹发病率由 2007 年的 8.3/10 万降低至 2017 年的 0.4/10 万，尽管病毒性肝炎、麻疹发病率随时间推移出现短期波动，但降幅明显。近年来百日咳发病率呈现上升趋势，但流行病学变化结果显示，百日咳发病与预防接种服务本身不存在相关性。

（六）妇幼健康水平提高，公平性改善

自 2000 至今，我国妇幼保健水平不断提升，妇女儿童健康状况不断改善。由卫健委、国务院财政部联合开展的"降低孕产妇死亡率和消除新生儿破伤风"项目覆盖全国 3 亿人口，针对中西部地区，特别是贫困地区、少数民族地区孕产妇健康提供了系列预策略。2009 年，基本公共卫生服务包中的孕产妇、0~6 岁儿童健康

新医改以来我国基本公共卫生服务的现状与展望

管理及预防接种在一定程度上提高了我国妇幼健康指标水平，对降低孕产妇死亡率、婴儿死亡率、5 岁以下儿童死亡率具有重要意义。

孕产妇系统管理率反映了我国孕产妇中自妊娠至产后全程接受保健服务的孕产妇所占的比例，是评价我国孕产妇健康管理服务的综合性指标。据医改工作进展监测报告提供的数据分析，孕产妇健康管理率与地区经济发展水平及基层医疗服务体系建设水平密切相关，东部地区孕产妇系统管理率高于全国和中、西部地区孕产妇系统管理率；2010—2016 年，我国东、中、西部地区孕产妇系统管理率均呈上升趋势，2016 年东、中、西部地区孕产妇系统管理率分别为为 93.7%、90.7%、90.1%，较 2010 年增加 7.3%、11.5%、9.4%，东、中、西部地区平均增长速度分别为 1.4%、2.4%、1.9%，中部地区孕产妇系统管理率增幅大于西部地区。

基本公共卫生服务包中的孕产妇健康管理服务为孕妇在孕期不同阶段及产后 42 天提供检查、健康教育及指导。产前检查及产后访视对孕产妇及新生儿这两类特殊人群给予关注，提供了早诊早治的机会，降低了疾病风险。2000—2017 年，我国孕产妇死亡率持续下降，由 2000 年的 53/10 万下降至 19.6/10 万，农村孕产妇死亡率由 2000 年的 69.6/10 万降低至 2017 年的 21.1/10 万，城乡差距逐年缩小。2017 年孕产妇死亡率的城乡差距为 4.5/10 万，仅为 2000 年的 1/10，体现出均等化提供孕产妇管理服务的对改善健康公平性的巨大贡献。

0~6 岁儿童健康管理服务对儿童生长发育过程进行监测及管理，为儿童提供保健服务，提高儿童身体素质。2010—2016 年，全国以及东、中、西部地区 3 岁以下儿童系统管理率逐年增加，分别由 2010 年的 81.5%、86.7%、77.1%、77.7% 增长至 2016 年的

91.1%、92.8%、89.9%、89.4%；东部地区3岁以下儿童系统管理率高于全国及中、西部地区水平；中、西部地区平均增长速度为2.7%、2.5%，高于东部地区的1.2%，东、中、西部地区间差异逐年缩小。至2016年，中西部地区3岁以下儿童系统管理率均接近90%。

0～3岁儿童系统管理率提高，可对婴儿及新生儿死亡率降低产生积极影响。2000—2017年，我国农村地区婴儿死亡率高于城市婴儿死亡率和全国婴儿死亡率，但三者均呈逐年下降趋势，农村、城市、全国婴儿死亡率分别由2000年的37/10万、11.8/10万、32.2/10万下降至2017年的16.1/10万、5.8/10万、13.1/10万，农村婴儿死亡率降幅最大，城乡差距由2000年的25.2/10万缩小至2017年的10.3/10万。

我国5岁以下儿童死亡率与婴儿死亡率下降趋势相似，农村5岁以下儿童死亡率虽高于全国及城市地区死亡率，但降幅明显。农村、城市、全国5岁以下儿童死亡率分别由2000年的45.7‰、13.8‰、39.7‰下降至2017年的10.9‰、4.8‰、9.1‰，城乡差距由2000年的31.9‰缩小至2017年的6.1‰。0～6岁儿童系统管理率的提升，直接促进我国5岁以下儿童死亡率与婴儿死亡率下降，基本公共卫生服务强调的"均等化"对缩小城乡间、地区间健康差异起到了积极作用。

（七）城乡居民健康不平等显著缩小

改革开放40周年以来，城乡居民的健康差距和贫富居民的健康差距都呈现出扩大趋势。中国政府已认识到这些挑战，并对此做出诸多回应，医疗保障制度和基本公共卫生服务项目便是其中重要的两大措施。研究使用了2011年、2013年、2015年北京大学中国健康与养老追踪调查数据，总样本量为5.5万个，以及卫生发展研究中心2016年开展的基层卫生综合改革调查数据，总样本量为5.8万个。研究设立了3个健康结果指标，分别为EQ-5D健康指数（反映身体功能性）、确诊慢病指数（反映基本医疗服务利用）、自评健康指数（反映个体主观感受）。

研究发现，基本公共卫生服务项目由于"亲穷人"属性，有效缩小了与收入相关的健康不平等，显著降低了不同收入水平居民之间的健康差距，尤其在减少健康两极分化方面更有效果。研究同时表明，基本公共卫生服务项目对降低农村地区居民基本医疗卫生服务利用不平等的贡献率达到25.5%。研究提示，实施基本公共卫生服务项目对推进健康管理模式转型具有重要意义。实现收入与健康的良性循环是健康中国战略的重要内容，因此在注重提高居民收入的同时，需要改善收入分配状况，以缩小健康不平等。在现有差异化的医疗保障制度对缩小健康差距效果有限的背景下，基本公共卫生服务项目的普及为缩小健康不平等提供了新路径。长期以来，我国重工业优先发展战略造成了鲜明的城乡差距，打破城乡二元公共服务体制，建立城乡均等化的公共服务体系，是缓解当前城乡健康差距扩大的重要举措。

（八）重点人群健康改善效果明显

自启动以来，国家基本公共卫生服务项目的内容一直在不断增加，目前已经涉及14类基本项目，其中包含对重点人群（慢性病患者和老年人）的健康管理，例如高血压患者、健康管理、2型糖尿病患者健康管理患者和心血管疾病患者健康管理，65岁及以上老年人一年一次的健康体检及干预管理等。

我国有2.7亿高血压病患者，高血压病已成为我国主要的疾病负担；我国糖尿病患者为1.1亿，约占全球糖尿病患者数的1/3。高血压和糖尿病已成为我国待解决的重大公共卫生问题。根据北京大学中国健康与养老追踪调查数据研究表明，基本公共卫生服务项目对提高重点人群基本医疗卫生服务可及性和健康水平的效果显著，惠及了广大欠发达地区居民和弱势群体，产生了较好的政策福利效应，为改善民生水平、坚持制度自信提供了强有力支撑。

一方面，对城乡高血压、糖尿病等慢性病患者的控制效果显著。对城乡高血压患者和糖尿病患者的研究可见，接受基层医务人员慢性病防治指导与没有接受指导相比，患者血压和血糖控制率分别提高了3.1%和5.5%。在提高自评健康得分方面，慢性病患者自评健康得分提高了1.8分。国内其他相关研究结果显示，城镇居民医保、加强社会参与、养老保险和医疗保险等干预措施对自评健康得分的提高范围是0.16~1.48；与已有研究相比，基本公共卫生服务项目对主要慢性病患者的健康改善效果更为明显。另一方面，老年人健康管理干预措施减缓了老年人的健康年龄损耗，缓解了西部地区老年人由于年龄增大带来的健康变差状况，但对于东、中部地区65岁以上老年人健康改善效果并不明显。从这一方面来说，基本公共卫生服务项目对于缩小因地区发展不平衡导致的健康不平等具有重要意义。

高血压规范管理：2010—2016年，我国高血压规范管理人数翻了两番，由2010年的4215.9万增长至2016年的9023万，高血压规范管理率达到70.3%，东、中部地区管理人数远高于西部地区，与我国高血压地区分布特征相符，其中，规范管理人数最高的三个省份为河南、江苏、河北。

糖尿病规范管理：2010—2016年，我国2型糖尿病规范管理人数逐年增加。2016年我国2型糖尿病患者规范管理人数为2781万，规范管理率为65.6%，相比2010年增加1697.2万；我国糖尿病患病率与居民生活水平高低紧密相关，呈现东高西低的分布特征，东、中部地区管理人数远高于西部地区。2016年，我国东、中、西部地区高血压规范管理人数分别为108.5万、99.8万、58.1万。从各省数据来看，规范管理人数最高的三个省份分别为河南、四川、河北，均超过220万人。

心血管病规范管理：目前，我国心血管病死亡率占城乡居民总死亡率的首位，农村为45%，城市为42.6%，患病率及死亡率均处于上升阶段。从统计年鉴数据分析，2008—2016年，我国市居民和农村居民心血管疾病死亡率均呈逐步上升趋势，城市居民心血管病死亡率由2008年的242/10万上升至2016年的265/10万，农村居民心血管病死亡率由2008年的221/10万上升至2016年的309/10万，农村居民心血管疾病死亡率增长速度为39.8%，远高于城市居民的9.5%。

《中国心血管病报告》指出，高血压与糖尿病是心血管病的危险因素，对高血压患者和2型糖尿病患者进行规范管理，可降低心血管疾病的发病风险和患者死亡风险。尽管我国心血管疾病死亡率逐年上升，但慢性病患者健康管理服务的实施，加强了对高血压患者和2型糖尿病患者的规范管理，致使我国城乡心血管疾病死亡率增长速度下降，2008—2012年，我国农村居民、城市居民心血管疾病死亡率增长速度为15.4%、4.2%；2013—2016年我国农村居民、城市居民心血管疾病死亡率增长速度仅为5.1%、2.3%。基本公共卫生服务项目的实施遏制了心血管疾病死亡率迅猛上升的势头。

二、目前我国基本公共卫生服务存在的问题

自 2009 年新医改实施以来，我国基本公共卫生服务已实施已近 10 年，基层服务水平和能力得以提升，健康效益逐渐显现，逐步实现服务"均等化"，区域、城乡、人群间差距逐渐缩小。但随着社会经济发展，基本公共卫生服务在实施过程中还面临着一些问题，主要表现在基本公共卫生服务质量有待提高、基层公卫工作人员积极性不高、流动人口难以获得基本公共卫生服务、信息化互联互通水平不高以及基层工作人员稳定性较差、素质不高等方面。

（一）基本公共卫生服务质量有待提高

目前，我国基本公共卫生服务项目设置依据是先确定经费补偿标准，再选择服务项目。这种"由钱定项目"的配置方式在一定程度上降低了服务水平。2015 年，我国基层医疗卫生机构人员数量达 360.3 万，65 岁及以上人口为 1.4 亿，0～6 岁儿童数量为 171.4 万，肺结核发病例数为 86.4 万，在册严重精神障碍患者已达 510 万人。初步测算，每个基层医疗卫生人员平均服务约 42 人，如果加上 3.3 亿高血压患者和 1.1 亿糖尿病患者，每个基层医疗卫生人员平均服务人数将达到近百人。较为繁琐的服务项目和规模庞大的服务人口，使得基层医疗机构卫生人员穷于应付，难以提高服务能力和主动服务的意识。工作开展率、精细化程度与《国家基本公共卫生项目服务规范》的要求存在较大差距，很多服务流于形式，敷衍了事和造假的现象时有发生。如健康档案填报不真实、档案内容不完整、服务项目空白等；未按照《国家基本公共卫生项目服务规范》

要求开展随访管理工作，随访严重不到位，有些工作人员甚至连患者面都未曾见过。

（二）基层公卫工作人员积极性不高

我国基层医疗卫生机构普遍实行财政收支两条线管理，使得工作人员的收入与工作量脱钩，同岗位的工作人员工资水平和待遇基本相同，降低了工作人员服务积极性。同时，随着公共卫生服务项目人均经费逐年增加，工作内容也逐年增加，但人口增加数量却忽略不计，相关服务经费并未按照实际服务人口数量拨付到位。在绩效考核越来越细致、经费审查越来越严格的情况下，基层人员的工作越来越繁重，但经费数量未增加，造成基层工作人员积极性不高。

（三）流动人口难以获得基本公共卫生服务

我国基本公共卫生服务对象为全体公民，无论城市或农村、户籍或非户籍的常住人口，都应享受服务。在实际执行中，多数地方按照户籍人口安排配套资金，导致项目经费不足，难以提供有效服务。此外，由于流动人口健康意识薄弱，基本公共卫生服务知晓率较低，加之基本公共卫生服务"费随人走"机制尚未建立，造成流动人口基本公共卫生服务可及性较差。

（四）信息化互联互通水平不高

尽管各地开发了基本公共卫生服务信息管理平台，建立了居民电子健康档案系统，但存在着标准、功能以及构成要素不一致、数据接口标准不统一、服务项目依托平台不同等问题。各平台、各项目信息相互独立，信息资源共享程度较低，信息安全等级差。

（五）基层工作人员稳定性较差、素质不高

"收支两条线"的管理模式在一定程度上挫伤了基层工作人员积极性，导致人员流失严重、人员队伍稳定性较差。同时，部分地区尤其是农村卫生室工作人员学历偏低、专业知识不强、技术水平参差不齐，对服务项目的规范和流程等基本技术掌握程度较差，难以适应基本公共卫生服务工作的需要。

三、对我国下一步基本公共卫生服务的展望

健康中国战略实现的标志是健康国民，《"健康中国 2030"规划纲要》提出要推进基本公共卫生服务均等化。国家基本公共卫生服务项目是践行大健康观、贯彻预防为主方针的重要策略，从根本上来说也是实现健康中国战略的基石，将会持续、稳固地实施下去。经过近 10 年的探索、运行，国家基本公共卫生服务项目取得了明显的成效，全人群的健康档案在逐步建立，有利于实现对人群的全生命周期和全程的健康管理；慢病患者、孕产妇、老年人和儿童等重点人群的健康有了专人管理；健康教育得到切实加强，有利于提高人群的健康素养，提升全人群的保护和促进自身健康的能力；基层卫生机构服务功能得到完善，基层卫生机构人员的基本公共卫生服务能力得到加强，服务理念得到转变，与老百姓的关系得到改善；基层卫生服务体系逐步健全，公共卫生机构上下级之间的指导、协作关系越来越密切。但基本公共卫生服务项目还存在一些需要改进和完善的环节和问题，如基本公共卫生服务质量有待提高、项目资金拨付不及时、资金分配不够合理；基本公共卫生服务项目人力投

入和服务动力不足；信息化建设滞后，信息整合、流通程度不高；项目更新不及时，工作开展被动；社区居民对部分项目的认可度和参与度较低等问题。针对基本公共卫生服务所取得的成效和存在的问题，对下一阶段基本公共卫生服务的发展提出如下展望。

（一）以体制机制改革促进基本公共卫生服务快速发展

适应医疗卫生体制改革的需要，切实改变按照"由钱定项目"的配置方式，改变基层医疗卫生机构"收支两条线"管理模式，创新补助资金筹集方式，探索保障流动人口获得基本公共卫生服务的体制机制，积极探索多元服务模式和服务方式。

（二）加强居民电子健康档案整合建设，构建互联互通的居民健康信息平台

积极推动"互联网＋基本公共卫生服务"融合发展，加强居民电子健康档案整合建设，推进居民电子健康档案与电子病历互联互通，在各地基本公共卫生服务信息平台的基础上，构建统一的互联互通的居民健康信息平台，并与医院信息管理、疾病预防控制管理等平台共享对接，实现居民健康信息资源共享和交流。同时，加快健康档案数据挖掘工作，特别是对重点人群健康状况要适时介入，进行智能健康干预。探索利用基本公共卫生服务信息平台，整合重点人群健康管理相关项目，促进健康服务模式向整合型发展。

（三）落实全民健康理念，改善健康认知

目前，教育讲座、咨询、发放宣传资料等简单、陈旧的健康教育方式已不能满足广大群众的需求，必须主动适应移动互联网新媒体和新技术的发展要求，积极利用微信、微博、自媒体等新型传播

方式，广泛传播健康知识与理念，强化对基本公共卫生服务项目内容和政策的宣传力度，丰富基层医疗卫生机构健康教育内容和形式，提高健康教育工作的科学性和适应性。要进一步增强群众卫生保健常识和自我防范意识，增强居民参与基本公共卫生服务主动性和依从性，促使群众及时获取健康信息，提高基本公共卫生制度的知晓率，提升居民健康素养水平。

（四）进一步发挥中医在健康管理中作用

在目前65岁及以上老年人和0~36个月儿童的中医健康管理服务基础上，以治未病为核心理念，突出中医药在慢性病管理方面的优势，扩大中医健康管理服务人群，探索中医对慢性病患者、严重精神障碍患者和结核病患者等重点人群的服务内容和规范，将更多中医内容纳入基本公共卫生服务项目。坚持分类指导，充分发挥民族医药在民族地区的特色和优势，探索民族医药在基本公共卫生服务上的应用。进一步发挥中医学在健康检测、分析、评估、预测、预防和维护等健康管理领域的优势，探索制定中医健康管理服务标准体系，提高中医药健康管理服务人群覆盖率，提升中医健康服务能力。

（五）建立科学标准的重点人群健康管理服务体系

重点人群健康管理是基本公共卫生服务的重点和难点，要在规范重点人群的随访时间、次数、服务内容和检查项目的基础上，拟定项目的组织实施和进展调度，进一步明确服务内容、流程、要求、工作指标，建立科学标准的流程化服务体系，切实提高孕产妇、儿童保健系统管理率和老年人、慢性病患者规范化管理率，推动重点人群服务项目流程化、精细化建设。及时更新重点人群的健康档案，提高重点人群的健康档案动态使用率。

四、经验与启示

随着新一轮医药卫生体制改革的实施，家庭医生签约服务、分级诊疗制度、基本公共卫生服务均等化等正在稳步推进。在《"健康中国2030"规划纲要》指导下，应继续实施完善国家基本公共卫生服务项目和重大公共卫生服务项目，加强疾病经济负担研究，适时调整项目经费标准，不断丰富和拓展服务内容，提高服务质量，使城乡居民享有均等化的基本公共卫生服务，做好流动人口基本公共卫生计生服务均等化工作。同时，医学技术和信息化的快速发展，促使基本公共卫生服务项目专业领域的行业标准、技术指南或工作规范中的相关名词和内容也需不断优化调整。为此在新时代背景下，对基本公共卫生服务的创新与发展提出如下政策建议。

（一）创新基本公共服务运行机制

改变基层医疗卫生机构"收支两条线"的管理模式，实行财政经费定向补助等方式，健全基层公共卫生机构运行补偿机制，给予基层医疗机构收入分配自主权，探索基层公卫服务人员激励机制。进一步规范基层公卫人员服务行为，全面落实基本公共卫生工作任务和服务要求，提高基层医疗卫生机构运行效率，提升基层医疗卫生人员工作积极性。创新资金筹集机制。创新基本公卫服务资金筹集方式，参照居民基本医疗保险制度的做法，探索以政府补助为主、个人适当缴费为辅的资金筹集机制，适时筹建国家基本公共卫生服务基金。对资金实行专账（户）管理，封闭运行，专款专用。按照政府购买服务和补需方的理念，按照一定的支付标准，根据实际服务量支付资金，确保资金收支平衡。探索保障流动人口获得基本公共卫生服务的体制机制。明确将流动人口基本公共卫生服务工作纳入基层医疗卫生机构职责中，制定明确的流动人口基本公共卫生计生服务工作实施方案，有序推进。

（二）探索多种服务模式

探索"医卫"结合模式。结合国家建设分级诊疗制度的要求，统筹整合医疗资源，将基本公共卫生服务与日常医疗服务相结合，降低基层医疗卫生机构"防治分离"带来的人、财、物资源的浪费，实现对服务对象连续、动态健康管理，提高居民的感受度和满意度。探索签约服务模式，结合全科医生制度建设、分级诊疗制度建设和家庭医生签约服务等工作，充分发挥全科医生健康"守门人"作用，推广以全科医生为核心的团队服务、签约服务，制定基层签约服务制度体系，制订签约服务实施方案。

（三）探索智能健康服务新路径

以各级基本公共卫生服务信息平台建设为基础，构建全国统一的信息服务平台，实现项目基础数据的快速建立、适时更新和动态流程化管理。加大基本公共卫生、医疗、签约服务和疾病预防控制等医疗卫生信息互联互通，实现基本公共卫生信息系统与医院管理信息系统和卫生监督、疾病预防控制等其他卫生信息系统进行无缝连接，构建区域综合性医疗卫生信息平台，有针对性地对区域内人口健康状况、疾病谱变化、慢病发病率等公共卫生问题进行有效预防控制和健康促进。鼓励和支持有条件的地区，在确保信息安全的基础上，向居民推送或开放居民个人电子健康档案，使居民可以随时查询和利用自己的健康信息。

（四）提高基层公共卫生队伍的整体素质

加大对基本公共卫生各类人才的招聘力度。以多种形式引进人才，鼓励年轻有为的专业技术人员到基层工作，尽快扭转部分基本公共卫生机构缺乏专业人员的不利局面，增强基层医疗卫生队伍的稳定性。加强基层卫生技术人员培训。对基层医疗卫生机构各类医生开展专业知识培训和全科医生转岗培训，采取对口支援帮扶带教等方式培养基层公共卫生人员，切实提高基层人员服务水平。

基于以上对我国基本公共卫生服务的现状分析与展望，在现有基础上应进一步做好、做实基本公共卫生服务项目。此外，还需要在现有基础上逐步完善各个环节，由关注过程向重视结果转变。同时，需要大力培养和培训一支数量充足且胜任力合格的公共卫生服务复合型人才；需要建立和完善以基层卫生机构为中心节点向医疗机构、公共卫生专业机构、卫生行政管理机构辐射的互联互通的信息系统；需要成立项目动态调整和评价委员会，建立项目的适时进入和退出机制；需要转变项目管理方式，由重过程考核转向系统评价；需要把基本公共卫生服务项目推向立法层面，以保障五十多年来真正贯彻预防为主方针的这一举措固化下来，为人民健康保驾护航，推动健康中国战略的实现。

（作者为山东大学公共卫生学院院长）

十年来我国中医药事业
发展状况与展望

郭　清

中医药是中华民族的宝贵财富，为中华民族的繁衍昌盛做出了巨大贡献。中医药作为我国传统文化的重要组成部分，具有丰富的理论基础和实践经验，在我国健康服务发展历程中有着深远的影响。近年来，随着国家对中医药事业支持力度的不断增加，中医药事业发展呈现突飞猛进的态势，其应用领域也越发广阔。加之我国面临着人口老龄化、慢性病患病数量急剧增加的严峻形势，中医药在疾病预防保健、健康管理等领域的应用受到越来越多的关注。

一、十年新医改中医药工作的回顾

（一）中医药改革发展迎来历史新机遇

1. 国务院文件带动中医药事业发展　我国中医药文化历史悠久，源远流长。中华人民共和国成立初期，国家提出"面向工农兵、预防为主、团结中西医、卫生工作与群众运动相结合"的卫生工作方针。此后历次对卫生工作方针的修改中，中西医并举发展的思路贯彻始终。

2009年是中华人民共和国成立60周年，《国务院关于扶持和促进中医药事业发展的若干意见》（国发〔2009〕22号，以下简称《若干意见》）于同年4月出台，这是我国首次以国务院的名义发布的中医药发展指导性意见，也是一部指导我国中医药事业发展的纲领性文件，明确了在深化医药卫生体制改革中，中医药要充分发挥作用，并系统提出了中医药事业发展的主要任务及政策措施。《若干意见》充分肯定了中医药的科学文化价值、历史贡献和现实地位以及重要作用，强调坚持中西医并重的方针，明确把推进中医药医疗、保健、科研、教育、产业、文化全面发展作为一项基本原则，并在指导思想上强调要促进中医中药协调发展。同时，《若干意见》作为《中共中央国务院关于深化医药卫生体制改革的意见》（中发〔2009〕6号）的重要配套文件，对于在其他配套文件制定中如何更好地发挥中医药作用具有较强的指导意义。2009年6月，我国政府部门首次在全国范围内评选国家级中医大师，"国医大师"评选表彰活动对促进中医药事业发展具有重要的现实意义和深远的历史意义。

2. 党的十八大以来，中医药事业备受重视　党的十八大以来，以习近平同志为核心的党中央把中医药事业摆在了国家发展战略层面的重要位置布局。在这一时期，屠呦呦研究员获诺贝尔医学奖、习近平总书记致中国中医科学院成立60周年贺信、《中医药发展战略规划纲要（2016—2030年）》发布实施、全国卫生与健康大会召开、《中国的中医药》白皮书发布，一系列中医药事业的里程碑事件不断发生，凸显着中医药在实现中华民族伟大复兴和健康中国建设中的重要战略地位。

2013 年 9 月，《国务院关于促进健康服务业发展的若干意见》（国发〔2013〕40 号）明确指出，当前我国健康服务业的主要任务之一即"发展中医药医疗保健服务""要充分发挥中医医疗预防保健特色优势"。2016 年 2 月，《中医药发展战略规划纲要（2016—2030 年)》对新时期推进中医药事业发展作出系统部署，进一步聚焦中医药的继承、创新、现代化、国际化，提高中医药的贡献度，明确把中医药发展上升为国家战略。2016 年 10 月，中共中央、国务院印发《"健康中国 2030"规划纲要》，专章对振兴发展中医药、服务健康中国建设进行系统部署。2017 年 1 月，国家中医药管理局、国家发展改革委印发《中医药"一带一路"发展规划（2016—2020 年)》（国中医药国际发〔2016〕44 号），2017 年 3 月国家中医药管理局、全国老龄办、国家发展改革委等 12 部门发布《关于促进中医药健康养老服务发展的实施意见》 （国中医药医政发〔2017〕2 号)，2017 年 6 月科技部、国家中医药管理局印发《"十三五"中医药科技创新专项规划》。中药标准化项目和纳入《全民健康保障工程建设规划》的"中医药传承创新工程"正式启动，国家重点研发项目设立"中医药现代化研究专项"。

3.《中华人民共和国中医药法》正式实施，为我国中医药事业发展提供根本保障　虽然《中华人民共和国宪法》规定了发展传统医药，但我国尚缺少一部专门的法律来对中医药事业发展予以落实。2003 年，国务院发布了《中华人民共和国中医药条例》，但该条例属于行政法规，中医药事业仍没有形成独立的法律体系。为此，2005 年，我国启动了中医药相关法律的制订。经过 11 年的立法历程，《中华人民共和国中医药法》（以下简称《中医药法》）终于由全国人大常委会通过，并于 2017 年 7 月 1 日起实施。《中医药法》是国家制定的中医药根本法和基本法，它将现行有效的党和国家发展中医药的有关方针政策用法律形式固定下来，这是中医药事业发展史上的重要里程碑，具有划时代的意义。

（二）中医药健康服务体系建设取得重大成就

1. 中医药领域人才培养力度不断加强　随着我国大力扶持和发展中医药事业，中医药高等院校在近 10 年培养了大量的中医药人才，分析 2009—2017 年我国高等中医药院校统招学生数量可以发现，我国中医药人才培养增速较快，高等中医药院校毕业生数量增幅高达 75.3%，招生数增幅为 61.7%，在校学生数增幅为 59.1%。

2. 中医药领域从业人员数量不断增长　除了人才培养数量的增加，我国中医药领域从业人员数量也在不断增长，2009—2017 年，我国中医药机构卫生技术人员数量持续增长，与 2009 年相比，2017年的增长率达到 91.7%。

3. 中医类医疗机构卫生服务提供能力显著提升　数据显示，2009—2017 年，我国中医类医疗卫生机构实有床位数、门急诊人次数及出院人数均有显著提升。相较于 2009 年而言，2017 年我国中医类医疗机构实有床位数增长率为 163%，门急诊人次数增长率为162.2%，出院人数增长率为 190.6%。

4. 基层中医药健康服务体系建设取得重要成绩　2012 年，卫生部、国家中医药管理局等五部门联合发布《关于实施基层中医药服务能力提升工程的意见》（国中医药医政发〔2012〕31 号），标志着我国基层中医药服务能力提升工程正式启动。同年，国务院《关于印发"十二五"期间深化医药卫生体制改革规划暨实施方案的通知》（国发〔2012〕11 号）明确指出，到 2015 年，力争 95% 以上的社区卫生服务中心，65%以上的村卫生室能够提供中医药服务。这份文件是我国第一次从国家层面量化基层中医药服务能力发展的具体指标。随后在2013年、2015年，国务院分别颁布《关于促进健康服务业发展的若干意见》（国发〔2013〕40号）、《全国医疗卫生服务体系规划纲要（2015—2020年)》，文件中均明确规定，力争到2020年，使我国所有社区卫生服务机构、乡镇卫生院和70%的村卫生室具备中医药健康服务能力。可见，提升基层医疗卫生机构的中医药健康服务能力已经成为中医药事业发展的重中之重，中医药也成为缓解居民看病难、看病贵问题的重要举措。

近年来，我国逐步推进基层中医化战略，采取"在乡镇建好中医馆，在县域推好适宜技术"的办法，着力提升基层中医药服务能力。数据显示，2012年末，我国可提供中医药服务的社区卫生服务中心占同类机构的80.8%，社区卫生服务站占48%，乡镇卫生院占61.2%，村卫生室占32.8%；2017年底，提供中医药服务的社区卫生服务中心占同类机构的98.2%，社区卫生服务站占85.5%，乡镇卫生院占96%，村卫生室占66.4%，四类机构可提供中医药服务的机构占比均有不同程度的增长。

5. 以"治未病"为核心的中医预防保健服务体系逐步建立　中医药以其简便廉验的特点受到居民的喜爱。随着医学目的和医学模式的转变，人们对健康提出了更高水平的要求，中医预防保健服务业随之显现出广阔的发展前景。治未病理念来源于祖国传统医学，《黄帝内经》中记载："是故圣人不治已病治未病，不治已乱治未乱"。治未病即采取相应的措施，防止疾病的发生发展。2008年，时任卫生部副部长、国家中医药管理局局长王国强在全国政协十一届一次会议上接受记者采访时表示，以治未病理念为指导发挥中医药健康服务优势，积极探索构建中医特色预防保健服务体系。2009年7月，《国家中医药管理局关于积极发展中医预防保健服务的实施意见》（国中医药发〔2009〕20号）出台，提出到2015年初步建立满足人民群众不同层次需求的中医预防保健服务体系，形成多元化的中医预防保健服务格局，为广大人民群众提供安全、有效、方便的中医预防保健服务。2013年3月，为加强中医预防保健（治未病）服务科技创新，支撑和引领中医预防保健（治未病）服务进一步科学规范和健康发展，国家中医药管理局印发《中医预防保健（治未病）服务科技创新纲要（2013—2020年)》，明确指出到2020年末，系统整理和诠释中医预防保健（治未病）理论，建立理论体系框架；优化集成一批效果明确、经济实用的中医预防保健方法和技术；建立相对系统的中医预防保健（治未病）服务标准和规范；完善中医预防保健（治未病）服务业态和服务模式；初步形成中医预防保健（治未病）服务科技创新体系。提升中医预防保健（治未病）学术水平和服务能力，为持续推动中医预防保健（治未病）服务发展提供有效的支撑，为提高全民健康水平做出更大贡献。

2013年，国家卫生计生委、国家中医药管理局联合印发《中医药健康管理服务规范》，将中医药健康管理项目作为单独一类列入国家基本公共卫生服务项目。开展中医药健康管理服务的乡镇卫生院、村卫生室和社区卫生服务中心（站），每年为65岁及以上老年人提供1次中医药健康管理服务，在中医体质辨识的基础上对不同体质老年人从情志调摄、饮食调养、起居调摄、运动保健、穴位保健等方面进行相应的中医药保健指导；对辖区内居住的0～36个月龄儿童，向家长提供儿童中医饮食调养、起居活动指导，并在儿童成长不同阶段为其提供中医预防保健方法指导。据统计，2015年，我国基层卫生服务机构分别对 6531.5 万的 65 岁及以上老年人、2777.7 万的 0 ~ 36 个月龄儿童完成了中医药健康管理任务，目标人群覆盖率分别达到 41.9% 和 53.6%，发展势头良好。

（三）中医药文化建设获得空前重视

1. 中医药非物质文化遗产申请工作纵深发展　中医药是我国非物质文化遗产中重要的组成部分，已传播到世界许多国家和地区，成为服务于全人类生命健康的宝贵资源。2003 年，联合国教科文组织《保护非物质文化遗产公约》出台，我国即着手开展中医药申报世界非物质文化遗产的系列工作。2006 年，我国第一批国家级非物质文化遗产名录公布，9 个中医药项目被列入其中。截至 2019 年，已有 137 项中医药项目被文化部列入国家级非物质文化遗产名录。当前的 4 批国家非物质文化遗产名录的构建，是在具有整体性的种类划分上进行的，其中中医药非物质文化遗产项目按照专业分类，分为中医生命疾病认知、中医诊疗方法、中药炮制技艺、中医传统制剂方法、中医针灸、中医养生、老字号传统中医药文化、民族医药八大类。此外，中医针灸于 2010 年成功列入世界非物质文化遗产代表作名录，此后，《黄帝内经》《本草纲目》两部中医典籍被列入世界记忆名录。我国传统医药非物质文化遗产保护工作继续在保护制度构建、保护名录编制等方面进一步深入开展。

2. "中医中药中国行"活动推进中医药文化传播　"中医中药中国行"活动是由国家中医药管理局联合 22 个部委共同举办的大型中医药科普宣传活动。自 2007 年启动以来，第一阶段以城市大型现场公益活动为主，第二阶段以"进乡村、进社区、进家庭"为主，为展示中医药特色优势、传播中医药健康文化知识、营造中医药事业发展良好氛围，发挥了积极作用，成为迄今为止规格最高、规模最大、时间最长、范围最广、参与人员最多的具有深远影响的公益性中医药文化科普宣传活动之一。

2016年，全国卫生与健康大会召开，为积极配合实现中医药健康养生文化的创造性转化、创新性发展，引导人民群众养成具有中国特色的健康生活习惯，在深入总结"中医中药中国行"前两个阶段活动经验的基础上，"中医中药中国行"第三阶段活动——中医药健康文化推进行动正式启动。第三阶段活动以"传播中医药健康文化、提升民众健康素养"为主题，在全国范围内举办形式多样的中医药健康文化知识传播活动，包括中医药健康文化大型主题活动、中医药健康文化知识大赛、全国悦读中医活动、中医药健康文化精品遴选、中医药文化进校园活动、中医药文化科普巡讲活动、中医中药港澳行活动以及建设中医药健康文化知识角、中医药健康养生文化体验场馆，并开展中医药健康文化素养调查等。

3. 中医药知识纳入义务教育课程体系　青少年是传承发展中医药的后备力量，抓好中医药文化在下一代的传播与传承工作尤为重要。《中医药发展战略规划纲要（2016—2030年)》中明确提出，推动中医药进校园进社区、进乡村、进家庭，将中医药基础知识纳入中小学传统文化、生理卫生课程。为突出文化引领，2017年4月，国内首套《中医药与健康》小学教材在浙江杭州首发，该教材被列入浙江省2017年中小学教学用书目录，于同年秋季进入全省所有小学五年级课堂，这标志着浙江省成为全国首个将中医药知识纳入中小学地方课程的省份。2018年，浙江省又组织力量编写了教参、教具。2017年8月，由上海科学技术出版社出版的基础教育《中医药文化》系列教材正式发布，此套教材共计8册（1～8年级），已经在部分省市的学校进行了试点，未来将纳入中小学课本当中。目前，全国各地学校根据实际情况开设中医药课程，有的学校利用自身条件，做特色课程，建特色学校。中医药文化是传统文化的代表，中医药教材的出版发行是传统文化进课堂的重要部分，为提升国民中医药健康素养提供有力支持。

（四）中医药科学研究取得积极进展

1. 中医药学术继承能力增强　近年来，我国中医药学术继承能力显著加强。截至 2018 年，国家中医药管理局已开展 6 批次全国老中医药专家学术经验继承工作，制订详细的实施方案，以期通过深入开展中医药学术继承研究，系统整理名老中医药专家学术思想和临床诊疗经验，使得一批老中医药专家和民族医药专家的学术经验得到有效传承，培养了一批优秀的中医药临床骨干人才和学术特点突出、临床优势明显的中医药重点学科和重点专科。同时，中医药古籍文献、民族医药文献的保护整理与数字化工作全面开展。

2. 中医药科研投入产出不断增加　近年来，我国对中医药发展所需人力、财力、物力等方面的支持力度不断加大，促进了中医药事业的发展。2009—2017 年，从事中医药研发工作的人员和在研课题数量稳步增长。2017 年，我国中医药科研院所从事科技活动人员总量达 1.4 万，其中拥有研究生学历者达 4963 人，占比为 36.4%；全国中医药科研院所的在研课题数量达 3343 个，与 2009 年相比，增长率为 73.1%。同时，我国中医药科研产出也在不断增加，2017 年共发表中医药科技论文 6127 篇，出版科技著作 294 种，专利授权 229 件，各项成果产出均有不同程度的增长。

3. 中医药研究水平进一步提升，研究成果获国际社会认可

2016 年 12 月，国务院新闻办公室发布《中国的中医药》白皮书。据相关资料统计，我国已组织开展 16 个国家级中医临床研究基地建设及中医药防治传染病和慢性非传染性疾病临床科研体系建设，建立了涵盖中医药各学科领域的重点研究室和科研实验室，建设了一批国家工程（技术）研究中心、工程实验室，形成了以独立中医药科研机构、中医药大学、省级以上中医医院为研究主体，综合性大学、综合医院、中药企业等参与的中医药科技创新体系。累计有 45 项中医药科研成果获得国家科技奖励，其中科技进步一等奖 5 项。屠呦呦因发现"青蒿素——一种用于治疗疟疾的药物"，荣获 2011 年美国拉斯克临床医学奖和 2015 年诺贝尔生理学或医学奖；因将传统中药的砷剂与西药结合，治疗急性早幼粒细胞白血病，疗效得到明显提高，王振义、陈竺获得第七届圣捷尔吉癌症研究创新成就奖。开展中药资源普查试点工作，并初步建成由 1 个中心平台、28 个省级中心、65 个监测站组成的中药资源动态监测信息和技术服务体系，以及 16 个中药材种子种苗繁育基地和 2 个种质资源库。组织开展民族医药文献整理与适宜技术筛选推广工作，涉及 150 部重要民族医药文献、140 项适宜技术。这些科研成果的转化应用，为提高临床疗效、保障中药质量、促进中药产业健康发展提供了支撑。

（五）中医药国际影响力显著提升

1. 世界中医药发展势头良好　近 10 年来，以针灸为先导的中医药已传播到 183 个国家或地区，中医药已应用于全球，越来越多的国家和地区主动要求与我国加强在中医药领域的合作和交流。截至目前，我国与外国政府及有关国际组织已签订了含有中医药合作内容的双边政府间协议 96 个，专门的中医药合作协议 86 个。黑龙江中医药大学、南京中医药大学、天津中医药大学、浙江中医药大学等借助海外孔子学院建设的有利时机，分别在英国、澳大利亚、日本、葡萄牙等国创办了中医孔子学院、中医孔子课堂，有力地推动了中医药文化的海外传播。2017 年 7 月第七届金砖国家卫生部长会暨传统医药高级别会议通过《金砖国家加强传统医药合作联合宣言》，五条宣言分别是：一是共同加强传统医学教育培训；二是发挥传统医学临床优势；三是共同规范传统医药产品生产；四是科学探索和创新传统医学；五是促进传统医学从业人员交流。五国一致认为传统医学在提供卫生保健方面的价值日益增长，且传统医学作为初级卫生保健服务的一项资源，可以增进卫生保健服务的普及性和可负担性。

2. 《中医药"一带一路"发展规划（2016—2020 年)》促进中医药走向世界　为贯彻落实《推动共建丝绸之路经济带和 21 世纪海上丝绸之路的愿景与行动》，加强与"一带一路"沿线国家在中医药（含民族医药）领域的交流与合作，开创中医药全方位对外开放新格局，国家中医药管理局、国家发展和改革委员会联合印发《中医药"一带一路"发展规划（2016—2020 年)》，要求到 2020 年，中医药"一带一路"全方位合作新格局基本形成，与沿线国家合作建设 30 个中医药海外中心，颁布 20 项中医药国际标准，注册 100 种中药产品，建设 50 家中医药对外交流合作示范基地。中医药医疗与养生保健的价值被沿线民众广泛认可，更多沿线国家承认中医药的法律地位，中医药与沿线合作实现更大范围、更高水平、更深层次的大开放、大交流、大融合。《中国的中医药》白皮书记载，中医药传播到的 183 个国家和地区中，有很多是"一带一路"倡议相关国家和地区。世界中医药学会联合会发布的 17 条标准中，收集了中医药常用名词术语条目 6000 余个，并发布了中英、中法、中西、中葡、中意、中俄、中匈等不同语言的对照标准。在"一带一路"倡议的推动下，国家不断加大支持中医药走出去的力度，世界对中医的认知逐步提升。

二、目前我国中医药发展存在的主要问题

（一）中医药临床研究基础相对薄弱

运用现代科学手段研究中医，是继承与发扬中医药的必然趋势与要求。为推动我国中医药自主创新科研之路的发展，我国 2008 年启动第一批国家中医临床研究基地建设项目，遴选了全国 16 家三级甲等中医医院作为基地建设单位，基地对心脑血管病、糖尿病等重大慢病和艾滋病、新发传染病等 14 个重点疾病开展临床疗效评价研究，获得国际、国内认可。

2018 年，为贯彻落实党的十九大会议精神和《中医药发展战略规划纲要（2016—2030 年)》任务，国家中医药管理局启动第二批国家中医临床研究基地建设单位，全面提升中医药传承创新能力。在取得一定成绩的同时，我们仍然应该看到目前中医药临床研究存在诸多问题。我国规范开展中医药临床研究的时间较短，研究平台尚不成熟，以致中医药临床研究质量和西医相比普遍偏低等，中医药临床研究瓶颈亟待突破。

首先，研究方法选择有时不尽恰当。中医药临床研究虽借鉴了流行病学、循证医学等学科的研究方法，但仍不能完全满足中医药

学科发展的需要。如何建立既符合中医药自身特点，又能被国际学界所认可的研究方法体系成为当务之急。其次，研究实施与质量控制不到位。目前临床研究质量监管制度与体系尚不健全，研究者缺乏质控意识和相关知识，直接影响研究结果的真实性和可靠性，需要更加完善的质控体系作为保障，包括试验注册、风险管理、有因稽查、中心化监查、研究者及受试者依从性控制、受试者保护等方面，以促进中医药临床试验管理良性发展。最后，成果转化应用不足。临床研究的目的是更好地指导临床决策，但是当前临床研究的质量问题使很多成果难以直接转化应用，虽然我国已有很多中医临床实践指南问世，但其应用效果缺乏评估。

（二）中医药人才队伍建设较为滞后

人才是实现民族振兴的重要源泉和力量，也是中医药事业发展的内在动力。近10年来，虽然我国中医药领域人才培养力度不断加强，中医药高等院校招生规模逐年增加，中医药卫生技术人员数量稳步增长，但也应看到，与现代医学人才培养的数量、规模和质量相比，我国中医药人才队伍建设仍然相对滞后。2009—2017年间，我国中医执业（助理）医师数量占全国卫生技术人员数量比例仍然较低，2017年，其比例仅为5.9%，人才短缺情况不容乐观。

同时，我国基层医疗卫生服务体系中医药人才匮乏情况相较于综合医院更加严重。受城乡环境、工作条件和生活待遇等方面的影响，中医药类高校毕业生多因基层待遇低而不愿到基层工作。即使部分中医药大学毕业生到基层工作，也因环境、条件和待遇较低而逐步流失。尤其是在乡镇一级医疗卫生机构，新入职的中医药人才较少，老一批的中医师学历层次较低，知识更新缓慢，诊疗水平不能满足患者需求。

民族传统医药人才缺乏情况也十分严重。据统计，截至2017年，我国有15个少数民族设有本民族医药的医院，有民族医院284所，其中三级医院仅20所。在民族医疗机构中，有20%能够提供民族医医疗服务，中医类别医疗机构提供的民族医诊疗服务约占全部中医诊疗服务量的22%。然而，全国中医医生数量不足全国医务人员总数的1/10，中医的情况尚且如此，民族医医务人员就更少。一项调查显示，民族医专家掌握民族诊疗技术及其熟练程度不尽满意，在对民族专家的诊疗水平和业务能力评价中，52.36%的被调查者选择"一般"。

除此之外，还要警惕"中医西化"的现象。"中医西化"是指以西医"分析、实验、实证"的还原方法解析中医整体概念，或者简单以西医的说法为标准来研究、检验和评价中医理论的倾向。近年来，由于部分青年中医受西医观念影响较深，对中医理论信念动摇，有的医生虽在中医院工作，但却不用中医思维看病，脱离了辨证施治的根本原则，使中医学术精髓和特色不能得到有效继承。这种"中医西化"的情况，在部分地区的中医医院表现较为明显，对于中医药的传承和发展不利，需要引起警惕。

（三）中医药健康服务业发展起步较晚

2013年9月，国务院印发《关于促进健康服务业发展的若干意见》（国发〔2013〕40号），明确指出力争到2020年，基本建立覆盖全生命周期、内涵丰富、结构合理的健康服务业体系，健康服务业总规模达到8万亿元以上。在健康服务业发展的8项主要任务中，全面发展中医药医疗保健服务位列其中。放眼整个健康服务业市场来看，中医药健康服务业起步较晚，除以诊疗为主的中医药医疗服务外，中医药健康服务业尤其是中医预防保健服务、中医养生及康复服务、中医药健康养老服务等子市场规模不大，市场的强烈需求还未被激发。究其原因，可能有以下几个方面。

首先，市场准入门槛较低，产品和服务鱼龙混杂。目前，提供中医保健服务的非医疗机构主要为工商部门注册登记的企业。工商登记准入条件没有明确要求服务提供方在名称上使用"中医"等字样，因此相关机构采用足疗、刮痧、美容、养生、推拿、按摩等字样，审批就只需要提供卫生许可证，从业人员也只需要健康证即可，绝大多数不需要职业资格证和专业背景，这直接导致进入中医保健服务行业的人员良莠不齐，部分企业更是存在违规违法现象。

其次，行业标准缺乏，服务规范性较弱。中医预防保健服务属于现代服务业中个人消费服务的范畴，在国民经济行业分类标准中没有中医预防保健服务业这一分类，中医预防保健服务有关的行业准入和机构、人员、技术等方面的标准基本空白。可以说，法定意义上的中医预防保健服务业尚未建立，目前市场上提供中医预防保健服务的非医疗机构都是个体经营模式，没有统一的行业规范可执行，也无法被当作一个独立行业来协同发展。这从很大程度上阻碍了中医药健康服务业的良性发展。

最后，中医药健康养老服务尚处于起步阶段。2017 年，国家卫生计生委发布《"十三五"健康老龄化规划重点任务分工》，要求国家中医药管理局、民政部推动发展中医药（民族医药）特色医养结合服务。但目前我国的中医药健康养老服务市场较为混乱，部分打着"中医药健康服务"旗号的养老机构，提供的中医药服务缺乏科学性和系统性，提供中医药健康服务的人员不具备从业资格，致使中医药在老年人慢性病治疗和健康维护上的优势未能充分体现。加之养老服务业本身投资回报期较长，资本市场难免会急于寻找短期盈利的商业模式而忽略中医药健康养老服务市场本身的特征。

（四）中医药文化传播途径有待拓宽

中医药文化是我国传统文化的重要组成部分，是中医药事业发展的重要推动力。中医药文化的传播对复兴传统文化、实现中医药学价值、满足社会民众的健康需求、提升国家软实力具有至关重要的意义。近十年来，我国在中医药文化传播方面做了很多工作，如前文所提及的"中医中药中国行"活动及中医药"一带一路"发展规划等活动，都对我国中医药文化的传播起到了积极的作用。但同时也应看到，目前我国在中医药文化传播方面尚存在诸多短板。

第一，中医药文化认同危机普遍存在。虽然全球多个国家或地区对中医药的认同度不断提升，但社会民众对中医药文化不认同的现象仍时有存在。"中医是否是一门科学""中药是否有用"的质疑与辩论至今余音未绝。国际上部分国家仅认同针灸，但对中医其他方式方法并不认可，也不将中药划定为药品，这一现象在一定程度上是因为中国传统文化受西方文化的影响造成的。在西方科学主义占主导地位的情况下，中医药体系不符合西方近现代科学思维，加之长期以来中医药处在劣势地位，导致这种文化认同危机普遍存在。

第二，中医药文化传播渠道单一。近年来，中医药文化的传播大多是一种政府主导下的单向传播，缺少高校、社会组织和民众的多方互动。从社会治理的视角看，这种单向的传播投入很大，但却缺乏多中心互动参与所能产生的叠加效果。在宣传活动的策划中，政府部门往往以自身为传播中心，进行过于专业化的中医药文化宣传，忽视了民众对于相对专业的中医药健康信息的接受度和理解度，究竟传播效果如何，也缺乏相应的评价体系。

第三，中医药文化传播内容良莠不齐，难以甄别。由于新媒体的出现，大众传播媒介越发多样化。但在媒介对中医药文化内容进行传播的过程中，逐渐出现一些令人担忧的情况。部分媒体打着传播中医药文化的旗号进行虚假广告宣传，误导大众。随着经济社会的发展，民众对自身健康的关注度显著提升，不法分子利用民众对健康的热爱和对中医药知识的好奇心传播虚假内容，一旦这类信息被受众所采信，一方面会对民众的身心健康造成严重的后果，另一方面也会降低中医药健康知识在社会群众中的信任度。事实表明，提高人民健康素养是提高全民健康水平最根本、最经济、最有效的措施之一。据有关调查，2017 年我国仅有 13.4% 的居民具备中医药健康文化素养，中医药健康素养及文化传播任重道远。

三、我国中医药发展趋势分析

（一）完善政策法规，推动政策早日落地

"天下之事，不难于立法，难于法之必行"。《中华人民共和国中医药法》已于 2017 年 7 月正式施行，但由于《中医药法》贯彻实施中涉及法制、食品药品、宣传、教育、科研、财政等多个相关行业，如何协调多方利益，保证有法必依，是一项极富挑战性的工作。中医药行业产业链条广，涉及卫生健康、中医药、食品药品监管、农业、商务、发改等多部门，因此，构建多部门联动机制显得尤为重要。国际上普遍认为，"将健康融入所有政策"（HiAP）是实现高水平健康促进的行动路线。HiAP 的核心是只有当整个社会以及各部门建立起统一的健康价值观，用政策手段形成合力，最终才能推动 HiAP 的实现。同样，这一观念也可被用于中医药领域。如

何在相关法律法规制订时，将中医药摆在和西方医学同等重要的位置予以考量，明确两者的共同目标都是促进民众健康，是能否将《中医药法》规定内容细化落实的关键。就此，建议各级人大协调好有关方面，加强沟通互动，形成推动法规落地的合力。各部门当务之急是启动部门能法规的梳理工作，以往有一些与《中医药法》不一致的内容应尽早修订，以确保实践中的做法符合法律规定。

"中西医并重"的卫生与健康工作方针还需进一步落实。目前，我国事实上存在中西医"一条腿粗、一条腿细"的现象。国家层面应出台中西医并重刚性指标要求，便于检查考评和促进落实。比如，在中央预算内投资项目中增设市级中医医院项目；地方卫生事业财政投入上，优先保证中医医院的发展，在项目立项、科研审批、资金补助等方面应对中医医院倾斜；取消或放宽医疗设备审批条件，可由医疗机构根据需求配备。

除此之外，还需要尽快启动对《中医药法》及相关法律法规的普法宣传活动。每年的 12 月 4 日是全国法制宣传日，相关部门要抓住机遇，肩负起《中医药法》及相关法律法规的宣传责任。卫生健康部门固然是该法的主要执行者，但是也应注意，《中医药法》涉及不少中医药行业和市场的内容，因此，对于工商部门监管范围内的中医预防保健服务机构、中医药健康养老服务机构、中医养生机构等进行普法宣传也很重要。此外，运用新媒体、自媒体开展趣味普法活动，营造重视、关心、参与和支持中医药发展的良好氛围也很重要。

（二）政产学研用结合，建立中医药健康服务协同创新平台

政产学研用是一种创新合作的形式，即政府、产业、学校、科研机构、最终用户等相互配合，发挥各自优势，形成强大的研究、

开发、生产一体化的先进系统并在运行过程中体现出综合优势。在中医药发展中，很多问题可以尝试采用推进政产学研用协同创新发展来解决。如上文中提到中医药科学研究的相对薄弱问题，可以加大政府投入，鼓励用人单位和最终用户建立需求反馈渠道，倒逼学校和科研机构加速成果转化进度；在研究方向的选择上，更加注重临床研究与创新成果落地相结合，让临床研究成果更多地应用于实际维护人民健康，解决某一关键科学问题上。除此之外，还可依托已在建的中医临床研究基地，形成机制创新、人才培养、产品应用、模式示范为一体的中医药健康服务协同创新平台。

（三）加强队伍建设，构建中医药人才培养新模式

人才队伍建设在中医药事业发展中起到举足轻重的作用。目前，我国的中医药人才培养模式较为单一，因此，无论是从院校教育、毕业后教育还是从继续教育的角度，都需要创新人才培养模式，培养适应社会和时代需要的中医药人才。在院校教育方面，围绕建设"世界一流大学和一流学科"的总体要求，加强中医药重点学科建设，构建以中医药传统文化与经典课程为根基，以提升中医药健康服务能力为导向的课程体系。同时注重发展中医药交叉学科，如中医预防保健、中医治未病、中医药老年学等，鼓励中医药领域的跨学科研究，使中医在秉持传统的同时融入新鲜的血液，激发其创新活力。在"一带一路"倡议背景下，中医药需要抢抓时机，选择优质项目与丝绸之路经济带、21世纪海上丝绸之路沿线国家等开展中医药人才交流与合作项目，开设中医药健康暑期夏令营、中医药健康服务国际研修班、中医药国际人才培养项目等，既鼓励中医药人才"走出去"传播传统医学知识，也鼓励对中医药感兴趣的人"走进来"了解学习中医药健康知识，鼓励中医药院校在

境外开办中医孔子学院、中医药中心等。

（四）加强宣传，探索中医药健康文化传播新路径

习近平同志在全国卫生与健康大会上指出，要把老祖宗留给我们的中医药宝库保护好、传承好、发展好，坚持古为今用，努力实现中医药健康养生文化的创造性转化、创新性发展，使之与现代健康理念相融相通，服务于人民健康。完善的中医药文化传播机制不应是政府一方主导，而应该是在政府监督下，社会多方协同、全民普遍参与的立体化中医药健康文化传播机制。

中医药健康文化传播的目的是为了让民众了解中医药文化，受众群体应是整个传播过程的核心。如何针对不同知识层次、不同年龄层次、不同地域、不同收入层次的人制订各具特色的宣传方案，是一项有挑战性的工作，如电视剧《老中医》的播出为中医药健康文化创新传播渠道起到了较好的示范作用。除此之外，还可针对年轻人开发中医药主题桌游，设计中医药主题的动漫等，配合中小学的中医药知识课程，加强其对中医药文化的兴趣。针对老年人的宣传主题应聚焦在如何使其掌握正确、科学的中医药知识，如何甄别虚假宣传内容，避免自身利益受到侵害等。

（五）推进中医健康服务体系建设，提高基层中医药服务能力

如前文所述，中医药健康服务业内涵广泛，除了传统的中医药诊疗服务之外，还包括中医预防保健、中医健康养老、中医健康管理等内容，中医健康服务体系也绝不是单一的看病吃药就能涵盖，而是在整个"大健康观"引领下，采用中医药理念、技术和方法为人类健康的方方面面而服务。沿着这一思路，中医药多样化发展前途广阔。比如，发展中医药健康旅游，形成旅游产业融合的新业

态，既为旅游业转型升级增添了新的动能，也为我国经济结构调整注入新的活力。

此外，中医药需要主动拥抱互联网，形成"互联网＋中医药"的创新服务提供形式。目前，市面上已出现了中医望闻问切诊疗方法与物联网传感器技术相结合的产品，"互联网＋"和中医健康养生、养老、旅游的结合，对企业界的未来发展方向具有很大的参考意义。

总体而言，创新多层次多样化的中医药健康服务内容，对提升中医药在国民经济和社会发展的贡献率有很大作用。除此之外，在基层卫生服务机构需要着力提升其中医药健康服务能力。中医药根植于传统文化，与百姓有着天然的亲近感，政府需要合理引导和利用这种亲近感，实现"中医基层化、基层中医化"。

（作者为浙江中医药大学副校长）

甘肃省中医药特色改革的实践和探索

刘维忠

中医药是我国独具特色的医学科学和优秀传统文化，是中华民族的伟大创造和宝贵财富，几千年来为中华民族繁衍昌盛做出了重要贡献。中医药医疗保健具有重视整体、注重平和、强调预防、疗效确切、关注个体、突出简便等特点，具有广泛的群众基础。

2009 年 4 月，中共中央、国务院《关于深化医药卫生体制改革的意见》正式发布，强调要坚持中西医并重的方针，充分发挥中医药（民族医药）作用。随后国务院下发的《关于扶持和促进中医药事业发展的若干意见》，进一步明确在深化医改中充分发挥中医药作用、扶持和促进中医药事业发展。深化医药卫生体制改革为中医药事业发展提供了一个难得的契机。2016 年，《"健康中国 2030" 规划纲要》《中医药发展战略规划纲要（2016—2030 年)》发布实施，明确把中医药发展上升为国家战略，进一步聚焦中医药的继承、创新、现代化、国际化，提高中医药的贡献度。

为了在深化医改中充分发挥中医药特色优势，甘肃在启动深化医改以来，坚持走中医药特色医改之路，以最简单的方法解决最基础的问题，用尽可能少的费用维护居民健康，不断加大政策扶持力度，着力完善中医药服务体系，持续推进中医药服务进基层，简便廉验的中医药服务在解决群众看病贵问题、提高城乡居民医疗保障水平和服务甘肃经济社会发展等方面发挥了十分重要的作用。

一、实践和探索

甘肃经济总量小、自然条件差、农村人口多、医疗服务能力弱，75% 的财政支出来源于中央转移支付，政府和群众对看病的支付能力有限，决定了甘肃医改不能照搬发达地区以政府投入为支撑的模式，必须要坚持省情，走改革创新的路子。

（一）突出中医药在医改中的重要地位，在医改各个环节上融入中医药元素

为了发挥中医药在保障人民健康中的作用，突出中医药在深化医改中的地位，领导好中医药的改革，甘肃省建立了分管省长为召集人、28 个单位为成员的中医药联席会议制度，建立完善了党政领导、部门协作、全社会参与的中医药发展工作机制。省政府出台了《关于扶持和促进中医药事业发展的实施意见》（甘政发〔2010〕32号），在落实全国医改五大任务的基础上，专门下发了《在深化医药卫生体制改革中充分发挥中医药作用的实施办法（试行)》（甘卫中发〔2010〕116 号），确立了中医药在深化医改中的重要地位，明确了发展中医药是实现医改目标的重要途径。同时，将中医药工作列为医改文件的重点任务之一，并且在医改的六个配套文件全部融入了中医内容，每个环节上都有中医。积极争取国家中医药管理

局支持，下发了《国家中医药管理局关于支持甘肃中医药事业发展的意见》（国中医药办发〔2010〕41号），与甘肃省政府签署了共建中医药综合改革试点示范省的协议，挖掘中医药发展综合改革试点示范省的政策潜力，合力推进中医药事业发展。

2011年以来，连续密集出台了扶持和促进中医药事业发展的50多项政策措施，不断健全中医药管理服务体系，在服务体系上突出中医药和西医药相互补充，业务建设上实现中医药和西医药协调发展。实施了提高中医床位补贴标准、住院门诊运用地产药材和中医药适宜技术、新农合100%报销、县乡分级诊疗病种中西医同病同价等特色制度；城镇医保对中医医院起付线降低一个档次，报销比例提高10%。新农合对县级以上医疗机构的中医药服务报销比例提高20%，起付线降低30%。将实施基层中医药服务能力提升工程列为省政府为民办实事项目，强化基层中医药内涵建设。以乡村为重点，以综合医院、公共卫生机构和社区为补充，提出基层中医药服务体系建设的三个"全覆盖"：向乡镇全覆盖，向社区全覆盖，向村组全覆盖。市（州）卫生行政部门成立了中医药管理处（科），90%以上的县级卫生行政部门设置独立的中医科（股），各级综合医院、妇幼保健机构、疾控机构、监督机构成立中医科或中医药管理科；提升中医药服务能力，各级中医药医院建成了门类齐全、分布合理的国家、省、市、县四级重点中医药专科体系，所有综合医院、妇幼保健院设立了中医门诊和中医病床；加强基层中医药工作，推行乡镇卫生院（社区卫生服务中心）中医药服务"三个三分之一制度"（即中医就诊人数占总就诊人数的1/3以上，中药收入占药品总收入的1/3以上，中医药收入占总收入的1/3以上），初步建成了多层次、广覆盖、相对完善的中医药医疗服务体系和公共卫生服务体系。将中医药纳入公共卫生服务，在全国率先将中医治

甘肃省中医药特色改革的实践和探索

未病纳入基本公共卫生服务项目，将中医药充分融入健康体检、公共卫生服务、健康教育等各个领域和环节；组织创建中医药工作先进示范县市区，深入开展"西医学中医、中医学经典"及中医师带徒等特色活动，不断推进中医药深度参与医改，取得显著成效。

（二）坚持预防为主，深入实施健康素养提升工程，从源头减少患者

甘肃经济社会欠发达，医疗资源严重不足，维护群众健康就必须坚持预防为主、从源头上减少患者。为此，提出了"管理机构下基层、疾控机构进医院、健康教育进家庭"的公共卫生工作思路，建立健全疾控机构、基层医疗机构和医院分工合作的慢性病综合防治体系，通过加强健康教育等公共卫生措施，提升群众健康素养，做到早预防、早治疗，降低群众疾病发生率、减少患者数量。

通过积极开展重大疾病调查和干预，连续3年对患者数和消耗医疗资源最多、居民经济负担最重的前5种重大疾病，开展病因调查，制定干预措施，动员全民预防，尽可能减少发病；联合10多个部门出台了30多个涉及农业、水利、教育等健康融合发展的文件；实施全民健康素养促进行动规划，购买知名健康教育节目在市县电视台免费播放、进行"陇原健康行"健康教育百场巡讲，提升城乡居民健康素养；发动全省180多万农民群众开展自我健康管理、健康教育，教会群众履行"自己是健康第一责任人"职责；在农村制作健康文化墙、开展家庭护理知识和中医适宜技术培训，提高老百姓的自我救助意识和防范意识；为全省400多万农户免费发放健康工具包，并培训农民对关节炎、前列腺增生等十几种慢病进行自我养护和保健。

（三）深入实施公立医院"315模式"改革，维护公立医院公益性

推行公立医院"315模式"改革（完善监管、政府补偿、服务3个机制、突出中医药特色，实现5个目标），破除以药补医，建立科学补偿机制（实行价格调整补助75%，财政补助15%，医院加强成本核算后管理消化10%）。2015年以来，协调发改、人社、财政、民政等部门连续出台13个分级诊疗文件，在全省全面推行以病种为特点、以医师多点执业为保障的分级诊疗制度，每年选派近9000名医师到基层开展多点执业，持续推进新农合基金、医生和患者"三下沉"，分级诊疗制度实施效果明显。

2015年以来，中央深改办《改革情况交流》专题刊发4篇向全国介绍我省医改经验，分级诊疗经验得到刘延东同志两次批示肯定。医改过程中，强化行业监管，规范医疗服务，提出并坚持医疗机构和医务人员"八八排队"[医务人员八排队：医务人员用药量、抗生素使用量、激素使用量、目录外药品使用量、门诊患者输液人次比例、住院患者输液人次比例、患者自费比例、重点监控药品用药比例；医疗机构八排队：药品收入占总收入的比例、门诊输液人次占总门诊人次比例、平均住院费用、平均门诊费用、平均单病种（单次检查）费用、平均住院自费比例、大型设备检查阳性率、患者满意度]等22项制度，严查医疗机构过度医疗等损害群众利益行为，有效治理过度医疗和医院乱收费现象。

实施几年来，全省因为过度医疗等对5000多名医生给予处方权监护、限制、停职等处理。研制并在全省二级以上医院推广使用防统方软件，有效解决了医药购销领域索要回扣和收受红包等问题，省卫生计生委廉政风险防控工作得到省纪委、省监察厅肯定，被评

为 2013 年"全省反腐倡廉建设十大特色创新工作"，人民日报等多家媒体进行了专题报道。

（四）推进健康促进模式改革，积极倡导"将健康融入所有政策"

为有效缓解群众健康知识缺乏、就医秩序混乱、医院重院轻防、不合理分流患者等现象，确定了传播健康知识、教会保健技能、开展免费体检、合理分流患者、转变工作重心、改革支付方式、有效利用资源的工作思路，积极推行健康促进模式改革，努力使群众少生病、晚生病、不生病，把有限的医疗资源和资金让给切实需要医疗救治的患者，有效缓解看病难和看病贵。

推行将健康融入所有政策，从政府层面建立公共政策健康审查机制，要求政府和部门在制定规范性文件、重大公共政策和实施重大工程前，进行公众健康影响因素审查，有可能造成公众健康危害的，要暂缓出台甚至停止出台；强化疾病调查和预防干预，对疾病谱排序靠前、群众看病负担较重的高血压等 10 多种大病，强化疾病中西医预防干预。

开展长期巡回体检和个体化健康指导，以县为单位组成若干体检组，对易患患者群长期开展巡回体检，建立动态电子健康档案。村社成立由乡镇包村干部、村主任和计生专干、村医、队长组成的健康管理小组，根据体检结果，对确需医疗服务的人群合理分流到相应机构接受治疗；对暂不需要医疗服务、亚健康和健康人群，长期指导健康生活习惯，降低发病率。

改革新农合支付方式，按照总费用包干、合理奖惩、按期结算与服务数量质量考核挂钩的原则，将现行的按诊疗数量付费方式改革为年度总额定额、定期预先拨付方式，超出预付总额部分由医疗机构承担，引导医疗机构积极参与疾病预防，主动节约医药费用和医保资金。

完善基层健康服务体系，在县、乡计划生育技术服务机构加挂健康教育所牌子，对计生专干进行农村 20 种慢病管理知识轮训，融入基层健康管理服务队伍，形成县、乡、村三级健康教育和管理机构。提升群众健康素养水平，在全省农村推广普及"村级三件事"：即建设健康文化墙、组织健康教育沙龙、给农民发放健康保健工具包并培训中医适宜技术和食疗方法。号召全省的医务人员和卫生计生行政干部利用网站、微博、微信，广泛宣传健康知识，着力提升城乡居民健康素养水平。甘肃推进健康融入所有政策经验被世界卫生组织和原国家卫生计生委政法司总结并推广。

（五）以创建国家中医药产业发展综合试验区为抓手，推动中医药事业产业融合发展

甘肃是全国中药材主产区之一，气候条件非常适合中药材的种植、储存和加工，素有"千年药乡""天然药库"的美誉。2018 年全省中药材种植面积约 460 万亩，中药材产量约 120 万吨，道地药材标准化示范基地种植面积约 15 万亩。陇西、岷县、渭源、漳县、临洮等 11 个县（区、市）的道地药材种植面积超过 10 万亩。为发挥甘肃资源优势，以中医药产业发展助推甘肃脱贫攻坚工作，从 2013 年开始，甘肃积极争取申报创建国家中医药产业发展综合试验区。

经过不懈努力，2017 年，经国务院同意，国家发展改革委、国家卫生计生委、国家中医药管理局联合批复甘肃为全国唯一的国家中医药产业发展综合试验区。省政府成立了甘肃省建设国家中医药产业发展综合试验区协调推进领导小组，出台了支持陇药产业发

展、陇药大品种、大品牌推动龙头企业发展的政策措施，大力实施中药材规范化生产、中药现代化制造、中医药创新发展、中药材流通体系提升、中医药大健康产业、中医药国际化发展等 9 大工程，推进中医中药产业发展。

借助国家中医药局和旅游局批准甘肃陇东南中医生态保健旅游示范区为全国示范区的机遇，联合 10 多个部门推进药菜两用、养生旅游、药膳等产业发展，推动中医药健康服务业渗透到经济、生态、文化等领域；与"一带一路"战略融合，坚持"以学促医、以医带药、以药兴商、以商扶贫"，先后在国外建立 8 个岐黄中医学院和 4 个中医中心，促进中药材对外出口贸易发展，省内 180 个中医药产品在境外注册，当归、黄芪等优势大宗中药材出口量占全国的 90% 以上。

同时，甘肃积极举办中医药产业博览会，助推产业发展综合试验区建设、甘肃经济社会发展。2017 年 9 月，成功举办甘肃省中医药产业博览会和国家中医药产业发展综合试验区启动大会，签约项目 24 个，签约金额达 35.7 亿元；2018 年 10 月，成功举办首届中国（甘肃）中医药产业博览会，共签署战略合作框架协议 17 个、合同项目 39 个、协议项目 44 个、采购协议 29 个，累计签订各类合同协议金额达 185 亿元。

二、取得的主要成效

甘肃实施中医药特色医改以来，通过健康促进模式改革和中医药全面参与医改，充分利用"一带一路"的战略机遇和中药材资源优势，发展中医药产业，推动中医药对外服务与贸易，培育形成了新的经济增长点，初步形成了事业产业协调发展的双赢局面。甘肃的医改和中医药工作先后得到李克强总理的批示和中央深改办、国务院医改办、国家卫生计生委的充分肯定，国家中医药管理局也将甘肃确定为全国唯一的中医药发展综合改革试点示范省。经国务院同意，国家发展改革委、国家卫生健康委、国家中医药管理局批复甘肃为国家中医药产业发展综合试验区。时任国家卫生部部长陈竺专门为甘肃题词："用最简单的方法解决最基础的问题，用尽可能少的费用维护居民健康，走中医特色的甘肃医改道路"。时任国家中医药管理局局长王国强多次来甘肃指导中医药特色医改。甘肃的医改经验也多次在全国相关会议上进行交流。

（一）中医药在医改和社会发展大局中的地位和作用凸显

随着中医药在我省的广泛应用，有效控制住了医药费用的不合理增长。再加之医保、新农合报销等政策向中医药倾斜、向基层倾斜，使大量的患者从大医院分流到基层，医疗机构的分级分工更科学，卫生资源效率更高。以前基层常见的大输液、大处方、大检查的现象得到遏制，医患矛盾趋于缓和。据原国家卫生计生委卫生年鉴统计，甘肃省连续5年平均住院费、门诊费除西藏外全国最低。这些都充分体现了深化医改的成果——让群众看得上病、看得起病、看得好病。2016年，国家卫生计生委在起草基本卫生法时，委托甘肃起草了一稿（全国共两稿），吸收了甘肃医改经验。同时，随着国家中医药产业发展综合试验区建设，中医药产业发展已成为甘肃经济社会发展的支柱产业之一，特别是中药材的种植和加工带动了甘肃贫困地区经济发展，成为部分贫困地区农民增加收入，实现脱贫致富的主要产业。

（二）中医药服务体系日趋完善，中医药服务能力显著提升

经过几年的努力，建立起了覆盖城乡的一体化中医药服务网络。截至目前，全省建成国家卫生计生委临床重点专科（中医专业）6个、国家中医药局中医重点专科29个、省级中医重点专科（专病）197个，累计创建全国基层中医药工作先进单位31个、全国综合医院中医药工作先进单位41个、全省中医药工作先进示范市县49个。全省97.9%的社区卫生服务中心、94.1%的乡镇卫生院、97.4%的社区卫生服务站、82.5%的村卫生室能提供中医药服务。逐步形成了中医医院龙头作用优势明显、乡（街道）村（社区）医疗机构特色突出、布局合理的中医药服务体系，基本实现了农村乡镇、城市社区有中医、有中药的发展目标。

通过发展中医药事业，调整中医药优惠政策，狠抓"八八排队"等22项医疗核心监管制度的落实，中医药服务量持续增加，报销比例逐年上升。实行中医西医同病同价，城市职工住院、农民住院和门诊吃中药、用中医100%报销，群众受益率明显提高。实践证明，发展中医药事业，推广中医药服务，既有利于降低医疗费用、减轻群众负担、使群众得到更多的健康实惠，又有利于用足用活医保资金、发挥资金最大效益，提高医疗保障水平。

（三）加强了中医药人才队伍建设，为中医药发展提供人才支撑

深化"西医学中医、中医学经典"活动和五级中医药师承教育等培训工作，提高全行业中医药人才队伍数量和质量。与人社部门联合建立了中医特色职称评价体系，出台了岐黄1~13级职称评审标准，为中医药人才培养成长提供了政策保障，调动广大中医药人才工作积极性。目前全省有1名"国医大师"，3名"全

国名中医"，199 名"甘肃省名中医"，250 名"甘肃省乡村名中医"，226 名"甘肃省基层名中医"，60 个"甘肃中医世家"。甘肃中医药大学为省属中医药高等院校，博士授权单位，在校学生有1.9 万余名。

规范并加快健康从业人员的培训工作，与省妇联开办"陇原月嫂"培训项目，与商务部门合作在全省开展养老健康服务培训工作，扶贫部门依托卫生类学校开展涉及健康服务的"两后生"培训。开展卫生医疗和保健的职业技能鉴定认证工作，鼓励社会力量开办考前培训机构，指导民办职业培训学校大力开展养老护理员、母婴护理员、营养师、按摩师等职业（工种）培训，为中医药健康服务业发展提供了坚实的人才支撑。

（四）加强部门协调配合，形成共同推进中医药事业和产业发展的合力

以建设国家中医药发展综合改革试点示范省和国家中医药产业发展综合试验区为契机，多方争取、积极借助各部门力量共同推动中医药发展。协调发改、农牧、林业、水利、工信、食品药品监管等部门加强中药材种植、研发和利用，发展和壮大陇药产业；协调旅游、发改等部门推进我省中医药养生保健旅游业发展，努力打造"甘肃中医药生态保健旅游目的地"；协调商务、工信、外事等部门重点推进与"丝绸之路经济带"沿线国家在医药卫生领域，特别是中医药领域的合作，大力推动中医药服务贸易企业"走出去"，通过重点扶持、分类指导，打造一批具有国际影响力的知名品牌，培育一批中医药服务贸易骨干企业；协调食品药品管理管、工信等部门，鼓励和引导企业加大科技自主创新力度，加快健康保健产品的研发和营销；协调商务、食品药品监管部门加强药膳的推广应用。

甘肃省中医药特色改革的实践和探索

通过积极努力，初步建立完善了党政领导、部门协作、全社会参与的中医药发展工作机制，形成推动中医药发展的工作合力。

三、问题和不足

（一）中医药发展的工作机制还有待于进一步完善

以甘肃为例，近年来密集出台了许多扶持和促进中医药发展的政策措施，对于推进甘肃中医药特色的医改发挥了积极作用。但由于没有形成高效统一的中医药管理机制，许多政策措施的有效落实还有赖于各相关部门的积极推动。部分地方和部门对中医药工作认识不统一，没有真正做到"中西医并重"，影响中医法规政策的贯彻与落实。有的政策措施虽然出台了，但由于受自身经济条件和地方财政困难等原因限制，或由于相关部门没有制定易于操作的具体实施办法，一些政策还停留在文件层面，落实力度不够，在一定程度上影响了改革的成效。

（二）中医药投入占卫生投入比例严重失衡

近年来全国中医类医院的诊疗人次、出院人数和病床使用率都在持续稳步增长，据《2018 年我国卫生健康事业发展统计公报》显示，2018 年中医诊疗人次达 10.7 亿，住院人次达 3584.7 万，分别占医疗服务总量的 12.9% 和 14.1%。中医药服务在满足患者治病用药需求、减缓医药费用上涨、减轻患者和医保负担方面发挥了很好的作用，为顺利推进医改做出了贡献。但是与同期中央财政医疗卫生投入相比，所占比例严重偏低，2017 年（2018 年未公布）中医机构财政拨款为 460.4 亿元，仅占同期医疗卫生总支出 14599.7 亿元的 3.2%。由于中医药投入严重不足，中医医疗机构、专病专科建设亟须加强，基层医疗卫生机构普遍存在中医科室条件差、中医诊疗设备配备严重不足的问题。

（三）中医药"边缘化""西医化"趋势未得到扭转

近年来，随着国务院《关于扶持和促进中医药事业发展的若干意见》和《中医药事业发展"十二五"规划》等颁布实施，国家对中医药的扶持力度不断加大，基层中医药服务能力有了新的提升。但整体而言，当前中医药发展面临诸多体制、机制和政策制度等制约，相对西医药而言，中医药发展更显缓慢。中医药被"边缘化""西医化"的趋势尚未得到根本扭转，中医药的发展仍面临较大的困难。据《2018 年我国卫生健康事业发展统计公报》显示，2018 年我国中医机构仅占全国卫生机构的 6.1%，中医药人员仅占全国卫生技术人员的 7.5%，中医院与综合医院的差距进一步拉大。随着中医药"边缘化"，中医医疗机构为了生存和发展，其"西医化"趋势也逐步明显，中医医院热衷于开单子、做检查、用西药、做手术等西医治疗方法。部分中医院的中医师收入与医院的经营收入挂钩，医院只有多检查、多收费，才能生存并规避医疗风险，导致中医院进一步"西医化"。

（四）中医药人才匮乏的现状未能得到根本改善

据 2018 年我国卫生健康事业发展统计公报显示，2018 年全国有中医执业（助理）医师 57.5 万人，占执业（助理）医师的 15.9%。现有的中医药专业技术人员也存在分布不均的问题，对中医信任度高、需求大的基层中医人才严重缺乏。据统计显示，全国能提供中医药服务的村卫生室仅占69.0%，在一些地方的村卫生室，中医药服务主要依靠一些祖传师承和"赤脚医生"转化而来的乡村医生，这批人即将面临自然"淘汰"。而中医药大中专毕业生在基层非常少，高水平中医药人才下不去、留不住。一些方法独特、疗效显著、深受群众欢迎的民间中医又拿不到合法行医资格。

（五）"中医药"管理"西医化"的问题十分突出

中医药产生的历史、环境等具有其自身特色和规律，但是，当前在各种具体法规、政策、制度、措施中，都不同程度地存在不符合、甚至违背中医药发展客观规律、带有歧视性的规定，严惩阻碍和束缚了中医药的发展。在中医执业政策方面，我国有不少师徒传承的民间中医，治疗水平较高、成本较低、效果较好，深受群众欢迎，但由于无规定的学历而无法取得相应的资质。现行执业中医师考试制度均要求考西医（约占考试内容的40%），许多人因西医知识不足无法通过考试，不能领到执业证书；在中医职称政策方面，用西医职称办法评审中医职称，并要求中医人才考计算机知识、外语等，不能凸显中医特色，又大大限制了中医的发展，有的老中医虽然技术很好，但是辈子不能晋升高一级职称；在中医药教育方面，现在的中医药大学的学生大量的时间用在学英语、学西医上，普遍存在中医药学院的学生看不懂古医书的现象，甚至在中医药学院的授课老师也是西医，以至于造成学生"西医不精、中医不会"，成为中医药院校毕业生的真实写照；在中药政策方面，由于在新药审批方面用西药的理论、标准和方法来评审中药，致使许多医院内制剂效果良好、使用多年，但不能普遍使用、得不到推广，也不能审批为新药使用，限制了中药产业的发展。

（六）对中医传统资源抢救、挖掘、整理、保护不够

在我国传统的医学宝库中，独具特色的民间偏方，以其药源易得、使用方便、价格低廉、疗效显著、易学易用易推广的特点，几千年来广泛流传于民间。但近年来，因各种原因，作为我国传统中医文化的民间偏方传承现状堪忧。大量"民间验方"散落在各地，不少被拒之医学门外或被摒弃，导致许多民间中医"宝典"逐渐失传。这种情况，全国各地均不同程度存在。另一方面，优秀的偏方未充分挖掘，有的甚至面临灭失。因此，要加强对民间中医药偏方、验方的挖掘整理，让散在民间的"民间验方"更好地发挥作用，更好的为人民的健康服务。

（七）中医药产业发展基础仍需夯实

中医药健康服务业起步晚、底子薄，产业整体规模小且分散，又因普遍缺乏宏观引导和政策资金扶持，产业协调度低，中医药产业与相关产业融合发展面临诸多困扰，如中药材种植标准化水平低、中药材生产组织化程度不高、现代化水平低、中药材缺乏深度开发导致大量药材以低价格的原材料形式输出、企业自主创新能力不强、产品低端同质化等，造成药材主产区规模化和专业化生产优势没有得到充分发挥，短时间难以形成规模效应和竞争优势。

四、经验与启示

当前，中医药迎来了良好的发展机遇，我们要努力探索适宜国情、贴近民情的医疗卫生事业制度，推动中医药继承与创新，提升

中药产业技术水平，增强对基层的服务能力，在医药卫生体制改革中发挥特有作用，努力开创中医药事业持续健康发展的新局面，充分利用中医药的优势为医疗体制改革献力。

（一）建立完善中医药发展工作机制

建立完善党政领导、部门协作、全社会参与的中医药发展工作机制，增强各级领导对发展中医药工作的重要性认识，积极探索适合我国国情的中医药管理体制。密切与相关部门的协调配合，主动寻求与全省经济社会发展规划及财政、发展改革、社会保障、农业水利、工业商贸等相关部门工作的契合点，主动将中医药工作纳入经济社会发展全局，在农业、旅游、文化、产业等各个领域添加中医药元素，推动形成部门共识，共同推进中医药工作。

建立系统的衔接融合机制，将中医药工作有机融入卫生工作全局，集全系统之力共同推动中医药与整个卫生工作的协同发展，促进中医药在综合医院、中医医院、基层机构、公共卫生机构、卫生监督机构等全面发展，推动中医药在公共卫生、基本救治、卫生应急、康复保健等各个领域发挥独特作用，有效扩大中医药服务领域。

（二）积极探索扶持中医药发展的相关政策

按照公共财政体制要求，建立稳定的财政投入机制，确保各级政府对中医药事业的投入逐年增加，财政性经费原则上不低于同期财政经常性支出的增长幅度，各级财政将中医经费实行预算单列，合理安排中医专项经费。按照预防为主、中西医并重的医疗卫生工作方针，力争在医疗卫生投入中逐步实现预防、中医、西医投入各占三分之一。加强中医医院、民族医院的基础设施建设工作，强化现有的二、三级中医医院功能建设，大力发展中医专科医院，鼓励综合医院发展中医特色专科，政府给予专项资金支持。调整和增设中医特色诊疗项目，提高中医诊查费及针灸、推拿、中医正骨等传统中医医疗服务项目的服务价格，充分体现中医药服务成本和技术劳务价值，适当放宽使用中成药、中药饮片、中药院内制剂的利润率，保护和扶持传统中药发展。

将符合条件的中医诊疗项目、中药品种和医疗机构中药制剂纳入报销范围，继续降低中医医院报销起付标准，提高中医药报销比例，探索按中医病种付费的实现方式。增加基本药物目录中中药品种，基本药物的供应保障、价格制定、临床应用、报销比例要充分考虑中药特点，鼓励使用中药。实行中医药院校现代教育方式与鼓励师徒传承传统教育方式"两条腿走路"的方针，加大对中医药人才的培养。临床类别执业医师（含助理）经过中医药系统培训或中医药专业进修，或中医药系统培训和专业进修合计满两年，经所在执业机构考核确认中医药专业技术达到相应水平的，可以开展与本专业相关的中医诊疗技术。

（三）完善综合医院中西医并重发展方式

县级以上综合医院成立中医管理科，积极开展中医药服务管理和考核工作。各综合医院要制定并落实发展中医药服务的方案、考核制度、分配制度和中医师到西医科室查房制度等。给予政策激励，鼓励包括中医科室在内的临床各科室开展中医药服务。加强综合医院中医科建设，综合医院住院部中医病床数不低于医院总床位数的5%，具备一定规模的医院，可根据实际需要设立独立病区。加强中医专科（专病）建设，突出中医药优势特色，鼓励有条件的综合医院积极创建省、市级重点中医药专科（专病）。

大力组织开展中医药学术创新、技术服务项目引进推广活动，使就诊群众在接受西医西药诊疗技术服务的同时，也能享受到及时、安全、有效、便捷的中医药服务。通过科室间定期中医会诊、转诊和中医师到西医病区开展定期查房和中医特色服务等方式，把中医药服务拓展到医院相关临床科室，使综合医院中医参与治疗率达到80%以上，纯中医治疗率达到30%以上，非手术治疗率逐步提高。同时使中医药收入占总收入的比例逐步提高，抗生素使用量逐步下降。经过努力，使县级以上综合医院全部实现真正意义上的中西医并重和中西医结合。

（四）积极探索基层中医药发展路径

在编制农村卫生服务体系标准化县级医院建设规划时，县中医医院项目不少于1个。在制定公立医院区域布局和结构调整规划时，要对县级中医医院进行科学规划和重点加强，确保公立县级中医医院不改变中医性质。尚未设置中医医院的县市区要尽快设置。确无条件设置的，应加强公立综合医院的中医科建设或设置中医门诊部。

积极推进乡镇卫生院中医科、中药房标准化建设，落实乡镇卫生院等级评审标准中医药考核指标。鼓励有条件的县（市、区）推广县乡中医药业务管理一体化模式。积极引导乡镇卫生院建设中医药特色专科（专病），每县建成3个以上的中医药特色乡镇卫生院。在招录医学毕业生到乡镇卫生院工作的计划中，要求中医药专业人数不低于30%。在同等条件下，乡镇卫生院中医药人员可优先晋升上一级专业技术职称。

以县为单位，积极开展在村卫生室利用地产中药材和中医药适宜技术治疗农村常见病工作，出台医保政策从门诊统筹中全额报销。村卫生室要配备开展中医药适宜技术的中医药必要诊疗设备，并设置中医药文化和科普知识宣传栏。鼓励乡村医生积极开展符合国家规定的中医药师承教育工作，将民间一技之长中医人员纳入乡村医生管理。发挥中医在治未病方面的优势作用，加强健康教育和健康促进，培训群众掌握中医适宜技术，教会群众作"自己是健康第一责任人"，培养健康的生活方式，从源头上减少疾病的发生，实现用较低的费用更好地维护群众健康。

（五）传承和弘扬中医药文化，为中医药发展营造良好的社会环境

中医药文化作为中华民族优秀传统文化的代表，凝聚着中国传统文化的精髓，是我国文化自信的深厚根基。发展中医药一定要传承、保护、发展好中医药文化，通过在中小学开展中医启蒙教育，继承和发扬我国优势的传统中医药文化，早日培养中医药学术思维。还要加大中医药文化的宣传和中医中药科普推广力度，讲好中医故事，让中医药生活化、百姓化，推进中医药大众化、科普化，既能"传承中医药文化，普及中医药知识"，又能使社区百姓了解常见慢性病的预防和保健知识，从而提高他们的自我保健能力。

同时，也要对各种打着家传秘方旗号，坑害消费者的江湖术士进行打击，重塑人们对于民族医药的信心。通过全社会对中医药文化的宣传普及，提高中医药文化的社会普及率，努力营造全社会信中医、用中医、吃中药的良好氛围，不断推动中医中药的继承和发展。

（作者为原甘肃省卫生计生委党组书记、主任、中华中医药学会副会长）

新医改以来我国医疗卫生信息化建设的北京实践与探索

琚文胜　王　晖

信息化天赋变革社会的基因。信息化是指培养、发展以计算机为主的智能化工具为代表的新生产力，并使之造福于社会的历史过程。从 20 世纪 50 年代中期开始，以计算机的诞生为象征，人类社会跨进第三次浪潮文明，走向信息社会。在信息社会中，层出不穷的智能化工具改变了人们的生产方式、工作方式、学习方式、交往方式、生活方式、思维方式等，有的甚至是彻底的颠覆，人类社会因此发生深刻的变化。

2009 年 4 月，《中共中央国务院关于深化医药卫生体制改革的意见》（中发〔2009〕6 号，以下简称《意见》）出台，提出了"建立健全覆盖城乡居民的基本医疗卫生制度，为群众提供安全、有效、方便、价廉的医疗卫生服务"的改革目标。近 10 年是医疗卫生信息化高速发展的时期，云计算、大数据、移动互联、物联网、人工智能等新兴信息技术快速融入人类社会的方方面面，人们的工作、学习、生活等各个领域，都发生了巨大变化。网络购物、互联网金融、新媒体、可穿戴设备、智能电器等在 10 年前或闻所未闻或被视为另类的新事物，而在今天却成为时尚潮品，成为许多人的生活方式。医疗卫生信息化在得到快速发展的同时，为推进医改提供了强有力的支撑。

一、新医改对医疗卫生信息化提出了新要求

《意见》明确提出"建立实用共享的医药卫生信息系统"，信息化成为支撑深化医药卫生体制改革"四梁八柱"的八柱之一。这个文件不仅对我国医药卫生体制改革具有重大意义，对我国的医疗卫生信息化建设更是具有划时代的意义。这是第一次在中共中央、国务院的文件中就医疗卫生信息化提出建设意见，也是第一次如此鲜明地把医疗卫生信息化建设作为卫生事业改革和发展的支撑，而且用了较多的笔墨明确了卫生信息化建设的总目标和具体目标，说明信息化在医药卫生体制改革中的作用举足轻重，事关成败。

《意见》下发之后，极大地推动了医疗卫生信息化的建设与应用。2010 年开始，中国医疗卫生行业信息化投资和增幅显著上升，其中中央财政投入了 27 亿元，专门用于基层的卫生信息化建设。同年，卫生部制定了《卫生信息化建设指导意见与发展规划（2011—2015）》，提出了"十二五"期间医疗卫生信息化建设的总体框架，即国家"3521"工程，要求加强国家、省、地（市）三级卫生信息平台建设，加强公共卫生、医疗服务与管理、卫生综合管理等信息系统建设，推进健康档案和电子病历基础资源库建设，加强国家医疗卫生信息网络建设。原国家卫生计生委在"十三五"期间又进一步提出"46312"工程，将平台应用延展到县级，同时增加了人口数据库建设等内容。

2015 年 3 月，国务院下发《国务院办公厅关于印发全国医疗卫

生服务体系规划纲要（2015—2020 年）的通知》（国办发〔2015〕14 号），要求积极应用移动互联网、物联网、云计算、可穿戴设备等新技术，推动惠及全民的健康信息服务和智慧医疗服务，推动健康大数据的应用，逐步转变服务模式，提高服务能力和管理水平。2016 年 6 月，国务院下发《国务院办公厅关于促进和规范健康医疗大数据应用发展的指导意见》（国办发〔2016〕47 号），要求综合运用健康医疗大数据资源和信息技术手段，健全医院评价体系，推动深化公立医院改革，完善现代医院管理制度，优化医疗卫生资源布局；加强医疗机构监管，健全对医疗、药品、耗材等收入构成及变化趋势的监测机制，协同医疗服务价格、医保支付、药品招标采购、药品使用等业务信息，助推医疗、医保、医药联动改革。

2018 年 4 月，为提升医疗卫生现代化管理水平，优化资源配置，创新服务模式，提高服务效率，降低服务成本，满足人民群众日益增长的医疗卫生健康需求，国务院下发《国务院办公厅关于促进"互联网＋医疗健康"发展的意见》（国办发〔2018〕26 号），鼓励医疗机构应用互联网等信息技术拓展医疗服务空间和内容，构建覆盖诊前、诊中、诊后的线上线下一体化医疗服务模式。为落实国务院文件要求，2018 年 7 月、9 月，国家卫生健康委先后下发《关于深入开展"互联网＋医疗健康"便民惠民活动的通知》《互联网诊疗管理办法（试行）》《互联网医院管理办法（试行）》等文件，推动"互联网＋医疗健康"落地见效。

二、各地医疗卫生信息化建设探索情况概览

新医改十年来，随着对医疗卫生信息化重视程度的提高，制定

颁布医疗卫生信息化文件的部门层次达到了前所未有的高度，《国务院办公厅关于促进和规范健康医疗大数据应用发展的指导意见》（国办发〔2016〕47号）明确提出，健康医疗大数据是国家重要的基础性战略资源，医疗卫生信息化从专业部门规划上升到国家战略，这对各地发挥信息化助力医改起到了积极的推动作用。

（一）推进健康信息互联互通，促进优质医疗资源下沉

各地加快建设互联互通的全民健康信息平台，为医疗资源和健康信息纵向流动畅通渠道；截至2017年底，20个省份完成基层信息化项目建设；广泛开展远程医疗服务，探索保障机制，促进优质医疗资源向基层特别是834个贫困县拓展延伸；各地通过信息化手段加快推进家庭医生签约服务，将患者留在基层。广东省为落实分级诊疗政策，实现县域内住院率达90%左右，基本实现大病不出县的医改目标，利用全省住院病案数据分析和监测辖区内各个县（市）县域内住院率，支持医改精准发力。2015年7月，贵州省率先在全国出台远程医疗服务管理办法，将远程医疗服务按照常规诊疗费用纳入基本医疗保险报销范围。截至2017年底，贵州已实现所有199家县级以上公立医院的远程医疗服务全覆盖，优化了资源配置，提升了卫生服务的可及性。

（二）推进医院信息化标准化建设，方便患者就医

各地普遍加强基于电子病历的医院信息化建设，优化就医流程，推广预约分诊、智能导医、报告推送等便民服务；积极开展移动医护管理、临床决策支持、药物精准治疗、运营辅助监管，提高医疗质量；越来越多医院开展互联网健康医疗服务，探索智能机器

人等数字化工具应用，满足群众多层次、多样化的健康需求。浙江大学邵逸夫医院打造"全流程移动化智慧医疗服务系统"，患者在院内可实时了解就诊进程和诊疗结果，在院外可随时获取医疗资源和健康信息支持，极大改善就医体验，并已向 120 余家三级医院推广。杭州从患者反映最直接、最强烈、最迫切的就医问题入手，利用信息化手段，打造"智慧医疗"，推出分时段预约诊疗、智慧医疗诊间结算、出入院床边（护士站）结算、网上查询检查检验报告、远程会诊系统、双向转诊系统等便民惠民举措，给群众带来了实实在在的好处。上海申康医院发展中心 2006 年率先在市级公立医院中启动建设临床信息交换共享平台，即"医联工程"，2012 年实现了 38 家市级医院的全覆盖，实现患者诊疗信息的共享，避免重复检查、检验和用药，降低患者的就医成本，提升医疗服务质量。

（三）推进支付方式改革和异地就医即时结算，减轻就医负担

各地积极推进以按病种付费为主的复合型医保支付方式改革，截至 2017 年底，50% 的公立医院开展按病种付费，减轻群众医疗经济负担；顺利推进新农合异地就医联网结算工作，累计开通跨省就医定点医疗机构 1600 多所；广泛引入诊间结算、医保移动支付功能，解决医保费用实时报销问题。

（四）推进集中招标采购平台建设，加强药品监管

各地积极探索利用信息化手段支撑医药供应保障体系改革，截止 2017 年底，全国 31 个省（区、市）均建成省级药品集中采购平台并与国家药管平台实现联通，实现短缺药品监测预警及行政监管等功能。

（五）推进大数据辅助决策应用，加强行业治理监督

各地围绕卫生行业改革发展，积极应用信息化、大数据思维和手段辅助决策分析，促进治理体系和能力的现代化。浙江省建设医院综合监管与服务平台，围绕综合医改试点以及各项医改目标和工作需要，建立6大模块102项指标体系，并进行大数据检测分析和展现。四川省建立监管信息平台，通过数据采集、数据分析，对全省医疗机构、医务人员、医疗行为进行监管，发现问题核实整改、现场调查、责任追究，有力地规范了医疗服务行为。

三、医疗卫生信息化在北京医改中发挥的重要作用

为深入推进医药卫生体制改革，更好实现"三医联动"，北京市人民政府《关于继续深化医药卫生体制改革的若干意见》中明确提出，加快居民健康档案和电子病历信息系统建设，充分利用信息化技术提高居民健康和慢性病管理水平。支持发展远程医疗、移动医疗，加大优质医疗资源利用效率和辐射带动作用，提高患者就医的便利性。逐步整合信息资源，加快信息标准化建设，推进医疗、医药、医保、健康管理等各类信息实现互联互通、资源共享，提高监督、管理和服务水平。为实现文件提出的要求，北京在公共卫生、基本医疗、卫生管理等领域的信息化开展了有益的实践与探索。

（一）公共卫生方面

1. 智慧家庭医生服务　2008 年 9 月，北京市卫生局启动了全市统一的社区卫生服务综合管理信息系统的建设，覆盖了 16 个区、350 个社区卫生服务中心和 2900 个社区卫生服务站，在统一建设的同时兼顾各区的个性化发展。通过动态、连续的居民电子健康档案，家庭医生可以全面了解所辖社区居民健康状况，从而更好地为居民提供主动、连续、全面的医疗和预防保健服务。

部分区在全市统筹下积极利用信息技术为百姓提供创新服务，并取得成效。东城区运用远程无线通信技术，研发健康信息采集传输系统，设计应用便携式"移动医疗箱"，提升了社区居民慢病管理依从性，推动了居民健康管理的连续性、实时性和精细化。昌平区基于二三级医院和社区之间高血压等慢病数据的共享，实现智能提醒和慢病信息推送，方便社区建档管理，提高全区慢病管理率。

北京市丰台区方庄社区卫生服务中心于 2013 年 5 月开始进行全科医学规范化诊疗流程再造，利用信息化手段推行家庭医生签约和预约就诊服务。2016 年 1 月开始逐步构建出智慧家庭医生优化协同模式，这一新模式是社区全科医生与辖区户籍居民自愿签订协议后，围绕居民个人及家庭健康需求组织服务，以人工智能、电子数据和互联网为支撑，为签约居民提供治疗、预防、康复、居家护理等协同一体化的健康照护新模式，该模式已向全市社区卫生服务机构推广。

2. 便捷预防保健服务　妇幼保健信息系统实现了妇幼保健全周期的管理，通过"北京妇幼"微信公众号方便孕产妇预约建档，通过孕期心理健康评估模块对孕产妇孕前、孕期、产后心理健康进行评估。新生儿耳聋基因筛查和新生儿疾病筛查的结果可以通过网站实时有效获取。

2009 年 1 月开始构建的覆盖全市 580 个预防接种门诊的免疫规划信息管理平台，建立了预防接种管理新模式，在全市实现了"一地建卡、异地接种"，儿童接种疫苗可以"想在哪打就在哪打"；通过信息系统打造数字化门诊，优化了预检、候诊、接种、留观的全过程，使门诊环境更舒适，接种流程更合理；通过"互联网＋免疫接种"服务，百姓可用手机随时查询儿童接种信息，预约接种日期和时间，查询第二类疫苗种类和价格，提前支付相关费用，查询接种门诊位置与路线，反馈接种后不良反应、了解疫苗相关知识信息等。

北京市疾病预防控制中心支持指导的"e 检知艾滋病多元化检测项目"是基于互联网、物联网的艾滋病干预与咨询检测平台，旨在确保受检者隐私得到保护的前提下，为受检者提供便捷、保密、准确、免费的 HIV 抗体检测服务。通过检测知晓感染状况，进而采取治疗和预防措施，有助于控制艾滋病，共享健康生活。

（二）基本医疗方面

1. 预约挂号，方便就医　为规范就医秩序、方便患者就医、减少等候时间，2011 年 11 月，北京市推出了统一预约挂号平台。全市 150 余家医院接入，每天放号 10 万个，患者可以通过网站或手机 APP 进行预约挂号，避免了窗口排队和拥挤，方便了百姓就医。启动了京医通项目，覆盖所有市属医院，患者可通过"京医通"微信公众号或者在医院现场进行预约挂号、自助缴费、报告查询等服务，方便患者就医。

根据 2018 年的调研结果，北京地区 87% 的三级医院和 41% 的二级医院为患者提供自助预约挂号服务，为患者就医提供便利。部分医院在智能导医分诊方面取得成效，如中国医学科学院阜外医院通过智能分诊，为患者提供适合的科别和医师，使患者对症就医。利用智能分时诊疗合理安排就诊时间，提高了就医效率，改善了患者就医体验。

2. 信息查询，明白就医　为使患者方便就医、明白就医，北京市、区两级卫生行政部门及各医疗机构等采用不同手段为患者的医疗健康信息提供查询服务。居民可以通过国家卫生健康委官方网站查询医疗机构执业登记、执业医师及护士、医疗价格等信息，有助于患者在就医中选择合适的医疗机构。医疗机构在为患者提供医疗健康信息查询方面成效理想。

根据 2018 年的调研结果，北京地区 77% 的三级医院和 41% 的二级医院可以为患者提供个人医疗健康信息查询服务，查询的内容包括门诊记录、检验信息、检查报告、用药信息、住院记录等内容；96% 的三级医院和 66% 的二级医院可为大众提供医疗信息查询服务，内容包括医院基本信息、挂号就诊资源信息及医疗价格信息等。

3. "互联网＋医疗健康"，服务模式创新　《关于促进"互联网＋医疗健康"发展的意见》出台后，医院在推进"互联网＋医疗健康"服务模式创新方面取得成效。如北医三院通过微信健康服务平台实现挂号、缴费、报告查询、就医评价、随访调查、慢性病管理、用药提醒、互动指导等一站式便捷、高效的互联网＋健康服务，有效缓解三长一短，减少院区拥堵；线上医疗 APP 有在线服务医生 300 多名，可实现医生与患者的在线沟通交流，有效地降低了"小病跑大医院"的概率，足不出户与大牌专家一对一交流。中国医学科学院阜外医院针对患者用药依从性和医师二级预防用药指南遵从性不足的问题，通过手机 APP、微信与互联网技术，建立中心、医院、临床医师三层面的用药干预体系，有效改善了患者用药依从性，提高了二级预防用药指南遵从性。根据 2018 年北京地区医院信息化惠民服务评比活动的不完全统计，北京地区 19% 的医院实现互联网＋咨询服务，14.7% 的医院实现互联网＋随访服务。

4. 区域协同，有序就医　"基层首诊、双向转诊、急慢分诊、上下联动"的分级诊疗模式是新医改的目标和任务，而通过信息的联通是实现分级诊疗，缓解看病难的重要支撑手段。市、区、医疗机构都在积极探索信息技术的应用，助力分级诊疗和远程医疗。部分区依托区域平台实现区域内的双向转诊，引导患者有序就医，建成区域医学影像、检验会诊中心、心电系统等，实现区域内各医院间协同合作，取得一定成效。如大兴区建立的远程心电信息系统覆盖首都医科大学附属安贞医院、北京市大兴区人民医院、17 个社区卫生中心、27 个社区卫生站、120 急救分中心，患者就近到社区卫生服务站或社区卫生服务中心就诊，就可以得到上级医院及时诊治，极大缩短了患者的救治时间。昌平区建立的区域影像中心覆盖北京清华长庚医院、北京市昌平区医院、16 家社区卫生服务中心，社区卫生服务中心影像检查可以上传到上级医院进行诊断，让老百姓在家门口享受到二三级医院诊疗水平的服务。顺义区建立的区域影像会诊中心覆盖 24 家基层医疗机构和区医院，月会诊 1000 多例，带动基层提升能力。中日友好医院建立的国家级远程医疗协同网络目前已经连接全国 31 个省、自治区、直辖市及中国澳门、中国台湾的 4000 余家二级以上医院，建立了 15000 余名医师的资源库，以政策研究、医疗协同、技术创新、示范推广为重点方向，形成了国家－省－市－县－乡－村的网络，推动"互联网＋医疗健康"提升基层能力建设。

5. 电子病历共享，全面掌握病情　2010 年 9 月，卫生部下发

《电子病历试点工作方案》，探索建立适合中国国情的电子病历系统，在全国 22 个省开展电子病历试点，北京市有 10 家医院参加。自试点后，电子病历迅速发展。通过电子病历系统的实施，进一步规范了医疗行为，提高了医疗质量和工作效率。

北京市自 2015 年 1 月开始建设电子病历共享工程，通过该系统联结了北京地区 30 家医院，已经实现了医院电子病历信息共享。内容包括患者基本信息、疾病诊断信息、医嘱用药信息、检查检验信息等，其中 13 家医院通过信息系统改造实现了信息调阅并在共享调阅的基础上实现患者药物过敏的提醒、患者重复用药的提醒和重复检验的提醒功能。截至 2019 年 5 月，30 家医院电子病历信息的共享调阅总量 249 余万次，为医生全面掌握患者医疗健康信息和健康状况，提高服务的质量提供了基础支撑。

6. 医保实时结算，减轻就医负担　北京市近 2000 万医保参保（合）人员已经全部实现持卡就医直接结算。此外，北京所有有住院业务的 600 余家定点医疗机构均已纳入跨省异地就医直接结算定点范围。北京市与全国所有省市和新疆生产建设兵团医保信息系统均可联网直接结算，直接结算备案人员范围扩大到异地长期居住人员、常驻异地工作人员和异地转诊人员，扩大到城乡居民基本医疗保险参保人员。医保就医费用实时结算给患者带来了实惠，减轻了就医负担。

7. 大数据应用，辅助临床决策　北京大学第三医院运用大数据分析技术、知识图谱等，建立智能诊断辅助系统，在医生书写病历时，系统自动为医生弹窗推荐疑似诊断，辅助医生进行诊疗，有助于减少医疗差错，提高临床效率。在心内科使用期间对 373 个患者进行统计，诊断列表命中出院诊断准确率达 87%。

首都医科大学宣武医院应用了临床辅助决策支持系统，临床医生书写病历、放射科医师书写报告、各治疗系统制订治疗方案时，根据患者主诉、检验结果、影像描述等个性化指标推荐诊断、治疗方案，为临床医生提供辅助决策。

中国医学科学院肿瘤医院作为国家癌症中心的依托单位，建立国家癌症防控一体化平台，目前已经在多个省份推广使用，该平台具备风险人群在线评估、高危人群预约筛查、筛查数据实时上报等功能，基于平台应用积累的数据，为辅助临床科研和决策打下了基础。

首都医科大学附属北京世纪坛医院整合了近十年来的临床数据，基于医疗大数据平台，通过自然语言处理技术完成病历文档后结构化处理，并实现 2000 多个指标的多条件检索，为多个临床科研项目提供数据支持，同时，基于大数据技术建立腹膜肿瘤临床专病数据库，对腹膜肿瘤的发病机制、治疗效果评估等科研起到支持作用。

8. 人工智能应用，提升服务能力　北京友谊医院、北京中医药大学东直门医院在运用人工智能影像辅助筛查系统辅助医生诊断影像方面取得了很好的应用，70% 的肺病患者是使用该系统完成预测辅助诊断的。辅助筛查系统实现了肺部结节位置的自动识别和标记，医生可以在几秒钟内找到患者肺内所有结节，提升了阅片效率，同时有效避免漏诊、误诊的情况发生。

北京大学口腔医院通过应用口腔门诊语音电子病历系统，在口腔门诊高噪声、无菌、医生行动受限的环境下，实现医患沟通、检查、处置过程全程录音，医生以口述的方式描述电子病历内容，通过智能语音系统，在医生工作站实时展现医患交流内容、自动生成结构化的电子病历。智能语音电子病历系统已经在北大口腔实现常态化的应用，提高了电子病历生成效率。

北京市丰台区方庄社区卫生服务中心运用人工智能技术，将临床指南和临床诊疗思维路径嵌入医生工作站系统中，系统根据患者症状描述分析出患者的疑似危重状况和疑似常见情况，针对疑似的危重情况提示医生重点问诊和查体内容以利于早期识别诊断。针对疑似常见情况提示疾病相关诊断信息、需完成的检查、合理用药提醒等内容，智能诊断系统的应用极大地避免了误诊和漏诊的发生，提高了社区规范化科学化治疗水平。

北京市海淀区甘家口社区卫生服务中心部署应用"智医助理"人工智能语音随访系统，将医疗人工智能语音交互技术、医学知识图谱技术运用到家庭医生服务过程中，帮助甘家口社区卫生服务中心家庭医生团队开展家庭医生签约、居民健康服务、健康宣教等工作，提升社区居民服务能力，提高健康医疗服务质量，提升社区居民的满意度和获得感。

北京积水潭医院与北京航空航天大学联合自主研发的 Ti Robot 骨科手术机器人于 2015 年在北京积水潭医院应用，完成了全球首例基于术中实时三维影像的机器人辅助胸腰椎骨折内固定和首例复杂上颈椎畸形矫正手术，取得了令人满意的效果，与传统手术方法比较安全性高。

（三）卫生管理方面

1. 政务服务一网化　按照北京市关于推进全市政务服务"一张网"建设的要求，完善网上政务服务大厅功能，实现一网通办，在市政务服务中心进行受理、审批、办结"一站式"办理，卫生有关政务服务事项网上申报率已达 100%，做到"足不出户"即可完成网上申报。

医政医管电子化注册系统投入应用后，医生、护士、医疗机构的办理人在电子化注册个人端提交申请材料的电子版，经过医疗机构端确认后，北京市卫生健康委可在审批端先行预览审批，业务办理人携带纸材料到现场一次即可办理完毕，提高了工作效率，缩短了行政审批时间。

2. 卫生监督执法规范化　在全国率先建设智能化卫生监督执法信息系统。卫生监督员可通过移动手持设备进行现场执法检查，现场打印监督笔录、卫生监督意见书、处罚决定书等。同时，监督员可通过无线网络实时查询监督管理单位、医生、护士、公共场所服务人员资质信息，实现卫生监督执法工作互联互通。通过使用手持执法设备进行现场执法，规范了执法行为，提高了工作效率，保证了执法的公正，同时加强了对监督员的监管。

3. 药品采购透明化　北京自 2010 年开始建立健全北京市药品集中采购平台，通过平台实现全市药物集中采购的资质审核、报价、评审、订购、配送、结算、监管的全流程业务管理，营造了公开、公平、公正的药品采购环境，全面支撑了药品阳光采购、"两票制"改革等改革。2014 年开始建设的北京地区疫苗采购进销存管理信息系统建设，建立了覆盖全市疫苗接种单位的疫苗采购进销存管理系统，加强了政府对疫苗流通各环境的监督管理能力，保障疫苗接种工作的安全。

4. 监管考核科学化　北京市建立的各种业务信息系统以及综合统计和卫生决策支持系统，积累了大量的卫生数据，涵盖公共卫生、医疗服务、卫生资源等方面，为医院绩效考核、卫生发展综合评价、规划制订等提供数据依据。

在 2017 年 4 月实施的北京医药分开综合改革、2019 年 6 月开始的医耗联动综合改革中，同步建立了医改监测信息系统，从近 400 家医疗机构中收集相关数据，按日、周、月等频次提交分析报告，或按特定要求提供专题报告。2017 年，在"医药分开"改革的半年多时间里，共产出医改监测报告 280 余份，重点专题分析报告 20 余份，为制定卫生政策、监测与评价医改工作、加强卫生服务监管提供了数据支持。

北京是我国最早开展疾病诊断相关分组（DRGs）研究的地区，也是我国第一个完成 DRGs 本土化开发并在辖区内医疗机构中系统应用的地区，并得到了国家卫生健康委的认可。北京市率先将 DRGs 应用于新型农村合作医疗付费制度改革、综合医疗机构的绩效评价、妇幼卫生机构的绩效评价、临床重点专科的绩效评价，也应用到卫生政策的分析中，如卫生支农、非首都功能疏解等。北京市医院管理局运用 DRGs 指标进行 22 家市属医院的绩效考核，考核结果与各医院的绩效奖金发放、院长考核结果挂钩。

尽管北京在推进医疗卫生信息化方面取得一定成效，为北京实现医改目标做出了贡献，但是与健康北京的建设目标相比，与满足人民群众对美好生活的向往相比，与北京作为首善之区的标准相比，仍存在明显的不足，主要体现在：管理机制不够完善，数据资源整合和挖掘利用成效不明显，不同机构间、区域间、领域间信息化发展不平衡，政策法规与标准规范比较滞后，人才队伍建设比较薄弱等。

四、北京医疗卫生信息化建设中的经验与启示

北京是全国政治中心、文化中心、国际交往中心、科技创新中

心，同时也是全国优质医疗资源聚集的城市之一，是全国软件与信息服务业的高地，在推进医疗卫生信息化建设中，北京结合自身特点与优势，具有较为鲜明的"北京特色"。

（一）统一规划，统筹推进

北京医疗卫生信息化在2003—2009年加强统筹建设公共卫生信息系统的基础上，继续统一规划，统筹推进全市的信息化工作。一方面通过印发规划指南和统一建设信息系统，加强统筹规划，如北京市最早开始全市统一建设社区卫生信息系统；另一方面通过项目前置评审加强统筹管理。北京市在全国率先建立医疗卫生信息化项目统一归口前置评审机制，该机制自2008年建立以来有效运行至今，通过评审加强了沟通协调，有效避免各自为政，重复建设。此模式后来被全国其他省的卫生部门和北京地区的其他行业借鉴推广。

做好统筹规划，顶层设计是关键。信息化建设是系统工程，是持续工程，它涉及软件开发、数据资源管理、标准规范、硬件基础设施建设、网络建设、安全管理和信息保护等许多方面，涉及上下级部门之间、横向部门之间、政府与公众之间的交互；同时，信息化建设应该可持续发展，因为投资较大，容不得推倒重来。因此，前期做好规划，做好顶层设计是关键。国家层面、省级层面、地市层面、机构层面等不同层面均应该做好顶层设计和规划，规划之间要衔接，规划要能够落地，不能是理想的蓝图，要考虑实际的情况。

（二）重视数据，发挥价值

数据是最有价值的资源，随着信息系统应用的广泛和深入，数据资源也日益丰富。北京一直重视卫生数据资源的挖掘利用，如每年春节期间烟花爆竹致伤人员上报、外地来京患者分析、各区卫生发展综合评价工作、医改监测、医疗机构绩效评价等，很好地支持了卫生管理、医改决策。北京也一直重视数据质量，在全国率先开展病案首页数据质控工作，并坚持了 10 年。正是基于质量优良的数据基础，北京在全国率先对医疗卫生机构开展基于 DRGs 应用工具的绩效评价并向社会公示评价结果。由于北京基于 DRGs 的应用处于国内领先水平，原北京市公共卫生信息中心被原国家卫生计生委指定为 DRGs（疾病诊断相关组）质控中心。

（三）注重标准，强化安全

标准是信息化工作的基础，而安全是信息化应用的保障。北京一直以来重视标准和安全工作。在卫生信息标准方面，出台了居民电子健康档案基本数据集、药品信息代码规范、医院电子病历数据签名实施指南等多项标准，同时大力推动国家标准落地实施，为互联互通奠定基础。在网络安全方面，每年联合相关部门开展医疗机构信息安全检查，加强了行业信息安全管理，出版了《北京地区卫生计生行业网络安全法技术解读》《医疗卫生行业信息安全等级保护实施指南》等书籍，为行业内信息安全保护工作提供指导。

（四）面向应用，需求导向

北京医疗卫生信息化建设一直以来是以面向应用为指导思想和原则开展信息化建设，面向患者与居民、面向医疗卫生服务人员、面向管理人员的应用需求开展信息化工作，应用是出发点、落脚点和着力点，应用需求永远放在第一位。实践证明，那些应用需求迫切、应用需求明确的信息系统，其应用效果也最好的。开展卫生信息化建设首先要梳理和调研应用需求，同时要认清楚哪些是真需求，哪些是伪需求，信息人员不要坐在屋子里替用户想需求，要实际调研了解实际用户的真正应用需求，有真正的应用需求了再上信息系统，否则容易造成投资浪费、绩效不明显的情况。信息化建设的应用服务原则至今仍是铁律，即使云计算、大数据、人工智能、移动互联等新技术魔法般地改造了社会、改变了生活，但改变不了信息化建设为应用服务的格局。

（五）努力探索，带动行业

作为首善之区，北京在医疗卫生信息化领域积极探索，在战略谋划、标准规范制定、学术交流、引领建设方向等发挥着重要的作用。如制定发布了《电子病历系统功能应用水平分级评价方法及标准（试行）》《医院智慧服务分级评估标准体系（试行）》等在行业中作用与影响较大的评价体系，来自北京的专家在这些评价体系建立的过程中发挥着重要作用。同时，北京的部分医疗机构的信息化建设也非常突出，北京大学人民医院是亚洲第二家、国内第一家通过 HIMSS7 级评审的医院。中国医学科学院阜外医院达到电子病历评级 7 级水平（全国仅有两家医院达到），在国内医院信息化中起到引领作用。

（六）顺应潮流，稳步推进

信息技术发展的潮流不可阻挡，但是盲目采用新技术可能会失败、会受挫、会浪费资源，而拒绝新技术会导致停步不前，甚至落后。因此，我们对于日益迅猛发展的关于大数据、"互联网＋"、云计算、人工智能等新技术，要学习了解，掌握它的特征和规律，结合实际的业务工作稳步推进，既仰望星空，又要脚踏实地，既看到新技术发展的前景，又看到实际的现实的有关情况，充分认识存在的问题和挑战，稳步推进新一代信息技术的应用，使其更好地服务于医疗卫生服务和管理，更好地服务医药卫生体制改革，进而更好地为人民健康服务。

五、对我国医疗卫生信息化建设发展的展望

《"健康中国 2030"规划纲要》提出了 2030 年的战略目标："促进全民健康的制度体系更加完善，健康领域发展更加协调，健康生活方式得到普及，健康服务质量和健康保障水平不断提高，健康产业繁荣发展，基本实现健康公平，主要健康指标进入高收入国家行列。"从现在到 2030 年，信息技术的发展将突飞猛进，大数据、人工智能、5G、虚拟现实等技术将不断发展成熟，并在医疗卫生领域中与应用不断深入融合，实现医疗卫生服务模式创新，将会给医疗卫生事业发展带来革命性的变革。

（一）人人拥有完整可信的电子健康档案

在实现国家、省、市、县四级全民健康信息平台互通共享的基础上，为每个人建立覆盖生命全周期的、动态的、完整的、可有效利用的电子健康档案。档案可在妇幼、预防、医疗、护理、急救等各类机构及个人之间即时、方便、规范共享，居民可知晓自我健康状况，可学习健康科普知识，可连接健康服务资源，可获得过程管理、结果监测等智能化健康服务。实现以人为中心的全周期全天候的预防、治疗、康复和自主健康管理一体化的国民健康信息服务。

（二）大数据应用赋能医疗健康事业

健康医疗大数据是国家基础性战略资源，是国家大数据的最核心数字资产，健康医疗大数据的迅速发展，将深刻改变人类社会生活，改变世界。健康医疗大数据作为"金矿"将被深入挖掘利用，广泛应用于临床辅助诊断、精准医疗、药品研发、医保控费、疾病监测、健康管理、决策支持等各领域，并将触发临床治疗、医学科研、卫生管理、个人保健等发生深刻的变革，对医疗质量、服务乃至整个健康医疗生态系统都将起到改善的作用。让"数据多跑路，人们少跑腿"不是梦想，基于大数据应用的精准医疗、精准公卫、精准管理成为常态。

（三）"互联网＋"与 5G 技术提升医疗健康服务

互联网、5G 等信息技术的创新成果将与医疗健康各领域深度融合，推动技术进步、服务提升和体系变革。医疗健康服务体系将实现院前院后无缝衔接，诊前、诊中、诊后一体化，线上线下服务互联互通，远程健康监测、在线咨询、在线诊疗、在线支付、在线健康教育、在线电子处方、互联网药品采购配送等应用普及推广，为提供整合型医疗健康服务打下基础。新一代 5G 技术拥有容量大、速率高、低延时等特点，能够支持更大量的人体健康数据更快传输，能够支持高清摄像头，结合 AR 对手术进行直播，实现手术环节的远程指导与实习，能够结合 VR 和触觉感知系统，远程操作手术机器人，实现远程手术。5G 大大拓展了远程医疗的服务范围，有助于缓解医疗资源分布不均的状况，百姓可以突破空间时间限制，享受到更加便捷、更加高效的医疗服务、公共卫生服务、政务服务等。信息化真正惠及百姓，居民获得感不断提升。

（四）人工智能重塑医疗健康服务的未来

人工智能在医疗健康领域将得到推广应用，如疾病筛查或预测、临床辅助诊断、影像识别、基因分析和解读、病理分型和智能多学科会诊、导医分诊、健康管理等。智能化医疗或保健器械将越来越多地出现在各种工作或生活场景中，如手术机器人、护理机器人、情感陪护机器人、柔性可穿戴及生物兼容的生理监测系统等，对于提高医疗质量，降低医疗成本，改善医疗服务等都将发挥明显的作用。人工智能必将重塑医疗服务模式，改变医疗健康事业的未来。

（作者分别为北京市卫生健康委信息中心主任、

国家卫生健康委卫生健康监督中心信息处处长）

新医改以来我国医养结合发展的现状与展望

田喜慧

国家统计局发布的最新人口数据显示，截至 2018 年底，中国 60 岁及以上老年人口为 2.49 亿，占总人口的 17.9%，65 周岁及以上人口为 1.66 亿，占总人口的 11.9%。《中国城乡老年人生活状况调查报告（2018）》的数据显示，随着身体机能的退化，约占八成的 60 岁及以上老年人患有慢性病。失能、半失能老年人数量达 4000 万以上，占老年人总数的 17.7%。从这组数据来看，在"未富先老"的基本国情下，面对人口老龄化的挑战，老年人，尤其是生活自理能力下降的失能、半失能老年人，其长期照料问题日益突出，对医疗服务和养老服务的需求持续增加。

在这样的背景下，推进"医养结合"将是我国应对人口老龄化的一项长期战略任务。党的十九大报告里也特别指出，要积极应对人口老龄化，推进医养结合，加快老龄事业和产业发展。作为时代的产物，"医养结合"具有浓厚的中国特色，其目的是将医疗资源与养老资源相结合，实现社会资源利用的最大化，它不仅提供传统养老模式所提供的生活服务，如日常生活照料、精神慰藉与社会参与，也提供预防、保健、治疗、康复、护理和临终关怀等方面的医疗护理服务。

一、"医养结合" 发展的形势与现状

（一）人口老龄化是我国推行 "医养结合" 政策的大背景

在《联合国世界人口老龄化报告（1950—2050 年)》中，将 60 岁及以上人口占比达 10% 或 65 岁及以上人口占比达 7% 作为国家和地区进入老龄社会的标准；如果 65 岁及以上人口占比达 14%，国家进入深度老龄社会；若 65 岁及以上人口占比达 20%，国家进入超级老龄社会。2000 年，中国 65 岁以上老年人口占比为 7.6%，成为进入老龄社会的节点，此后不断增加，至 2015 年，65 岁以上老年人口突破 1.4 亿，占比提高到 10.5%。2018 年，65 岁以上老年人达到 1.7 亿，占比提高到 11.9%。中国人口的老龄化程度正在飞速加深。按照清华大学就业与社会保障研究中心整理的老龄社会发展时间表，预计到 2025 年，65 岁及以上人口占比将达 14%，我国进入深度老龄社会。2035 年，这一数字进一步突破 20%，中国进入超级老龄社会。

分析我国人口老龄化飞速发展的原因，我们发现，首先，低生育水平助推了人口老龄化。自 20 世纪 80 年代初开始，我国在全国范围内强力推行 "晚婚晚育，一对夫妻生育一个孩子" 的计划生育基本国策，使得全国总和生育率迅速下降到更替水平以下，这虽然缓解了人口总量的压力，但其代价是加速了老龄化进程。其次，中华人民共和国成立以后的三次生育高峰，演化成为三次老龄人口增长高峰。最后，伴随经济社会发展及人民生活水平提高，特别是医疗卫生事业的进步，人口平均预期寿命快速延长，我国人均预期寿命从 2000 年的 71.4 岁，提升到了 2018 年的 77 岁，对人口老龄化也起到了较大的推动作用。

（二）老龄化伴随疾病谱变化，使"医养结合"成为部分老年人的刚需

日益严峻的人口老龄化形势，给我们带来的首要挑战是对养老服务供给的压力越来越大。这种压力一方面表现为需求总量的快速增长，另一方面是对质量要求的不断升级。养老服务需求向高标准、多层次的方向发展，不仅需要基础的生活照料服务，而且对专业的医疗服务需求也越来越迫切。于是，能够为老年人提供综合性和连续性的生活照料、康复、护理以及疾病诊疗等服务的"医养结合"应运而生。

首先，老年，尤其是高龄老年人口增加及劳动人口增速放缓，带来的结果是老年抚养比增加，养老需求总量增加。前述数据已知，我国已经步入老龄化社会，而且我国 80 岁及以上人口占老年人口的比例达 11.8%，高龄化特征明显。《中国人口统计年鉴（2006—2016）》的数据显示，我国老年抚养比逐年增高，从 2006 年的 11.0% 提升至 2016 年的 14.3%，社会养老压力逐年增加。同时，在既往人口政策的影响下，家庭模式呈小型化趋势，单人家庭、空巢家庭不断涌现，由多子女供养少老人演变成少子女供养多老人的局面。预计到 2023 年，我国老年抚养比将超过少儿抚养比，社会抚养的重点将由少儿转向老年。全国老龄办《中国人口老龄化发展趋势预测研究报告》中提到，2030—2050 年，中国老年人口抚养比将保持在 40%~50%，这一趋势无疑会产生巨大的供养老年人的社会

和家庭压力。

其次，伴随人口疾病谱变化，老年人养老需求变得更为复杂，"养"和"医"需求的叠加趋势越来越明显。近10年来，随着我国社会经济的发展、生活方式的改变和医疗卫生的进步，中国的疾病谱变迁路径非常清晰。全国疾病监测系统资料表明，感染性疾病、消化系统疾病发病率有望缓步下降，而恶性肿瘤、糖尿病、慢性肾病、老年神经系统疾病、精神障碍等慢性疾病的患病率将持续爆发。患者基数在很长的一个周期里都将呈现稳步增加的趋势。慢性病已成为我国城乡居民死亡的主要原因。慢性病老年患者随着病程发展和年龄增长，有可能导致不同程度的失能。第四次中国城乡老年人生活状况抽样调查结果显示，2015年中国失能、半失能老年人口数大致为4063万，占老年人口比例的18.3%。按照世界卫生组织宽口径的失能判定标准，预计到2020年，我国失能老年人口将达到近4200万，2030年将超过6000万，到2050年将进一步增长到9750万，年均增长2.9%。

可见，在庞大的老龄化人口基数之上，一方面失能老年人通常患有多种慢性病，其最迫切的需求除了基本生活照料外，还有康复、护理以及疾病诊疗等；另一方面，患慢性病老年人随着病程发展和年龄增长，有可能导致不同程度的失能，除了基本诊疗服务外，还可能需要不同程度的康复、护理和生活照料等服务。这部分人群成为"医养结合"的刚需群体。

（三）老年人医疗与养老服务的各自利益诉求，是推动"医养结合"的动力

"医养结合"服务的重点是高龄失能期间的康复护理，特别是康复可能性很小的长期护理和舒缓治疗服务。目前我国医疗机构服

务的对象主要为常见病、多发病以及急危重症或疑难杂症患者，是以治愈疾病为目的的。虽然近年来政府加大了对社区卫生服务机构和老年病专科、老年病医院的投入，但依然存在着经费投入不合理、医防不平衡、业务能力有限、辐射面窄等问题，仅能满足其周边生活自理能力尚可的老年人的一般医疗服务需求。也有一些一级或二级综合医院尝试调整结构和功能，盘活闲置资源，转型为康复医院或护理院。但人员的流失和短缺、医保对康复护理床位的支付标准低、经济收益差等现实问题，成为机构转型的掣肘。

老年人群的慢病患病率高，对医疗服务依赖性强。为了获得较好的医护服务，节省费用开支，没有合适的去向，只能小病大治，长期压床，长期住在医保定点的大医院，把医院当成了养老院，造成医疗资源的极大浪费。面对这样的情况，医疗服务机构希望通过"医养结合"，将"压床患者"分流到接续性医疗机构或者养老机构，以此提高床位周转率以及医院的经济效益和社会效益。

另外，我国各类老年人群养老服务机构的现状是总量小，空置率高。来自民政部社会服务发展的数据显示，2017 年我国有各类养老服务机构和设施的数量共 15.5 万，其中养老服务机构数量为 2.9 万，社区养老机构和设施数量为 4.3 万，社区互助型养老设施数量为 8.3 万。养老床位合计共 744 万张，社区留宿和日间照料床位有 330 万张。但从数量上看，按每千名老人拥有床位 50 张的数量计算，到 2030 年和 2050 年，养老床位需求量将分别达到 1850 万张和 2400 万张，目前的养老床位还存在很大的缺口。从质量上看，这些养老机构因资金、组织管理等原因，类型单一，服务水平参差不齐，大多只能提供一般生活照顾，一些条件好的机构也只是配备简单的医疗设施，不能满足老年人的医疗服务需求。

专业养老护理人才的短缺也是制约养老机构提供服务质量的一

个重要因素。目前全国持证养老护理人才仅 30 万人，按照 1∶5 的平均护理配比，当前合格专业的养老护理人才需求缺口达 780 万人。供给与需求不匹配的矛盾直接导致养老机构的空床率趋高。截至 2014 年底，现有养老床位的空床率达到 48% 以上。一些"大医院住不起、住不进，回家活不了"的失能老人或临终老人，亟待安置。

由此可见，医疗卫生服务和养老服务彼此对立且资源数量有限，造成养老服务需求得不到有效满足，老年人在健康状况和生活自理能力变化时，得不到及时有效的治疗，不得不经常往返家庭、医院和养老机构之间，既耽误治疗、增加费用，也给家属增加了负担。所以无论是从"医"的角度还是从"养"的角度，都有推行"医养结合"政策的内在动力和愿望。

二、我国"医养结合"实践的成就：政策与模式

（一）"医养结合"政策相继出台并实施

2013 年 9 月，为了积极应对人口老龄化，加快发展养老服务业，不断满足老年人持续增长的养老服务需求，国务院《关于加快发展养老服务业的若干意见》（国发〔2013〕35 号）中首次提出要积极推进医疗卫生与养老服务相结合。正式将"医疗卫生与养老服务相结合"作为养老服务业发展的 6 大主要任务之一。这一政策也被称为我国养老服务业发展史上的里程碑式文件，是我国医养结合政策制定的指导性政策，也是医养结合政策的原点。随后印发的

《关于促进健康服务业发展的若干意见》（国发〔2013〕40号）进一步明确加快发展健康养老服务。推进医疗机构与养老机构等加强合作，在养老服务中充分融入健康理念，加强医疗卫生服务支撑，建立健全医疗机构与养老机构之间的业务协作机制。

2014年，根据国务院及有关部门已经出台的健康养老指导意见，国家发改委出台了《关于加快推进健康与养老服务工程建设的通知》（发改投资〔2014〕2091号），要求各地方要高度重视加快推进健康与养老服务工程。在这份文件里，正式出现了"医养结合"的表述。

2015年3月，国务院印发《全国医疗卫生服务体系规划纲要(2015—2020年)》。同年11月，国务院办公厅转发卫生计生委等九部委联合发布的《关于推进医疗卫生与养老服务相结合的指导意见》（国办发〔2015〕84号，以下简称《意见》），两份文件相继出台，不仅提出到2017年要初步建立医养结合政策体系、标准规范和管理制度，同时也明确了"医养结合"的概念，为医养结合做出了总体布局，医养结合不但包括传统的生活照料服务，更突出的是包括医疗康复保健服务，是集医疗、健康咨询、健康检查、疾病诊疗和护理、大病康复以及临终关怀为一体的养老服务模式。

2016年3月，为了进一步落实《意见》精神，国家民政部、卫生计生委联合发布《医养结合工作重点任务分工方案》。2016年4月发布《关于做好医养结合服务机构许可工作的通知》，不仅明确了医养结合的工作重点以及负责单位，还就医养结合服务机构许可工作制定了相对具体的工作内容，强调各地民政、卫生计生部门要高度重视做好医养结合服务机构许可工作，加强沟通、密切配合，打造"无障碍"审批环境。

本着探索实践的精神，国家民政部、卫生计生委于2016年5月发布《关于遴选国家级医养结合试点单位的通知》，确定北京市东城区等 50 个市（区）作为第一批国家级医养结合试点单位，北京市朝阳区等 40 个市（区）作为第二批国家级医养结合试点单位，"医养结合"从政策层面走向实践探索。同年 7 月，民政部的《民政事业发展第十三个五年规划》中，养老部分内容进一步提出要促进医疗与养老服务相结合，鼓励医疗机构将护理服务延伸至家庭、城乡社区和养老机构。同年 10 月国务院的《"健康中国 2030"规划纲要》更是将"医养结合"提升到了促进健康老龄化的战略高度。

2017 年 3 月，为了一系列政策的落地实施，国务院《"十三五"健康老龄化规划》对促进"医养结合"任务进行了明确的职责划分。在 2017 年 10 月召开的党的第十九次全国人民代表大会上，习近平总书记在党的十九大报告里明确指出要积极应对人口老龄化，构建养老、孝老、敬老政策体系和社会环境，推进医养结合，加快老龄事业和产业发展。一系列密集政策的出台，一方面代表国家对"医养结合"模式的力挺，另一方面也代表我国老年人的长期护理需求已经成为非常严峻的现实问题。

（二）我国"医养结合"试点的主要模式

我国现有养老模式的形成和变迁是由不同时期的生产力水平、社会及家庭结构、思想文化基础等多种因素共同决定的，不同时期的养老水平及模式都各不相同。总体来说，我国最基本的养老模式主要有 3 种：居家养老模式、社区养老模式和机构养老模式。同时还并存有以房养老、互助养老、旅游养老等多种模式。这些不同的养老模式，仅能提供基本养老这一需求，难以满足老年人相对更加迫切的医疗需求。

《中国城乡老年人生活状况调查报告（2018）》中对中国城乡老

年人照护需求的调查分析显示，近九成（89.9%）的失能老年人希望有需要的时候在家里接受照料服务，生活自理老年人群中的这一比例是81.8%。不管是生活自理还是失能老年人，希望在养老机构接受照护服务的比例都在4.5%左右，希望在社区接受照护服务的比例更低（分别是2.2%和0.8%）。可见，在目前的养老模式里，居家养老模式既是主流也是老年人的期望。所谓"医养结合"，其实是为了实现老有所养、老有所医的养老目标，是不同的养老服务模式与"医"的结合，从而建立一种新型的、更适合当前养老需求的养老模式。总结各地的实践经验，不同的"医养结合"模式可以概括为以下几种类型：

1. 医中有养——医院转型为医养结合服务机构 "医中有养"，是指鼓励二三级公立医院转型为老年医院、护理院或开设老年专护病房，提供医养结合型医护服务。这种类型的医养结合方式是充分利用现有的医疗卫生资源，特别是对城市已经过剩的公立医疗资源进行整合，将部分医疗机构进行结构和功能调整，直接转型为老年康复院、老年护理院等医养结合服务机构，明确其为老年患者提供长期医疗护理等服务的功能和任务，完善所需的房屋设施和器械装备，并加强医务及护工人员的培训。

对这一模式的探索，较为成功的是山东省青岛市。山东省政府发布的《关于加快推进医养结合工作的实施意见》提出，医院通过整合内部资源，为老年人提供治疗期住院、康复期护理、稳定期生活照料以及临终关怀一体化的健康养老服务。青岛市印发的《青岛市促进医养结合服务发展若干政策》规定，医养结合机构应当分别取得卫生计生部门颁发的医疗机构资质证书和民政部门颁发的养老机构资质证书，专门开展医养结合服务。对于医疗机构内设养老机构符合资质要求的，应及时给予办理《养老机构设立许可证》，在建设、运营、保险补助和相关税费方面享受相应优惠政策。因为其专业化的护理与诊疗，青岛市鼓励有条件的医疗机构设立老年专护病房。

但是，入住这种"医中有养"模式的机构也是有条件限制的，主要针对失能老人和插管老人，因为这部分人群生活不能自理，更需要专业化的护理，入住的老人需要交纳养老费，这笔费用交给养老机构，包括生活费、护理费等；在医保方面，每位老人每天会有170元的医疗费用补助，主要用于医院对老人的日常诊疗。若老人出现紧急情况需要治疗，会被转入老年病科，医生会诊后，认为符合住院治疗的，老人将会由专护病房转入治疗病房，而治疗费用也将按照正常住院计算。医疗机构开展"医养结合"，本身就有很高的可信度和可操作性，这种模式不仅能合理使用医疗资源，还能解决老年人有养没医的问题，逐渐形成一种层次清晰、分工明确的医养结合服务新体系，多家医院实现转型发展。

2. 养中有医——在养老机构中设立医疗机构，医养一体化经营型 "养中有医"，是指鼓励养老机构中兴建医疗机构或者内设医务室，提供医养结合型医护服务。目前，我国各类养老机构中真正具备医疗服务能力的约20%，且养老机构内设医疗设施功能不够完善。

鼓励具备能力的养老机构开设医疗机构，有效为机构内的老人提供医疗服务。国务院出台养老机构内设医疗机构实行备案制，简化流程，方便养老机构开展医养结合服务。社保部门为这些医疗机构开通了定点医保资格，方便机构里的老人就医、报销。通过支持养老机构设立医疗机构等措施，提高养老机构提供基本医疗服务的能力，可以让一些有医疗护理需求的老人根据健康情况和自身条件在医养结合机构中接受服务。

3. "一拖多"模式——医疗机构和养老机构结成联盟合作服务

"一拖多"模式是指一家大型医院，通过远程医疗或者巡诊方式与周边多家养老机构开展医疗联合，实现双向转诊，开通老年人到医院就医的绿色通道，开展"医养结合"服务。

这种"一拖多"模式是养老机构和医疗机构达成合作协议，大型医院把养老机构作为外延病区，通过远程医疗或者巡诊方式，有效利用养老机构床位，医院的医师和护士定期到养老机构对无大型医疗设备检查需求的患病老人进行医治，免去老人的奔波之苦。当养老机构的老年人突发急症、大病时可以第一时间到联盟的医院得到专业的医疗救治。例如，河南省郑州市以郑州市第九医院为牵头单位，郑州市31家养老机构加盟，医生和护士定时定期去加盟养老机构免费随诊、义诊，并梳理跟踪治疗档案，按照患者的不同需求提供医疗服务。打破了医疗机构和养老机构"各自为政"的局面，实现了区域内医养协作、双向转诊，老年患者的医养需求能在这个"联盟体"内得到"一站式"满足。联盟式医养结合模式整合了养老和医疗两大资源，实现了双赢：养老机构获得了专业的医疗支持与服务，同时医院与养老机构的合作也有利于医院整合、优化医疗资源，提升床位周转率，进一步实现更好地服务社会的目的。

4. 区域整合模式 区域整合模式是通过"远程智慧医养结合平台"，协调区域内医疗机构、养老机构、养老服务组织等社会各资源，实现了医疗服务、养老服务的有机结合，为区域提供医养结合解决方案。北京老年医院在海淀区牵头成立海淀区医养联合体，打造了海淀"远程智慧医养结合服务平台"。这一平台是通过"互联网＋医疗＋养老"手段，开展"医疗＋养老"联合体系建设。通过三级医疗机构远程技术来支持基层医疗机构开展医疗服务、公共卫生服务和上门巡诊服务，提高居家养老服务能力，保障医养结合措施落地。远程智慧医养结合服务平台用互联网诊疗和远程会诊的形式，将三级医院优质的医疗资源带到一级和二级医疗机构、社区家庭、养老驿站、养老机构，做到统筹协调、信息资源共享。通过"远程智慧医养服务平台"，社区医生定期到养老机构进行标准化查房，开展机构养老服务模式。

三、各种"医养结合"模式试点过程中的问题和建议

"医养结合"作为仍处于试点探索期的工作实践，虽然已经在多地开始试点运行，初步达到了制度预设的效果，但作为一种创新型养老模式，在理论认识和具体实践中还存在一些急需澄清的误区和亟待解决的实践偏差，要想做到全面性推广还需要克服很多困难。

（一）存在对"医养结合"认识上的误区。

1. 把单纯的养老问题或医疗问题看作是"医养结合"问题 在"医养结合"试点过程中，无论是政策制定者，还是一线工作者，都发现了许多问题，也列出了详细的问题清单。但是对于这些问题的讨论过于泛化，甚至没有厘清基本界限。比如"养中有医"的医养结合模式，尝试在养老机构中设立医疗服务机构，其设计本意是要解决老年人看病就医难的问题，但实操过程中发现的一些问题，如养老机构消防不达标，获得许可难；公办养老机构职能定位不准确，挤压市场空间；养老服务行业的平均利润率低，护理员队伍素

质不高，流失率大；居家社区养老服务设施不完善，服务覆盖率低等，都是养老领域所涉及的问题，而非"医养结合"的问题。再或者，困扰老年患者的看病难、看病贵、转诊不通畅、异地医保不能时时结算、医疗机构缺乏功能细分、没有适合老年人看病的老年科或老年专科医院等问题，这是医疗领域的问题，并不是"医养结合"的问题。这些属于"医"和"养"各自领域的问题，应该交给各自的体系解决。"医养结合"应该着眼于对"医"和"养"同时有刚需的人群，也就是那些高龄，尤其是失能、半失能老年人。如何解决好这部分人群的医养问题，才是"医养结合"的关注点。

2. 把"医养结合"等同于"医"和"养"两种体系的融合目前，我国的医疗卫生服务体系和养老服务体系都发展得相对比较成熟、完备。本着"让专业的人做专业的事"的原则，首先应该厘清"医"和"养"各自的职责范围。应社会人口老龄化而产生的"医养结合"策略，更应清楚界定服务的对象。"医养结合"不是简单地将医疗资源与养老资源整合，而是针对有长期就医需求的老年人群体，对现有医疗资源与养老资源进行再分配与再组合。即医是医，养是养，"医"和"养"作为两套服务体系，要有结构分化和功能分化，在解决各自问题并获得充分发展的基础上，通过制定衔接功能，实现"优势互补"。同时也应明确，"医养结合"不可能解决所有的老年人的养老问题。

3. 把试点中的"医养结合"模式的成败推及为政策层面的成败 因为各地区的经济发展水平、老龄化程度、基层医疗机构建设和综合医疗服务质量、老年人基本医疗保障覆盖程度等不一致，甚至老年人群的行为习惯和疾病特点都各有特色，因此不可能有一种"医养结合"模式是"放之四海而皆准"的。我们应该冷静理智的分析各种模式的利弊，既不能以偏概全，也不能因一时一地的困境而否认"医养结合"的大政方针。总结经验教训，找准结合点，以需求为导向，才是推行"医养结合"的务实做法。

4. 把"医养结合"工作的关注点放在实体机构建设　政府是构建医养服务体系的投资者、指挥者、裁判人和服务者，而非服务商，不需要政府直接举办养老机构。从成本收益的角度看，盘活存量资源的合作机制建设比侧重增量资源的实体机构建设的"投入产出比"更高。所以政府的职责是制定大健康的发展战略，发展并支持"医养结合"事业。

（二）"医养结合"实践过程中遇到的实施困难

1. "医养"资源配置不均衡、供需不匹配，双方参与积极性不强　以市场为导向的医养结合机构，往往定位较高，这与失能、半失能老年人、残疾老年人、患病老年人、高龄老年人的收入水平不符。在一些已开展"医养结合"服务的机构中，存在较为严重的盲目定位高端市场、瞄准高端人群的问题，不能很好地契合本地区的经济发展水平、消费水平、人口结构等实际养老需求，严重影响了养老机构的入住率。另外，"医养结合"中的"医""养"双方参与积极性不高，优质医疗的门槛高、投入大，收益有限，养老机构启动"医养结合"困难大。

2. 缺乏健全的老年长期照护支付体系和医保监管体系　一方面，医保定点覆盖不全面，缺乏健全的长期护理险以及医护险，再加上医疗保障的资金来源单一，集中在政府财政支持上，缺少用于老年人长期护理险的专项支出费用，导致老年人的医疗保障后续发展动力不足。另一方面，违规操作严重，"套保"风险隐患较大。在部分已纳入基本医疗保险试点且开设养老、托老服务的民办医疗机构中，有的把"养老床位"变相改为"医疗床位"，套用医保资金支付养老床位费；有的将入住老人的一般康复护理服务变相改为"医疗诊治"服务，用医保基金报销费用；还有的用医保名义给老人开"营养液""中医调理"等保健处方，变相套取医保资金等。这些违法、违规行为不仅严重影响了医疗保险资金的正常使用，还侵蚀了医疗保险基金，更加损害了其他参保人员的权益。

3. 从业医护人员不足，服务供需失衡　全国养老护理人员的需求量达 1000 万，但从事养老护理服务的人数只有 20 万～30 万。由于薪酬待遇水平较低、工作强度大、社会认同感不强等原因，很少人愿意进入养老服务行业，因此养老机构在招聘人员时只能面对农村进城务工人员、退休无业人员以及初高中学历人员等。而对具备专业性、能承担高风险的养老护理专业人员的"人难招、人难留"的问题，也制约了养老机构的发展。

总之，我国现在的医养结合养老模式体系建设仍然处于探索和不断完善阶段，还存在着与新形势、新任务、新需求不相适应的矛盾。

（三）对"医养结合"工作的建议

"医养结合"是一种有病治病、无病疗养，医疗和养老相结合的新型养老模式。其现实意义在于既有利于保障老年人的基本权益，共享改革发展成果，使"老有所养、病有所医、老有所为、老有所乐"，也有利于缓解人口老龄化带来的养老压力，提高二三级综合医院的病床使用率，减少医疗资源浪费，节约医疗费用，提高医疗资源使用率。所以，对于"医养结合"实践中的问题和困难，应积极探索实施"医养结合"模式，加快推进医养结合工作，有以下几点建议。

一是完善制度设计。政府作为"医养结合"养老模式的主导者，应该着手建立和完善"医养结合"服务法律法规和政策支持。良好的政策导向是保证"医养结合"服务建设完善的基础。政府应该根据"医养结合"服务模式的目标定位，尽快出台促进"医养结合"服务模式发展的意见规划，明确"医养结合"服务机构的服务性质、服务对象、服务主体、服务范围、机构设置标准、从业人员上岗标准以及具体的吸引社会力量参与投资的方案。各级政府应根据本地实际情况相应制定配套的规划，将"医养结合"服务模式建设纳入区域老龄发展规划、卫生规划和医疗机构设置规划。从制度设计层面将属于"医养结合"养老模式的权责统一收归到一个体系当中。理顺"医养结合"养老模式的管理机制，打破体制、机制障碍，理顺、规范、明确民政、人社以及各级卫健委等部门在"医养结合"业务上的职责范围和地位。

二是建立并完善养老支付体系。按照国外经验，养老产业必须要有完善的国家支付体系作为支撑才能繁荣昌盛。需要优化基本医疗保险制度的补偿机制，在加强政府监管的基础上推进基本医疗保险制度覆盖面，加快医疗保险综合信息平台建设，完善异地就医即时结算制度，在"医"的领域进一步完善医保支付体系。同时，要探索建立长期护理社会保险制度。我国目前尚未建立长期护理保障制度，老年人尚需为自己享受的养老和医疗护理服务自筹经费。"长期照护保险"主要是在被保险人失去自理能力或年老患病时，侧重于提供护理保障和经济补偿的一款保险。有很多人因年老体弱、身患重病或者遭受意外，在失去了自理能力的同时又失去了经济来源。这款保险就可以为很多人解决生活困难，而该保险加入社保将会最大限度地减轻被保险人的经济压力。

探索建立长期照护保险制度是积极应对我国人口老龄化的重要

战略举措。不仅可以满足失能、半失能老年人的照料需求，提高其生活质量，也可以缓解老年人家庭成员特别是子女的照料压力。近年来，全国十五个城市和两个重点省份启动长期照护保险制度试点，探索建立以社会互助共济方式筹集资金，即"国家供面包＋自己买黄油"模式，为长期失能人员的基本生活照料和与基本生活密切相关的医疗护理提供资金或服务保障的社会保险制度。

三是建立并完善评估体系。大多数老年患者由于其特殊的病理、生理特点，导致医疗照护问题一直是社会关注的重点。全面了解老年患者的健康状况是满足其医疗照护需求、为其提供最佳诊疗方案的关键。老年综合评估（CGA）是近年来在国内外广泛应用的从医疗、躯体功能、认知心理及社会、环境因素等多角度检测评估老年人健康功能水平的一种诊疗方式，是老年医学的核心技术，既包含对老年患者的整体评估，又包括相应的针对性干预措施，倡导多学科合作，充分体现整体健康功能的现代医学理念。老年综合评估也广泛使用在养老机构和长期护理保险评估当中。部分地方政府，如北京、上海，分别出台了地方老年评估的标准，适用于老人护理状况的评估，用于评判护理等级和支付标准。老年照护统一需求评估将成为长期护理保险制度的"守门人"。老人入住养老院，工作人员会进行严格评估，依照老年人的身体状况决定老人的养老方式及医疗服务内容。目前老年综合评估体系混乱，标准不一致，这在建立长期护理保险机制当中会存在不公平等现象，希望不久的将来，国家相关部门将会联合起来，制定国家层面的适用于医疗机构、养老机构和长期护理保险等的老年综合评估标准，从而使养老机构的基础设施、专业人员配置、服务内容都能达到最专业和完善，也最符合老人的需求。

四、对下一步我国"医养结合"工作的展望

回顾"医养结合"系列政策出台的过程，主要分三个阶段。第一个阶段是 2013—2015 年，由国务院主导的顶层设计阶段，主要明确医养结合的重要性和大方针；第二个阶段是 2015—2016 年，由民政部、卫健委主导的任务规划阶段，明确监管职责和具体方向；第三个阶段是自 2017 年起至今，由卫健委主导的细则落实阶段，为医养结合的推进和试点工作提出明确任务。可见，国家一直在有计划、分步骤、积极稳妥地推进"医养结合"政策，在养老服务中融入健康理念和卫生服务支撑。这与《"健康中国 2030"规划纲要》中提出的健康老龄化战略是一致的。为了更好地落实健康老龄化战略，健全而完善的"医养结合"体系既要着眼于全生命周期的健康促进，又要从需求出发，搭建多层次、多元化的务实便民平台。

（一）实现人口全生命周期管理健康促进体系的完善和能力提升

随着社会的进步，"医养结合"工作应着眼发展，从出生儿童做起，关注优生，关注预防，为"未来老年人"的"医"和"养"健康促进工作打下了牢固基础。首先是"防"，将"医"与"养"的结合提前到人口进入老年期之前。按照治未病的预防理念，开展终身健康教育，有效干预全民生活方式，从源头上降低老年期疾病和老年人失能的发生率。其次是"治"，大力发展老年医学，着力加快发展老年病医院、老年病科和老年病床，完善老年健康支持体系，加快发展老年保健事业，将老年人常见病、慢性病预防纳入国家基本公共卫生服务项目，普遍建立老年人健康档案等。最后是

"养"，建立一种能够让老年人在身体状况出现变化时可以得到及时救助的流畅环路，将传统"医"与"养"得到有机结合。

（二）实现老龄事业大发展，多层次、多元化"医养结合"共同体的完善和能力提升

我国人口老龄化程度在多个方面存在着发展不均衡现象。第一，城乡老龄人口比重不均衡。农村老龄化人口比重为 15.6%，比城镇高 4.7%，老龄化程度高于城镇。第二，城乡老龄人口生活状况不均衡。城镇老人生活依赖劳动收入的占 12.9%、以离退休金养老金为主的占 50.1%，但农村老人依赖劳动收入的占 41.2%、以离退休养老金为主的占 4.6%。第三，区域老龄化程度不均衡。东部人口老龄化程度大于西部，上海于 1979 年最早进入老龄社会，而整个西部地区到 2012 年才进入老龄社会。第四，为老年人提供"医"或"养"的财政支持能力不均衡。我国各省市经济发展水平极为不平衡，2018 年中国 31 个省市 GDP 排名第一的广东省为 97277 亿元，而排名最后的西藏只有 1400 亿元。第五，公共卫生事业发展不均衡，医疗人员分配不均。第六，各地养老机构的发展和养老体系的建设现状参差不齐。国家在《"十三五"国家老龄事业发展和养老体系建设规划》中也提出，到 2020 年，要使老龄事业发展整体水平提升，养老体系更加健全完善，及时应对、科学应对、综合应对人口老龄化的社会基础更加牢固。因此，"医养结合"的养老服务模式更应该向多层次、多元化的方向发展。

（三）实现支付体系和评估体系建设完备的"医养结合"闭环式管理体系的完善和能力提升

习近平总书记在党的十九大报告中提到，要构建养老、孝老、

敬老政策体系和社会环境，推进医养结合。我们响应国家政策，从大处着眼，从小处着手，把居家、社区、机构的养老群体与"医"进行有机结合，实现"医养结合"闭环式管理。

在这个体系中，将健康老年人或经过老年综合评估后生活自理的老年人暂时排除在"医养结合"的管理之外，这部分人群的单纯养老问题由民政部门统筹，疾病的诊治则归属医疗卫生部门。"医养结合"重点要关注的是对"医"和"养"有着叠加需求的失能、半失能老人。前文已经提到，这部分人群的基数非常庞大，养老机构的基本生活护理满足不了这部分人群的医疗需求，但由于身患多种慢性疾病，自理能力差，又存在就医难，住院压床的问题，因此如何在失能、半失能老人的养老机构和医疗机构之间建立多向转诊通道，才是"医养结合"的重中之重。笔者建议在二级以上医疗机构中建立由多学科医师、康复师、营养师、护理等专业人员的组成的巡诊团队，定期对失能、半失能老人所在养老机构进行巡诊，简单的医疗和护理问题，老人不出家门，就可以得到专业的解决。

如果经过老年综合评估后，老人伴有急性病或慢性病急性发作，则由巡诊团队协助老人转入专业的二三级医疗机构进行诊治。进入恢复期的老人通过三级转诊制度又可以转入社区医疗机构进行康复治疗和护理。由专业的老年综合评估系统随时监测老人的情况，可以适时将老人转回其原来所在养老机构。只要"医养结合"的流程通畅，那么患病的老人在病情发生变化时既可以得到及时的救治，也可以在病情稳定后适时回到社区或居家。对老年人的状态及需求进行充分评估后将老年人分流，能够提供相应服务的机构，才是我们对"医养结合"政策的最好理解和实施。

回顾国家在养老服务体系建设方面出台的相关政策，民政部《社会养老服务体系建设规划（2011—2015 年)》中对社会养老服务体系建设原则表述为："我国的社会养老服务体系主要由居家养老、社区养老和机构养老等三个有机部分组成。""社会养老服务体系建设应以居家为基础、社区为依托、机构为支撑。"《国务院关于加快养老服务产业发展的若干意见》中也指出，全面建成以居家为基础、社区为依托、机构为支撑的，功能完善，规模适度，覆盖城乡的养老服务体系。

显然，中国社会养老服务体系建设和发展的核心与重点是发展和完善居家养老。因为绝大多数失能老年人希望有需要的时候在家里接受照料服务，而家庭作为最小的社会单元，不仅是直接面对失能老年人的责任主体，也是失能老年人的情感归宿。因此，尤应重视居家养老的失能、半失能老人的"医养结合"问题。

（四）实现"职能优化、协同高效""医养结合"管理体系的完善和能力提升

"医养结合"服务体系不仅涉及卫生、民政部门，在实施推广的落地阶段还涉及财政、人力社保、物价、工商管理等等多个部门，相关政策分散在各部门之间，很多政策都是多部门联合出台。虽然各项规划政策都在强调部门间政策的统筹和衔接，但是由于客观存在的管理理念与工作重点不同、绩效考核标准不一、事权无法统一、照护资源难以统筹等问题，使得"医"和"养"的服务衔接十分困难。但是令我们欣喜的是，"医养结合"试点实践中的"碎片化"管理、权责不清、监管不到位等现象，已经引起了政府高层的关注。在 2018 年新一轮的国务院机构改革方案中，全国老龄工作委员会的日常工作从民政部移交到新组建的国家卫生健康委员会。这样的机构改革一方面顺应我国应对人口老龄化主要矛盾的转化，另一方面也有利于提供全周期健康服务和推进医养结合，体现了机

构改革以"职能优化、协同高效"为着力点的改革思路。而且，新组建的国家医疗保障局作为国务院直属机构，统一管理医疗保险工作，这为下一步"医养结合"核心制度——长期照护保险的创建做好了管理机构的准备。还有，在本次政府机构改革中保留的全国老龄工作委员会，其职能可作为卫生、民政、医疗保障、人力资源和社会保障部、发展和改革委员会等多部门在"医养结合"养老服务、医保和护理保险运作、服务定价等诸多事宜上的议事协调机构。

总之，国家和社会加大对老年人医疗健康与养老方面的经济投入，从而形成一个集医疗、康复、养生、养老等为一体、把老年人健康医疗服务放在首要位置的新型医养结合养老服务模式。将与老年有关的疾病医疗、中医康复、养老护理、日常保健、健康促进及其他生活便利服务融合到一处，将是对社会资源的一次大整合和大融合，必然节省社会的经济资源与费用，促进养老行业经济发展。"医养结合"是深化医改、改善民生、提升老年人健康素质的必然要求，也对我国社会保障体系的进一步完善以及社会和谐稳定发展，具有重要的理论价值和现实意义。

（作者为北京市老年医院党委书记）

新医改以来我国民营医院改革发展的现状与展望

魏子柠

　　2009 年新医改启动以来，党中央、国务院高度重视民营医院发展，先后出台了一系列利好政策措施，极大促进了我国民营医院的快速发展。特别是 2016 年 10 月，《"健康中国 2030"规划纲要》颁布实施，打破了民营医院与公立医院的区别对待局面，进一步破除了社会力量办医壁垒，全面加速社会力量和外资投资民营医院建设的步伐。民营医院也由 2008 年的 5403 家，发展到 2018 年末的 20977 家，10 年间增加了 15574 家，增长率为 288.2%，平均每年以 28.8% 速度在增长。可以说，最近 10 年是我国民营医院发展最快、发展最好的一个时期。目前，我国民营医院无论是从数量、规模、类别上来看，还是从服务质量、服务能力、服务水平上来看，都得到了快速发展和提高，较好地满足了群众多样化、多层次的就医需求，为提高群众健康素质做出了贡献。

一、我国民营医院改革发展的基本历程

改革开放40年，回首往事如昨日。离开了历史，就无法理解未来。1978年12月18日，党的十一届三中全会确立了"以公有制为主体，发展多种经济成分"的经济发展路线，为社会力量办医政策提供了政治基础。1979年4月，卫生部、财政部、国家劳动总局联合发出《关于加强医院经济管理试点工作的意见的通知》，确立了医疗体制改革的基本思路，即以公有制为主体、多种所有制经济形式并存。这一文件的出台，拉开了我国社会力量办医的大幕，也拉开了我国改革开放后医改的大幕。这一年也成为我国改革开放后的医改元年。

目前，我国民营医院提供的医疗卫生服务占到20%左右，在人民群众的健康保障中扮演着越来越重要的角色。改革开放以来，我国民营医院的发展经历了四个阶段。

第一个阶段：民营医院的"萌芽"阶段（1979—1992年）

这一阶段我国卫生资源总体不足，医疗服务供给短缺，不能满足居民基本医疗卫生服务需求，看病难的现象较为突出。医疗卫生体制改革在借鉴经济体制改革思路和做法的基础上，提出了逐步放开医疗服务领域、引入社会资本的改革思路，以解决政府卫生投入不足。1979年1月，卫生部提出改革医疗卫生管理体制的政策建议，特别是提出了医疗服务机构也要"按经济规律办事"的指导思想。1979年4月，卫生部、财政部、国家劳动总局联合发出《关于加强医院经济管理试点工作的意见的通知》。1980年8月，卫生部向国务院上报《关于允许个体开业行医问题的请示报告》，国务院予以批准。1983 年，投资来源于香港和广州的广州益寿医院在广州成立，这也是我国第一家民营医院。1984 年，国务院发展研究中心市场研究所为该院颁发"中国第一间民办股份制综合医院"的牌子。同年 7 月，河北省的第一家民营医院、中国第二家民营医院——保定市心血管病医院，在时任河北省委书记高占祥同志的关注下，冲破重重阻力，也正式挂牌成立。

1984 年 10 月 20 日，党的十二届三中全会一致通过了《中共中央关于经济体制改革的决定》（以下简称《决定》）。《决定》第一次明确指出，中国的社会主义经济不是计划经济，而是以公有制为基础的有计划的商品经济。在这样的背景下，1985 年初，卫生部向国务院上报了《关于卫生工作改革若干政策问题的报告》（以下简称《报告》）。1985 年 4 月 25 日，国务院同意并批转《报告》（国发〔1985〕62 号），作为行政法规在全国执行。《报告》的核心和指导思想是通过广泛的社会筹资发展卫生事业，政府采取"给政策不给钱和建设靠国家、吃饭靠自己"的改革措施，允许社会资本以多种形式参与公立医疗机构改革。直到 1989 年，国务院批转卫生部、财政部《关于扩大医疗卫生服务有关问题的意见》，允许有条件的单位和医疗卫生人员从事有偿业务服务，民营医院的独立法人形式被允许，对社会资本进入医疗服务领域产生了激励作用。就在这一时期，农村个体诊所达到了农村卫生服务机构的 45.8%。个体诊所作为民营医院的前身已经进入了探索阶段，一批具有专科特色的民营医院也逐步应运而生。

第二个阶段：民营医院的"试错"阶段（1992—2000 年）

为贯彻落实邓小平"南方谈话"精神，加快实现 2000 年人人享有卫生保健的目标，1992年9月23日，国家卫生部印发《关于深化卫生改革的几点意见》，核心内容是拓宽筹资渠道，完善补偿机制，放开特殊医疗预防保健的服务价格，扩大医院在用人、财务和管理上的自主权，允许医院内部实行一院多制等管理模式，为社会资本进入公立医院、参与公立医院改革放开了口子。1994年2月26日，国务院颁布《医疗机构管理条例》（国务院令第149号）。同年8月29日，国家卫生部发布了《医疗机构管理条例实施细则》（卫生部令第35号），将床位规模在100张以下医疗机构的审批权限下放给县级卫生行政部门，方便了民营医疗机构的申请、设置、审批，也给民营医院的发展带来了更大的机会。1997年1月15日，《中共中央国务院关于卫生改革与发展的决定》（中发〔1997〕3号）正式颁发，明确提出举办医疗机构要以国家、集体为主，其他社会力量和个人为补充的基本原则。至此，民营医院的"补缺"角色被认可，正式写进了中央文件。

但是，由于这一阶段允许公立医院出租科室，以致出现了部分医疗机构出现擅自出租科室、扩大诊疗科目，随意变换诊疗地点，在电线杆、墙体上等地方到处张贴"治疗牛皮癣、性病"等小广告，引导患者到宾馆房间看病，不按规定办理聘用社会医务人员执业的有关手续，"科室承包"开始出现泛滥的苗头。广为诟病的医疗虚假广告，甚至聘用非医务人员从事诊疗活动等问题在一些地方、一些医院大量出现，给社会力量办医"蒙羞"。

第三个阶段：民营医院的"长高"阶段（2000—2009年）

中国的民营医院真正大规模得以发展，还是在2000年之后。2001年7月23日，国家卫生部《关于印发卫生事业第十个五年计划纲要的通知》（卫规财发〔2001〕206号）提出，单一的公有制办医形式造成农村卫生机构工作效率低下，服务模式单一，缺乏竞争和活力，已不适应群众对医疗保健服务的需求，医疗领域要在更大程度上开放，竞争加剧将促进国内医疗机构的改组与改制，提高医疗服务质量和管理水平，加强社会力量办医，满足群众就医需求。据2002年的不完全统计，当时全国已有一定规模的民营医院1500多家。2003年，由于公立医院资金投入不足，许多地方政府改革医疗卫生体制，允许公立医院通过委托经营、股份合作、整体转让等办法，引进社会资本，并对民营医院实行免除3年营业税政策等，使得大量民间资本投入到了医疗行业，2003年底民营医院数量超过了2000家。

2004年4月9日，卫生部常务副部长高强在天津召开的全国卫生工作会议上再次提出，积极鼓励社会组织和个人参与医疗服务事业，对于社会资本投入医疗事业的，允许出资人取得合理回报。特别是2005年2月，国务院印发了《关于鼓励支持和引导个体私营等非公有制经济发展的若干意见》（国发〔2005〕3号），提出："公有制为主体、多种所有制经济共同发展是我国社会主义初级阶段的基本经济制度。毫不动摇地巩固和发展公有制经济，毫不动摇地鼓励、支持和引导非公有制经济发展""积极发展个体、私营等非公有制经济，有利于繁荣城乡经济、增加财政收入，有利于扩大社会就业、改善人民生活，有利于优化经济结构、促进经济发展，对全面建设小康社会和加快社会主义现代化进程具有重大的战略意义。"进一步明确和巩固了非公有制经济的地位，政府逐步开放医疗市场，包括最应该由政府保障的乡镇卫生院和村卫生室，都鼓励社会资本介入，发展民营医疗机构。此后，民营医院才开始在社会上大量涌现，2005年时达到3340家。但是，后来导致一些地方卖卫生院、卖医院等问题的发生，在个别地方出现了动摇基层医疗卫生服务基础的问题，甚至出现将所有政府办医疗机构"卖光"的现象。

第四个阶段：民营医院的"春天"阶段（2009—2019 年）

2009 年 3 月 17 日，《中共中央国务院关于深化医药卫生体制改革的意见》（中发〔2009〕6 号）正式颁布实施，标志着中国新医改大幕正式启动。《意见》提出坚持非营利性医疗机构为主体、营利性医疗机构为补充，公立医疗机构为主导、非公立医疗机构共同发展的办医原则，将民营医院作为"建设结构合理、覆盖城乡的医疗服务体系"中的一部分，鼓励和引导社会资本发展医疗卫生事业，积极促进非公立医疗卫生机构发展，形成投资主体多元化、投资方式多样化的办医体制等多项任务。

2010 年 5 月 7 日，国务院印发的《关于鼓励和引导民间投资健康发展的若干意见》（国发〔2010〕13 号），提出要拆除民间投资发展中存在的"玻璃门""弹簧门""推拉门"等现象，促进非公有制经济长足发展。2010 年 11 月 26 日，国务院办公厅转发 5 部门《关于进一步鼓励和引导社会资本举办医疗机构意见的通知》（国办发〔2010〕58 号），进一步放宽社会资本举办医疗机构的准入范围、改善社会资本举办医疗机构的执业环境、促进非公立医疗机构持续健康发展，落实民营医院与公立医院同等待遇。这个文件是我国改革开放以来，也是新一轮医改以来，第一个专门针对鼓励民营医院发展的文件，给民营医院吃下了一颗"定心丸"，被媒体解读为 2010 年是我国民营医院的发展元年，是进入"春天"的标志。

2011 年 5 月 31 日，发布《卫生部关于进一步做好非公立医疗机构设置审批和管理工作的通知》（卫医政发〔2011〕54 号），简化了非公立医院机构的审批程序。2017 年 2 月 28 日，国家卫生计生委发布了《医师执业注册管理办法》（中华人民共和国国家卫生和计划生育委员会令第 13 号），明确执业（助理）医师可以一地注册、区域有效，可在多个机构执业，进一步解放医生生产力。2017年 5 月 16 日，国务院办公厅印发《关于支持社会力量提供多层次多样化医疗服务的意见》（国办发〔2017〕44 号），要求正确处理政府和市场关系，在基本医疗卫生服务领域坚持政府主导并适当引入竞争机制，在非基本医疗卫生服务领域市场要有活力，满足群众多样化、差异化、个性化健康需求。2018 年 11 月 3 日，国家卫生健康委等两部门印发《关于优化医疗机构和医护人员准入服务的通知》，原则上对民营医院床位不再管理。2019 年 1 月 2 日，国家发展改革委等 9 部门联合印发《关于优化社会办医疗机构跨部门审批工作的通知》（发改社会〔2018〕1147 号）。2019 年 3 月 5 日，李克强总理在《政府工作报告》中再一次提出和要求促进社会力量办医。要求进一步规范开展社会办医疗机构投资项目核准（备案），凡是缺乏法律法规依据的前置条件和申请材料一律取消；取消部分医疗机构设置审批作为前置条件，对卫生健康、中医药主管部门规定实行设置审批、执业登记"两证合一"的社会办医疗机构，其他部门履行审批手续时均不以取得卫生健康、中医药主管部门的设置批准文件作为前置条件。2019 年 5 月 13 日，国家卫生健康委等 5部门出台《关于印发开展促进诊所发展试点意见的通知》，进一步放宽开办诊所条件，进一步鼓励社会办医。到 2020 年，社会力量办医能力明显增强，医疗技术、服务品质、品牌美誉度显著提高，专业人才、健康保险、医药技术等支撑进一步夯实，行业发展环境全面优化。打造一大批有较强服务竞争力的社会办医疗机构，形成若干具有影响力的特色健康服务产业集聚区，服务供给基本满足国内需求，逐步形成多层次多样化医疗服务新格局。

二、我国民营医院改革发展取得的主要成效

十年来，为解决群众看病难、看病贵问题，提高人民群众健康水平，积极推进健康中国战略，党和政府一方面深化公立医院改革，建立和完善医疗卫生服务体系，再造就医流程、理顺就医秩序、改变就医观念，推动分级诊疗制度建设，建立医联体、医共体，推进"互联网＋医疗健康"建设；另一方面，继续扩大医疗资源供给总量，加强供给侧结构性改革，不断解决发展不平衡不充分问题，着力提高医疗卫生服务公平性、可及性，尤其是放宽政策，鼓励社会力量办医，扩大和提高民营医疗资源供给能力和供给水平。

（一）从数量上看，民营医院得到较快速发展

2009 年来，民营医院进入了一个快速发展阶段。民营医院从 2008 年末的 5403 家，增加到了 2018 年末的 20977 家，增长了 288.2%，平均每年增长近 28.8%。其中 2015 年民营医院的数量首次超过公立医院。同时，民营医院在我国医院总数占比中，从 2008 年末占 27.4% 发展到 2018 年末的 63.5%，比 2017 年提高了 3.1 个百分点。2018 年 9 月末与 2017 年同期相比，民营医院增加 2361 所，平均每天增加约 6.5 所，为历史上增速最快的一个阶段。

（二）从类别上看，民营医院得到较全面发展

2009 年以来，民营医院无论是综合医院、还是专科医院都得到

了较快发展。截至 2017 年底，综合医院、专科医院分别占到我国医院总数的 59.1%、29.2%。另外，中医医院占 8%，中西医结合医院、护理院分别占 2%。专科医院中，妇产（科）医院最多，共有 715 家，其他专科医院按数量排序依次为骨科医院、眼科医院、口腔医院、精神病医院、康复医院等，民营医院基本涵盖了各类综合医院和专科医院。

（三）从覆盖面看，民营医院已覆盖所有省（区、市）

截至 2017 年底，我国民营医院达到了近 1.9 万家，覆盖了我国东、中、西部和 31 个省（区、市）。其中，东部地区最多，中部地区最少，西部地区居中。各省（区、市）分布情况如下：北京 434 家、天津 278 家、河北 1122 家、山西 809 家、内蒙古 427 家、辽宁 768 家、吉林 381 家、黑龙江 494 家、上海 184 家、江苏 1253 家、浙江 763 家、山东 1582 家、广东 719 家、广西 259 家、福建 343 家、海南 67 家、河南 925 家、湖北 566 家、安徽 735 家、湖南 864 家、江西 318 家、西藏 38 家、云南 827 家、四川 1520 家、贵州 996 家、重庆 505 家、新疆 454 家、甘肃 231 家、青海 104 家、宁夏 141 家、陕西 652 家。

（四）从医疗资源上看，民营医院得到了较好发展

一是民营医院床位规模得到较快发展。民营医院床位总数已从 2009 年的 15.6 万张增加到了 2018 年底的 171.5 万张，增长了 1000.5%，增长幅度非常明显，平均每年增长 100% 以上。而同期公立医院床位规模从 2008 年末的 261 万张增加到 2018 年的 480.5 万张，增长了 84.1%，每年约增长 8.4%。民营医院床位由 2008 年

新医改以来我国民营医院改革发展的现状与展望

仅占医院床位的 5.4% 提高到 2017 年的 26.3%，增加了 20.9 个百分点。

二是民营医院医务人员数量增速明显。随着我国人事制度改革和医生多点执业政策的不断推进和落地，民营医院的医务人员队伍得到逐步壮大。其中，民营医院卫生人员由 2010 年末的 45.8 万人增加到 2017 年末的 142.8 万人，由 2010 年占比不到 10.8% 增加到 2017 年末的 25.2%；在民营医院执业的卫生技术人员，由 2010 年的 34.8 万人增加到了 2017 年末的 110 万人，占比从 10.1% 增加到 19.01%。从增长速度看，2017 年相比 2010 年，民营医院卫生技术人员增加 75.2 万人，增长率为 215.9%，而同期公立医院卫生技术人员数量仅增长了 51.6%。2017 年，我国民营医院的卫生人员数、卫生技术人员数、执业医师数、注册护士数、药师数、技师数等分别占各类人员总数的 20.5%、19%、19.1%、18.3%、18.8%、20.8%，较 2010 年前均有明显改善。

（五）从服务能力上看，民营医院有了明显提升

从医院等级上看，以 2017 年为例，根据我国 2017 年末医院数量及医院等级情况分析，全国有三级医院 2340 家，其中民营三级医院 228 家，占比接近 9.7%；全国有二级医院 8422 家，其中民营二级医院 2418 家，占比为 28.7%；全国一级医院 10050 家，其中民营一级医院 7371 家，民营医院占比 73.3%；相比 2010 年全国 26 家民营三级医院、368 家二级医院、2190 家一级医院的情况，有了大幅提高。

从诊疗人次上看，2008—2017 年，公立医院和民营医院的门诊诊疗人次呈逐年递增趋势，民营医院诊疗人次占比提高更快、更明

显。2008 年，我国医院诊疗 17.8 亿人次，其中民营医院诊疗 13.3 亿人次，占全国医院诊疗人次的 7.4%。2018 年，全国医院诊疗人次为 35.8 亿，其中民营医院诊疗 5.3 亿人次，占全国医院诊疗人次的 14.8%，比 2008 年提高 7.4 个百分点。

从入（出）院人次上看，2008 年，全国医院入院 7400 余万人次，其中民营医院入院 500 余万人次，占总数的 7%。2018 年，全国医院入院 2 亿人次，其中民营医院入院 0.37 亿人次，占 18.3%，相比 2008 年提高 11.3 个百分点。从全国医疗卫生机构诊疗人次和出院人次情况看，近些年来，民营医院服务量已经有了明显提升。从截止到 2018 年 9 月底的数据看，全国医院诊疗 26.3 亿人次，同比提高 5.1%。其中公立医院诊疗 22.4 亿人次，同比提高 3.7%；而民营医院诊疗 3.8 亿人次，同比提高了 14.5%；全国医院总出院人数为 1.5 亿人，同比提高 7.6%，其中：公立医院出院 1.3 万人，同比提高 6%；民营医院出院 2591.2 万人，同比提高 16%。从这两项主要指标看，民营医院的增速明显高于公立医院。

三、我国民营医院发展中自身存在的主要问题

民营医院作为改革开放的产物，宣告了公立医院一统天下局面的结束。这对于建立多层次、多元化医疗服务体系，促进医疗服务质量提高，解决群众看病就医问题，产生了较大的积极意义。但是这些年来，在我国民营医院发展中存在着缺乏长期发展战略、诚信度美誉度较低、床位规模较小、人才缺乏、管理混乱、虚假广告、缺乏内涵等突出问题。

（一）缺乏整体战略和长远规划，制约了民营医院的发展

民营医院发展的战略问题，就是如何根据医疗服务市场和自身条件，正确确定发展方向和发展目标，并为实现发展目标进行资源优化配置、建立适合的管理结构和管理机制、制定实施策略和实现路径，以期获得有利的市场地位和可持续发展的条件。其基本特征是要有全局性、长期性、系统性、整体性、稳定性、指导性和实践性。缺乏战略规划是大多数民营医院难以做强、做大、做好的最根本原因。

目前，大多数民营医院所谓的"战略"也只是仅存在于最高决策者自己脑子里的一个模糊概念，没有经过管理层的集体努力和系统分析，没有经过医院管理战略专家的设计把关，更没有医院中层和一线员工的积极参与，往往是见机行事，说变就变。有的医院既是有所谓的"战略规划"，但却很少为实施其战略规划而作内部诸要素相应部署与调整，更没有进入医院高层、中层和一线员工的"大脑"，往往没有进入执行层面就无声无息消失了；有的医院则把具体的一些计划当作了战略规划，以致造成一些民营医院要么长期亏损，要么面临着"关张"的危险。

（二）床位规模普遍偏小，影响了患者对民营医院的信心

根据 2019 年 5 月 22 日国家卫生健康委公布的《2018 年我国卫生健康事业发展统计公报》的相关数据分析，截至 2018 年末，我国有医院 3.3 万个。其中，公立医院 1.2 万个、民营医院 2.1 万个；全国医院共有床位 652 万张，其中，公立医院床位占 73.7%、民营医院床位占 26.3%，平均每家公立医院有床位 514.8 张，每家民营

医院有床位 81.7 张。通过测算，92% 以上的民营医院床位规模在 100 张以上。由于绝大多数民营医院床位规模较小，在"认庙"不认"和尚"的大环境下，影响了患者对民营医院的信心和信任。

（三）卫生技术人才相对较少，制约了民营医院服务能力提升

虽然我国民营医院的数量已经占到医院总数的 63.5%，但是民营医院的卫生技术人员与公立医院相比还存在较大差距，特别是在执业医师和注册护士方面。以 2017 年为例，全国 2340 家三级医院中，民营医院仅有 228 家，占比不到 10%。截止 2017 年末，在医院执业的卫生技术人员有 578.5 万人，其中，在公立医院执业的有 468.5 万人，占总数的 81%；在民营医院执业的有 110 万人，占总数的 19%，与民营医院数量占医院总数的 62.3% 相比十分悬殊。人员、人才的匮乏仍然是阻碍民营医院发展的主要因素之一，因为医院之间的竞争最终是人才的竞争。

（四）初始基因不够纯正，影响了民营医院的发展方向和美誉度

资本的属性是逐利的。市场经济环境下，一些资本举办民营医院主要目的是为了经济利益，并没有把"救死扶伤""革命的人道主义"放在第一位，加之医疗市场竞争激烈，患者对医疗技术能力和服务水平要求较高，为了吸引和留住患者，增加经济收入，一些民营医院虚假宣传、过度包装，过度压低医疗成本、把经济利润看得过重，以至于虚假诊断、"制造"患者，服务时"杀鸡取卵"、坑害患者，花费巨资公关申请医保定点、然后骗保套保等，缺少底线思维和法治思维，造成民营医院的信誉受损，直接影响民营医院的发展，也给规范经营的民营医院带来较大冲击。发生在 2016 年的

"魏则西事件"、2018 年西安民营医院手术床上加价、2018 年沈阳民营医院骗保案等不良案例都充分说明了这一点。2019 年，在全国扫黑除恶行动中，有的民营医院被定性黑恶势力，在社会上造成了非常恶劣的影响。

（五）医院管理方式滞后，降低了民营医院的运营效率

目前，从管理方式上看，大多民营医院为家族式管理、经验式管理和企业式管理，缺乏建立现代医院管理制度的意识，管理者多数缺乏现代医院管理理念和知识，在管理的制度化、科学化、规范化方面明显不足。突出表现在一是组织结构过于简化，责权不明，一人多职、职权交叉现象较普遍。二是业务流程较乱，医院内部各类规章制度不健全，缺乏作业标准及相关管理制度，医疗行为不够规范，影响医疗质量与安全，患者投诉仍较多。三是管理科学化、规范化程度不高，政策变动性大，人治现象较为突出。忙于事后处理，疏于事前防范，也是医患纠纷层出不穷的主要原因。四是家族式管理、低层次管理问题突出，医院发展过分依赖"老板"，管理基本听命"老板"，尚未形成良好的民主决策和专家管理机制，以致民营医院出现经营上灵活、管理上死板的问题。五是经营者"初心"不正，缺乏对医疗本质的正确认识，以商人的观念经营医院，片面追求短期经济利益，缺乏社会责任感，与西方多为教会举办民营医院形成鲜明对比。六是差异化经营理念跟不上，绝大部分民营医院缺乏专科特色，缺乏在市场上生存发展的核心竞争力。七是在硬件建设及规划上舍得投入大量资金，但在吸引人才、留住人才、现代管理、品牌建设等方面却跟不上，导致一些民营医院缺乏人才、口碑较差、经营困难。

（六）忽视人才培养和学科建设，影响了民营医院长远发展

高素质技术人才是市场竞争的砝码，治疗效果是吸引患者的磁石。多年来，大多数民营医院依赖外聘人员而忽视自有人才的培养，业务骨干和学科带头人多是公立医院退下来的年老医生，工作起来力不从心，缺乏长期思想。同时，年轻技术人员中缺乏高素质人才，加上民营医院的酬薪分配政策常常与年轻人关系不大，所以年轻人员流动性较大，导致了骨干层的交接总是在一拨又一拨的退休者中进行，形不成人才梯队，限制了民营医院医疗质量的提高。管理人才、营销人才也同样存在这种问题。技术队伍不稳定，尤其是临床专科医师变动频繁，很难形成技术上的竞争优势，也是患者反映疗效不佳的原因。

（七）财务状况普遍堪忧，影响了民营医院良性发展

根据国家卫生健康委公布的有关数据分析，2017 年医院总资产为 43360.6 亿元，其中非公立医院总资产为 6255.9 亿元，占 14.4%；流动资产为 18542.9 亿元，其中非公立医院为 2253.8 亿元，占 12.15%；非流动资产为 23807.1 亿元，其中非公立医院为 3068.6 亿元，占 12.9%；从净资产来看，公立医院为 21404.1 亿元，非公立医院为 2080.2 亿元；从负债情况来看，公立医院负债为 15623.5 亿元，非公立医院负债为 3242.2 亿元。公立医院负债为净资产的 73%，非公立医院负债为净资产的 155.9%。从以上数据可以看出，非公立医院的总资产、流动资产、净资产占比均在 15% 以下，而负债率却达到了 1.5 倍以上，远高于公立医院的不到 73% 的负债率，非公立医院大多在负债经营。加之，非公立医院信誉度

低、税收负担重等原因、偿还债务的能力较弱，获得财政支持、银行贷款的难度较大，需要向社会举债来实现融资需求，进一步影响了民营医院的长期发展。

（八）虚假广告问题突出，影响了民营医院的诚信度

诚信经营一直是困扰着民营医院发展的瓶颈。近些年来，民营医院因为违法广告被曝光的事件也屡见不鲜。据统计，2010 年上半年，北京监测到违法医疗广告 3000 余条，其中民营医院占 73.6%。更有数据显示，全国 90% 以上的民营医院存在广告违规行为。如2004 年广受关注的北京新兴医院、乾坤医院，2016 年的"魏则西事件"等都严重损害了民营医院的形象，降低了群众对其的信任度。突出表现在：一是一些民营医院重广告营销，忽视医疗服务质量提高。二是一些民营医院虚假宣传，过度夸大治疗手段和效果。三是广告宣传缺乏系统策划，内容单一、投入盲目。对此，2019 年4 月，国家卫生健康委联合有关部委开展了进一步打击虚假医疗广告的行为，对失信人进行联合惩戒。

（九）文化建设比较薄弱，影响了民营医院走向远方

一家成功的医院，往往需要借助物质、制度、精神三个层面的力量来实现其经营战略，文化内涵建设就是医院长期发展的内生动力和精神层面的力量。文化建设的根本目的是使经营目标、管理理念、价值取向达成一致和共享，从而使规范性的行为成为自觉，借此产生协同作用和节奏感，对于医院来说便是无形而强大的推动力。一些民营医院认为文化内涵建设就是制定一大撂制度，提出一大串口号，搞几个联谊活动，而根本没有认识到文化建设真正的含

义是发自内心地为患者服务、为社会服务的意识和力量，令在职的医务人员无法认同"企业文化"，所以出现了一些公立医院医务人员到民营医院执业一段时间又离开重新回到公立医院的现象。

四、影响和制约我国民营医院发展的主要瓶颈

如果说，我国民营医院发展存在的问题是其自身的问题，那么影响民营医院发展的还有一些客观的、外在的因素，这也就是制约民营医院发展的瓶颈。

瓶颈一：民营医院与公立医院相比，很难享受到同等"国民待遇"

2000年，卫生部、国家中医药管理局、财政部、国家计委联合制定的《关于城镇医疗机构分类管理若干问题的意见》中明确指出，要实行卫生全行业管理，在机构和人员执业标准、医疗机构评审、人员职称评定和晋升、医疗保险定点医疗机构资格、科研课题招标等方面，应同等对待营利性医院和非营利性医院。

新医改以来，国家对民营医院也一直采取逐步松绑的政策。从《中共中央国务院关于深化医药卫生体制的意见》（中发〔2009〕6号），到国务院办公厅转发5部门《关于进一步鼓励和引导社会资本举办医疗机构意见的通知》（国办发〔2010〕58号），再到《国务院办公厅关于支持社会力量提供多层次多样化医疗服务的意见》（国办发〔2017〕44号），都明确指出民营医院在医保定点、科研立项、职称评定和继续教育等方面，与公立医院享受同等待遇，对

其在服务准入、监督管理等方面一视同仁。但在执行过程中，民营医院很难享受到与公立医院同等的"国民待遇"和市场地位。

瓶颈二：民营医院与公立医院相比，医保定点难是最大困扰

多年来，在医保政策上，多数民营医院一直难以享受到与公立医院一样的医保政策待遇，大多数民营医院都被排除在医保定点单位之外，完全跟不上民营医院发展的要求，与国家出台的"宽松"政策相比，要想真正纳入医保定点，对多数民营医院却是难上加难。目前，城镇职工和居民参保率在95%以上，对于一个无法纳入医保定点的医疗机构来说，其结局和生存难度可想而知。仅靠不到5%（其中有多数也会到公立医院就医）的人群来支撑，是难以生存和发展的。也就是说，能否成为医保定点单位，关系到民营医院的"生死"。特别是民营医院还存在门诊进了医保、住院却不能进医保，医保报销比例比公立医院低，药品报销品种不如公立医院多等种种现象。

瓶颈三：民营医院与公立医院相比，税收问题是急需解决的大事

2019年上半年，通过对民营医院负责人进行调研发现，多家民营医院对当前税负问题及其政策提出了质疑。有的院长反映，民营医院也承担着一定的社会公益任务，且利润低、收益回报时间长，而有关政策却将民营医院视作等同于饮食行业，目前较大的税收压力不利于民营医院的发展。有的院长认为，民营医院与公立医院同处一个市场，但不在同一个竞争的起跑线上。公立医院有政府拨款，民营医院却很难拿到，现行的税收政策又加大了民营医院的运营困难，导致了如今非营利医院赢利多却不交税，营利性医院赢利少还要交税的情况。按照政策规定，民营医院自取得执业登记证之

日起，享受有条件的 3 年免税待遇。但大部分民营医院在取得执业登记后至少要花上两年或更长时间才能正常开张营业，所以大多数民营医院并未真正享受到 3 年营业税免税政策。而要收回投资，一般需要 8 年左右时间。民营医院在享受完 3 年免税期后，在有些地方，必须面对增值税、营业税、企业所得税等 16 种税费，经济压力和经营压力导致民营医院时时面临生存危机。然而具体的税费政策，还需要相关的配套措施出台，但很多地方根本没有。

瓶颈四：民营医院与公立医院相比，存在着话语权上的不平等

由于公立医院是政府部门投资建设的，所以在有关各种正规的医疗行业会议、重大活动的媒体采访报道中，基本是"清一色"的公立医院，很难看到民营医院领导或专家的身影和观点。在一些地方，政府有关部门组织的义诊活动中，民营医院如果参与需要付费，媒体报道义诊活动只有公立医院的镜头。所以民营医院不得不"花钱买名，花钱亮相，花钱发言"。如果在媒体上出现关于某家民营医院的正面性报道，或者专家发表什么看法，基本上都是掏了钱的。

瓶颈五：民营医院与公立医院相比，人才是制约民营医院发展的根本问题

我国是由计划经济转型而来，由于体制原因，目前绝大多数医疗专业人才都聚集在公立医院。随着民营医院不断发展，对人才的需求也越来越大，但即使民营医院花 3 ~ 5 倍于公立医院的薪酬待遇也难以招到合适的人才。为此不少民营医院只能聘请从公立医院退休下来的医生和刚刚毕业的学生，这样就形成了退休返聘的多、年轻刚毕业的多的"哑铃"型人才结构。之所以如此，主要是医疗人

才市场没开放，医生依然是"单位人"，没有成为"社会人"；医师多点执业政策还是一道"玻璃门"，中看不中用；民营医院与公立医院的政策、地位不平等；医生离开公立医院品牌会导致影响力降低；在一些地方，民营医院的专业技术人员职称晋升、学术地位、科研课题及经费等方面经常受到限制，导致民营医院聘人、用人以及维持人才的稳定性都很困难。

瓶颈六：民营医院与公立医院相比，贷款融资难度大制约着民营医院发展

2017年末，我国民营医院数量已占到医院总数的62.3%，而总资产、流动资产、净资产占比均在15%以下，而负债率却达到了1.5倍以上，大多在负债经营。由于民营医院的服务能力、技术水平较低，社会认可度低，税收负担重等原因，偿还债务的能力较弱。在实际贷款、筹资融资中，民营医院远不如公立医院更容易获得财政支持，从长期来看，民营医院的发展形成了恶性循环。

五、对我国民营医院未来发展方向和发展前景的展望

2016年10月25日，中共中央、国务院颁布实施的《"健康中国2030"规划纲要》中明确提出，进一步优化政策环境，优先支持社会力量举办非营利性医疗机构，推进和实现非营利性民营医院与公立医院同等待遇。加大政府购买服务的力度，推动非公立医疗机构向高水平、规模化方向发展。2017年5月16日，《国务院办公厅关于支持社会力量提供多层次多样化医疗服务的意见》（国办发

〔2017〕44 号）正式印发。在目标任务中明确提出，到 2020 年，社会力量办医能力明显增强，医疗技术、服务品质、品牌美誉度显著提高，专业人才、健康保险、医药技术等支撑进一步夯实，行业发展环境全面优化。打造一大批有较强服务竞争力的社会办医疗机构，形成若干具有影响力的特色健康服务产业集聚区，服务供给基本满足国内需求，逐步形成多层次多样化医疗服务新格局，为民营医院的发展指明了努力方向。

（一）民营医院要在健康中国战略的大背景下行动，以人民健康为中心

党的十八大以来，中国进入了新的发展时代。2016 年 8 月 19 日，召开了新世纪以来第一次全国卫生与健康大会，明确提出了实施健康中国战略。随之《"健康中国 2030"规划纲要》颁布实施，这是我国未来一个时期卫生健康事业发展的基本方向、基本遵循的纲领性文件。作为民营医院，要以习近平新时代中国特色社会主义思想为指引，以《"健康中国 2030"规划纲要》为指导，牢固树立和贯彻落实"创新、协调、绿色、开放、共享"五大发展理念，以人民健康为中心，把以治疗为中心转变到以健康为中心上来，把提升全民健康素质作为根本出发点和落脚点，民营医院要重新思考、重新定位、重新设计医院的发展方向、发展战略、发展思路，实行差异化经营战略，满足群众多样化、差异化、个性化健康需求，要不断拓展升级服务内容和服务模式，发挥好"补缺"的角色和作用。同时，要坚持把社会效益放在首位，努力实现社会效益与经济效益相和谐统一，切实维护人民群众健康权益，为居民提供优质的医疗卫生和健康服务，赢得居民认可，取得更好发展。

（二）民营医院要正确理解和处理好政府与市场的关系，目前要当好医疗服务体系的"配角"和"补缺"角色

《中共中央国务院关于深化医药卫生体制改革的意见》（中发〔2009〕6号）中明确要求，坚持非营利性医疗机构为主体、营利性医疗机构为补充，公立医疗机构为主导、非公立医疗机构共同发展的办医原则，建设结构合理、覆盖城乡的医疗服务体系。2015年4月1日下午，习近平总书记在主持召开中央全面深化改革领导小组第十一次会议时强调指出，公立医院是我国医疗服务体系的主体，进一步明确了公立医院的主体地位。2013年11月，党的十八届三中全会通过的《中共中央关于全面深化改革若干重大问题的决定》中明确提出，经济体制改革是全面深化改革的重点，核心问题是处理好政府与市场的关系，使市场在资源配置中起决定性作用和更好发挥政府作用。也就是说，市场在资源配置中的决定性只适用于经济体制改革领域，而非社会领域和其他什么领域的改革。《全国医疗卫生服务体系规划纲要（2015—2020年)》中明确提出，到2020年，每千常住人口医疗卫生机构床位数控制在6张，其中给社会办医医院预留1.5张。从医院这个角度，已经明确了政府与市场的边界，即民营医院的床位数在200万张左右。作为民营医院，首先要明白自己到底追求什么，到底是把经济效益放在第一位，还是把公益性放在第一位，而后根据自己追求的不同侧重点来注册不同性质的医疗机构，实行差异化的经营发展战略。在基本医疗卫生服务领域坚持政府主导并发挥民营医院的作用，在非基本医疗卫生服务领域充分发挥民营医院的竞争作用，加快推进医疗服务领域供给侧结构性改革，培育经济发展新动能，满足人民群众多样化多层次就医需求。

（三）民营医院要坚持诚信至上遵纪守法经营发展理念，把诚信守法奉为"圭臬"

党的十八大以来，在习近平新时代中国特色社会主义思想正确引领下，我们国家开启了建设"信用中国""法治中国"的新征程。2014年10月23日，党的十八届四中全会审议通过了《中共中央关于全面推进依法治国若干重大问题的决定》。2016年，先后出台了《国务院关于建立完善守信联合激励和失信联合惩戒制度加快推进社会诚信建设的指导意见》（国发〔2016〕33号）和《国务院关于印发社会信用体系建设规划纲要（2014—2020年）的通知》（国发〔2014〕21号）等一系列重大方针政策，加大征信制度机制建设。各地也进行积极探索和落地。

2016年10月，福建省医保办发文，将医疗机构和医务人员恶意行为列入"黑名单"。2018年3月，湖南省汉寿县启动了"黑名单医生"制度。2018—2019年，国家医保局相继出台治理整顿医疗机构、医务人员等套保骗保恶意行为的专项行动。2019年，深圳市出台了《医疗机构和医师违法执业行为累积记分办法》，扣分严重者将被吊销执业资格。民营医院要坚持底线思维、法治思维，坚守信用底线，合规合纪合法守信经营。真正做到《大医精诚》所言："凡大医治病，必当安神定志，无欲无求，先发大慈恻隐之心，誓愿普救含灵之苦……"以诚信至上、救治病患为第一要责。

（四）民营医院要不断强化科学经营管理意识，建立现代医院管理制度

2017年7月，国务院办公厅印发《关于建立现代医院管理制度的指导意见》（国办发〔2017〕67号）。要求根据医院性质、功能定位、等级规模等不同情况，因地制宜，突破创新，建立符合实际的现代医院管理制度，各级各类医院应制定章程，建立综合监管制度，重点加强对各级各类医院医疗质量安全、医疗费用以及大处方、欺诈骗保、药品回扣等行为的监管，建立"黑名单"制度，形成全行业、多元化的长效监管机制。同时健全非营利性和营利性社会办医院分类管理制度，加强对非营利性社会办医院产权归属、财务运营、资金结余使用等的监管，加强对营利性社会办医院盈利率的管控，还特别强调要加强社会办医院党的组织建设，要求加大社会办医院党组织组建力度，批准设立社会办医院时，要坚持党的建设同步谋划、党的组织同步设置、党的工作同步开展。实行属地管理与主管部门管理相结合，建立健全社会办医院党建工作管理体制，规范党组织隶属关系。社会办医院党组织要紧紧围绕党章赋予基层党组织的基本任务，结合实际开展工作，按照党的要求办医立院等。作为民营医院要积极跟上医改的步伐和要求，摒弃过去落后的、阻碍医院发展的管理理念、管理方式，建立适应新时代要求的现代医院管理制度，实现我国民营医院发展的脱胎换骨和欣欣向荣。

（五）民营医院要强化人才是创新发展第一资源理念，吸引和培养民营医院自己的人才

习近平总书记多次强调指出，人才是创新第一资源。人员、人才匮乏是阻碍我国民营医院发展的最主要因素，因为医院之间的竞争最终是人才的竞争。目前，在我国民营医院执业的医务人员不到医院医务人员总数的20%。截至2018年9月，我国民营医院的诊疗人次同比提高了14.5%，出院人数同比提高16%，都明显高于公立医院的增速和上年增速，但民营医院的医疗服务量整体不到总服

务数量的 20%。充分说明我国民营医院在医疗质量和医疗技术能力与公立医院相比仍然存在一定的差距。这其中最主要的还是人才的差距。作为民营医院，一是吸引人才加盟。吸引其他地方或医疗机构的人才，包括临床人才、医院管理人才、医疗质量管理人才等加盟。这样可以借船出海，借力用力，起到事半功倍的效果。二是民营医院要培养自己的人才，通过招聘等途径吸引一批外来人才和年轻毕业生加入，通过 10 年甚至更长时间，培养一支与医院"三观"一致的人才队伍，建设医院的优势临床专科，建设区域内甚至国内领先的专（学）科。三要营造拴心留人创业的环境。从经济收入、住房待遇、当地落户、爱人就业、子女上学等方面，为医务人员提供更多的方便，积极创造一个医务人员干事创业的大环境，增强职业吸引力。四是打造正确的文化价值观。如果只为赚钱，可以不办医院。既然选择了办医院，就要树立正确的世界观、价值观，把为患者解除病痛作为最高、最终追求，而绝对不能把金钱或其他利益作为最终追求。

（作者为医改界总编辑、中国医药教育协会专家委员会委员）